国家社会科学基金项目
"社区卫生服务机构与医院协同改革模式研究"（11CGL095）

社区卫生服务机构与医院
协同改革模式研究

张录法 著

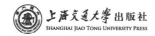
上海交通大学出版社
SHANGHAI JIAO TONG UNIVERSITY PRESS

内容提要

  我国医疗服务提供体系"以医院为中心"导致了以"看病难"和"看病贵"为主要表现的高昂的不协调成本。为此,新医改提出要构建基于社区卫生服务的新型卫生服务体系,形成社区卫生服务机构与医院的合理分工协作机制。本书首先系统分析了社区卫生服务机构与医院协同改革的内在作用机理。其次,本书对国内外社区卫生服务机构和与医院协同改革的典型模式进行了实证分析,对其改革的经验和教训进行了深入的探讨。最后,立足于我国卫生实践的发展规律,本书提出了不同约束条件下我国社区卫生服务机构与医院协同改革的可能路径以及阶段性和整体性配套措施。

图书在版编目(CIP)数据

社区卫生服务机构与医院协同改革模式研究/张录法著. —上海:上海交通大学
出版社,2019

ISBN 978 - 7 - 313 - 22098 - 1

Ⅰ.①社… Ⅱ.①张… Ⅲ.①社区卫生服务-医药卫生组织机构-体制改革-
研究-中国 Ⅳ.①R197.61

中国版本图书馆 CIP 数据核字(2019)第 227563 号

社区卫生服务机构与医院协同改革模式研究

著 者:张录法
出版发行:上海交通大学出版社   地 址:上海市番禺路 951 号
邮政编码:200030   电 话:021 - 64071208
印 制:常熟市文化印刷有限公司   经 销:全国新华书店
开 本:710mm×1000mm 1/16   印 张:19
字 数:338 千字
版 次:2019 年 10 月第 1 版   印 次:2019 年 10 月第 1 次印刷
书 号:ISBN 978 - 7 - 313 - 22098 - 1
定 价:79.00 元

　　我国医疗服务提供体系"以医院为中心"导致了以"看病难"和"看病贵"为主要表现的高昂的不协调成本。为此,新医改明确提出要构建基于社区卫生服务的新型卫生服务体系,形成社区卫生服务机构与医院的分工协作机制。但从以往改革的实践来看,如果不能厘清社区卫生服务机构与医院系统的内在关联机制,有效协调社区卫生服务机构与医院的利益,并充分激发民众等相关主体的参与动力,很可能会产生新的不协调成本,最终让医改巨大的投入难以获得期望的效果。

　　为了尽量减少改革的"试错"成本,增强改革的社会和经济成效,避免新医改再次陷入改革目标成为被改革对象的恶性循环,本研究采用了理论构建—实证分析—模式筛选—方案拟定的研究思路,首先从系统的角度分析社区卫生服务机构与医院协同改革的内在作用机理,接着对不同类型的社区卫生服务机构与医院协同改革模式的经验和教训进行总结,对改革的效果进行实证检验,对现存的问题进行深入的分析。在充分借鉴国外社区卫生机构与医院协同改革典型模式及机制的合理内核的基础上,立足我国卫生实践,遵循卫生发展规律,提出了不同约束条件下我国社区卫生服务机构与医院协同改革的可能路径以及实现路径演化的阶段性和整体性配套措施。在研究方法上,本研究遵循理论研究与实证研究相结合,定量研究与定性研究相结合,多学科分析方法综合运用的基本方法理论,除了传统的文献分析、制度与政策分析等方法之外,综合使用了文献分析法,问卷调查、深度访谈和实地考察相结合的方法、典型案例分析法、博弈理论和制度分析以及中外比较研究、历史比较研究方法等。

本论著的主要内容分为7部分：

（1）社区卫生服务机构与医院协同改革的理论基础和模式。本部分对社区卫生服务机构与医院协同改革的内涵进行了阐释，对就医路径的关键环节进行了分析。从首诊环节和转诊环节两个维度构造了社区卫生服务机构与医院协同改革的模式，对影响社医协同改革的利益相关者的关系进行了梳理，构建了包含社区卫生服务机构与医院及其利益相关者——政府、医生、患者、医疗保险机构和药商等主体的数理模型，引入了安德森所创立的民众卫生服务利用理论，建立了社区卫生服务机构与医院协同的博弈论和系统动力学模型，为后面的分析奠定了理论基础。

（2）我国社区卫生服务机构与医院协同改革的历程及总体状况分析。本部分回顾了社区卫生服务机构与医院协同发展改革的两个阶段，并对两阶段的主要举措和特征进行了总结；从卫生资源配置、诊疗人次以及双向转诊次数的视角阐释了当前社区卫生服务机构与医院协同改革的总体状况，对现存的主要问题及形成机理进行了数量分析。

（3）我国社区卫生服务机构与医院协同改革模式现状分析。本部分对国内社区卫生服务机构与医院协同改革的主要探索模式进行了比较分析，从首诊环节、双向转诊环节以及配套机制方面进行了归纳总结和比较分析。

（4）我国社区卫生服务机构与医院协同改革效果比较分析。对上海、大庆、武汉、太仓等地的普通居民、患者及医护人员进行了问卷调查。结果显示，总体来看社医协同改革的效果尚不明显，社区首诊的效果不佳，双向转诊的知晓度和使用率双低。同时，本研究发现不同模式的社区卫生服务机构与医院协同改革的效果已有所区别。

（5）国内外社区卫生机构和医院协同改革典型模式及机制借鉴。对国内外社区卫生服务机构与医院协同改革的典型模式，从运作流程、特征以及保障措施方面进行了归纳总结和比较分析。同时还对美国凯撒医疗集团和新加坡保健集团进行了案例分析，从而更加清晰地理解它们所代表的协同改革模式的运作状况。

（6）不同约束条件下社区卫生服务机构与医院协同改革的可选模式筛选。对社区卫生服务机构与医院协同改革的关键机制进行了进一步论证，提出了保障机制生效的基本条件。基于社区卫生服务机构与医院协同改革的目标模式，立足我国卫生实践，按照从简单到复杂的过程，提出了不同约束条件下我国社区卫生服务机构与医院协同改革的 8 条可能路径。

（7）保障社区卫生服务机构与医院协同改革的阶段性和整体性配套措施。阶段性措施包括：根据社医协同改革不同的演化路径，要提升社区医疗卫生服务中心的服务水平，合理布局社区卫生服务机构，加快社区卫生服务网络建设；建立完善的双向转诊关系，明确社区疾病转诊指征；完善补偿机制，合理引导患者的就医消费行为。整体性措施包括：保持公立医疗机构尤其是公立医院的适度规模；理顺政府和公立医院的关系，完善治理结构；合理持续增加财政投入，对公立医院进行差异化补偿；推进医院人事薪酬制度改革；建立"医疗保险—医疗机构"谈判制度；完善药品生产流通体制。

第一章

绪　论

一、研究背景和意义

（一）研究背景

1978 年,《阿拉木图宣言》倡导通过发展初级卫生保健,实现就医重心下沉,以向"人人享有卫生保健"的目标迈进,大力发展社区卫生服务的价值观已被世界卫生组织高度重视。此后,虽然世界经济有了质的飞跃,卫生系统和民众的健康状况随之得到了巨大改善,但是卫生系统的发展出现了"以医院为中心"(hospital-centrism)、割裂(segmentation)和碎片化(fragmentation)等不良趋势,既降低了患者就医的便利性,又可能增加了交易的费用,甚至因为"知识孤岛"的存在,使疾病诊治的质量也在下降[①]。发达国家已经认识到上述问题带来的巨大机会成本,所以正在通过多种措施,诸如大力发展社区卫生、强化社区首诊制,让初级医疗保健机构(GP)拥有预算[②③];建立整体医疗服务提供体系,通过医疗集团化或者管理型医疗来提高医疗资源纵向配置的效率[④];通过管办分离,厘清政府和公立医院的关系,将医疗机构法人化以完善治理结构,引入竞争机制,提高效率[⑤⑥⑦];

---

① 世界卫生组织. 初级卫生保健:过去重要,现在更重要[EB/OL]. (2008 - 10 - 24)[2015 - 07 - 11]. http://www. who. int.

② GREEN A, ROSS D, MIRZOEV T. Primary health care and England: the coming of age of Alma Ata? [J]. Health Policy, 2007(80): 11 - 31.

③ HEFFORD M, CRAMPTON P, FOLEY J. Reducing health disparities through primary care reform: the New Zealand experiment [J]. Health Policy, 2005,72(1): 9 - 23.

④ KOWALSKA K. Managed care and a process of integration in health care sector: a case study from Poland [J]. Health Policy, 2007(84): 308 - 320.

⑤ HAGENA T P, KAARBØE O M. The Norwegian hospital reform of 2002: central government takes over ownership of public hospitals [J]. Health Policy, 2006(76): 320 - 333.

⑥ 顾昕. 新医改成功的组织保障:从管办分离到大部制[J]. 中国医院院长,2008(22): 55 - 61,8.

⑦ 顾昕. 全球性医疗体制改革的大趋势[J]. 中国社会科学,2005(6): 121 - 128.

通过医药分离,打破医院(医生)和药商之间的利益链①,完善医疗机构的补偿机制,改善医院和医生的激励机制②;建立或者完善公共性全民医疗保险,提高医疗保险的覆盖面③;引入更具有激励性的支付机制④;大力发展商业医疗保险和医疗救助,实现多层次的医疗保障⑤等,来努力减少对医院的依赖,实现就医重心的有效下沉。

我国医疗卫生事业的发展经验亦清晰地表明了发展初级保健、形成良性互动的三级医疗网络来达到就医重心下沉,提高医疗卫生服务的可及性和可得性的重要性。但是改革开放以后,我国医疗卫生的重点从预防为主变成了以医疗为主,医疗卫生资源的配置从符合卫生发展规律的"正三角"变成了不合时宜的"倒三角",整个就医重心出现了大逆转⑥。在医疗卫生服务体系方面,医疗卫生机构的所有制结构从单一公有制变为多种所有制并存,不同的医疗卫生服务机构之间的关系从分工协作走向全面竞争,医疗卫生机构的服务目标从追求公益目标为主转变为全面追求经济目标⑦。医疗卫生服务日益呈现出分层次、多元化和竞争式提供的特征;同时,也出现了竞争而无序、分层却断裂等一系列服务"碎片化"问题,导致医疗卫生服务系统整体的资源配置效率低下,大医院一号难求,基层和社区医疗机构门可罗雀,"看病难、看病贵"问题尤为突出。

2006年,中国社会科学院社会学所在全国进行了"社会和谐稳定问题全国抽样调查",结果表明在被调查的17个社会问题中,"看病难、看病贵"问题排在第一位,这更佐证了这个问题的严重性⑧。为此,在经历过SARS的惊心动魄却侥幸有惊无险之后,在社会各界的疾呼声中,深化医疗卫生改革成为共识。对现状的"诊断"和由此开出的"处方"成为一时的焦点,并因此形成了"市场化过度"还是"市场化不足""致病"原因的诊断之争以及"政府主导"还是"市场主导"的改

---

① 权纯晚. 韩国的药品政策和医药分离[EB/OL]. (2011 - 12 - 15)[2015 - 07 - 11]. https://www. docin. com/p-307906628. html.

② CROXSON C P, PERKINS A. Do doctors respond to financial incentives? UK family doctors and the GP fundholder scheme [J]. Journal of Public Economics, 2001(79): 375 - 398.

③ KRUGMAN P, WELLS R. The health care crisis and what to do about it [J]. The New York Review of Books, 2006,53(5): 1 - 16.

④ KWON S. Thirty years of national health insurance in South Korea: lessons for achieving universal health care coverage [J]. Health Policy and Planning, 2008,24(1): 63 - 71.

⑤ 袁辉. 我国商业健康保险发展的制度分析[J]. 中南财经政法大学学报,2008(1): 76 - 80.

⑥ 陈美霞. 大逆转——中华人民共和国的医疗卫生体制改革[EB/OL]. (2007 - 10 - 12)[2015 - 07 - 18]. http://www. 360doc. com/content/071012/15/21693_805788. html.

⑦ 林琼. 新型医疗保障制度下城市社区卫生服务体系[M]. 北京:中国财政经济出版社,2007.

⑧ 汝信,等. 2007年:中国社会形势分析与预测[M]. 北京:社会科学文献出版社,2006.

革对策分歧①。但令人欣慰的是，发展社区卫生服务，重塑有利于就医重心下沉的新型医疗卫生服务体系，以有效控制医疗服务费用过快增长，减轻大众医疗卫生费用负担已成为共识。为此，2006 年颁布的《国务院关于发展城市社区卫生服务的指导意见》中明确指出，"将发展社区卫生服务作为深化城市医疗卫生体制改革、有效解决城市居民看病难、看病贵问题的重要举措，作为构建新型城市卫生服务体系的基础"。2009 年 4 月颁布的《中共中央国务院关于深化医药卫生体制改革的意见》(又称"新医改方案")再次强调"要建立城市医院与社区卫生服务机构的分工协作机制，引导一般诊疗下沉到基层，逐步实现社区首诊、分级医疗和双向转诊"。2015 年 9 月 8 日，国务院办公厅印发的《关于推进分级诊疗制度建设的指导意见》中指出，要加快推进分级诊疗制度建设，形成科学、有序的就医格局。2016 年 3 月，"十三五"规划纲要提出要推进健康中国建设，优化医疗机构布局，推动功能整合和服务模式创新；加强专业公共卫生机构、基层医疗卫生机构和医院之间的分工协作，健全上下联动、衔接互补的医疗服务体系。2016 年 10 月发布的《"健康中国 2030"规划纲要》提出，全面建成体系完整、分工明确、功能互补、密切协作、运行高效的整合型医疗卫生服务体系；全面建立成熟完善的分级诊疗制度，形成基层首诊、双向转诊、上下联动、急慢分治的合理就医秩序。2016 年 12 月发布的《"十三五"期间深化医药卫生体制改革规划》中强调，要优化医疗卫生资源布局，明确各级各类医疗卫生机构功能定位，加强协作，推动功能整合和资源共享；鼓励各地结合实际推行多种形式的分级诊疗模式，推动形成基层首诊、双向转诊、急慢分治、上下联动的就医新秩序。这一切都强调了大力发展社区卫生，形成社区卫生服务机构和医院之间的有效互动的重要性和紧迫性。

（二）研究意义

改变"以医院为中心"的医疗服务提供体系，强化初级保健，再次成为世界医疗卫生界的共识。我国新医改也提出构建基于社区卫生服务的新型卫生服务体系，形成社区卫生服务机构与医院的分工协作机制。然而，在新医改的实施过程中，政府更侧重于硬件的投入，尚未厘清社区卫生服务机构与医院系统的内在关联机制，尚未有效协调社区卫生服务机构与医院的利益关系并充分激发民众等相关主体的参与动力，从而容易产生新的不协调成本，最终让医改巨大的投入难以获得期望的效果。

---

① 高春亮，毛丰付，余晖.激励机制、财政负担与中国医疗保障制度演变[J].管理世界，2009(4)：66-74.

因此,若能充分总结现有实践探索的经验教训,进而在尊重卫生实践发展规律的基础上,选择能够促使社区卫生服务机构与医院协调发展的改革模式以及相应的配套机制,尽量减少改革的"试错"成本,无疑对我国的卫生实践具有重要的理论指导意义,也可为其他国家的卫生改革实践提供经验借鉴。

二、基本概念界定

1. 社区卫生

1) 概念界定

社区卫生指在一定社区内,在政府领导、社会参与、上级卫生机构指导下,以基层卫生机构为主体、全科医师为骨干,合理利用卫生资源和适宜技术,以居民健康为中心,以家庭为单位、社区为范围、需求为导向,以解决社区的主要卫生问题,满足基本医疗卫生服务需求为目的,融预防、医疗、保健、康复、健康教育和计划生育指导等服务为一体的,有效的、经济的、方便的、综合的、连续的基层卫生保健活动的总称。

在我国城市中,由于独立开业的全科医生并不常见,社区卫生服务中心以及社区卫生服务站是目前社区卫生服务的提供主体,在本研究中将其统称为社区卫生服务机构。

2) 社区卫生的特点

(1) 公益性:具有公益性质,不以营利为目的。

(2) 以健康为中心:不是以疾病为中心,而是关注环境、生活方式、社会文化等因素对居民健康的影响。

(3) 服务对象全面性:社区卫生机构为社区全体居民提供服务。

(4) 主动性:社区卫生服务以家庭为单位,以主动性服务、上门服务为主要方式,服务于社区居民。

(5) 综合性:社区卫生服务是多位一体的服务。除基本医疗服务之外,社区卫生服务的内容还包括预防、保健、康复、健康教育及计划生育技术指导等。

(6) 连续性:社区卫生服务始于服务对象生命的准备阶段直至生命结束,覆盖其生命的各个周期以及疾病发生、发展的全过程。社区卫生服务不因他们某一健康问题的解决而终止,而是根据其生命各周期及疾病各阶段的特点及需求,提供具有针对性的服务。

(7) 可及性:社区卫生服务在服务内容、时间、价格及地点等方面更加贴近社区居民的需求,以"六位一体"的服务内容、适宜的技术,在社区居民居住地附近提供基本医疗服务和基本药品,使社区居民不仅能承担得起这种服务,而且还使用方便。

2. 医疗机构

医疗机构指从卫生行政部门取得"医疗机构执业许可证"的机构,包括医院、疗养院、社区卫生服务中心(站)、卫生院、门诊部、诊所(卫生所、医务室)、村卫生室、妇幼保健院(所、站)、专科疾病防治院(所、站)、急救中心(站)和临床检验中心①。医疗机构可以根据产权分为公立医疗机构和私立医疗机构。

3. 医院

医院是以诊治患者、照护患者为主要目的的医疗机构,是备有一定数量的病床与设施,通过医务人员的集体协作,对患者及特定人群进行治病防病、健康促进的场所。医院一般要满足以下几个条件:

(1) 医院应有正式的病房和一定数量的病床设施,以实施住院诊疗为主,一般设有相应的门诊部。

(2) 应有基本的医疗设备,设立药剂、检验、放射、手术及消毒供应等医技诊疗部门。

(3) 应有能力对住院患者提供合格与合理的诊疗、护理和基本生活服务。

(4) 应有相应的、系统的人员编配。

(5) 应有相应的工作制度与规章制度。

在我国的卫生统计中,医院包括综合医院、中医医院、中西医结合医院、民族医院、各类专科医院和护理院,不包括专科疾病防治院、妇幼保健院和疗养院。本研究所指的医院主要是指二级及以上级别的医院。

4. 社区首诊制

社区首诊制度(the system of the first treatment in the community)是指规定居民在患病需要就诊时,须首先到社区卫生机构接受全科医生诊疗的一种制度。除非急诊,居民若要去医院寻求专科医生的服务,必须要经过社区全科医生的转诊。社区首诊可以分为"守门人"制度的强制首诊和利用经济引导的非强制首诊。社区首诊制度的目的在于对患者进行合理分流,使得社区居民的常见病、多发病尽可能地在社区内通过常规方法加以解决,减少对专科医院资源的占用。全科医生作为社区"守门人",对社区居民合理利用卫生资源发挥"过滤筛选"的作用。

5. 双向转诊制

双向转诊是根据病情和人群健康的需要而进行的上下级医疗机构之间、专科医院或综合医院与社区卫生服务机构之间的转院诊治过程,具体可以分为纵

5

---

① 中华人民共和国卫生部. 中国卫生统计年鉴 2010[M]. 北京:中国协和医科大学出版社,2010.

向转诊和横向转诊两种形式①。就医重心下沉指的是双向转诊制度中的纵向转诊形式，即下级医院的患者（一般是该院难以治愈的患者）上转至上级医院，上级医院的患者（一般是康复患者）下转至下级医院。

通过双向转诊，可以实现患者的合理分流，使得医疗资源得到合理的配置，既满足了居民的基本医疗需求，减轻了他们的医疗负担，也减轻了整个医疗体系的负担。这样的双向转诊制度可以达到"小病在社区、大病进医院、康复回社区"的理想模式。医疗联合体、医院集团化都是实行双向转诊的有力保障。根据整合程度的不同，可以将双向转诊大致分为紧密型整合和松散型整合。

由以上的概念界定可知，本书的研究对象主要是医疗机构中的社区卫生服务机构以及医院这两个子系统。医疗机构是一个总体概念，在分析整体性问题时会使用到这一概念，而分析具体问题时则分别使用医院和社区卫生服务机构的概念。

需要特别指出的是，社区卫生服务在我国起步较晚，其全国性的发展开始于20世纪90年代末，现在城市的社区卫生服务机构大多是由原来的街道医院等转型而来。而在20世纪90年代末之前的卫生统计中，是将街道医院划入医院进行统计的，因此在这个时期，医院的概念是一个更加宽泛的概念，包括了现在统计口径中的医院和社区卫生服务机构。

三、文献综述

1. 社区卫生服务机构与医院协同的重要性及存在的问题

社会各行业中分工的精细化是生产力发展的必然趋势。在生产力快速发展的现今社会，各行业的技术分工高度分化，医学领域也如此。无论是在单一医疗服务提供机构内部还是在整个提供体系中，都形成了分工精细的不同功能单位，比如全科、专科，门诊部、住院部，检查科、药品科，等等。分工精细化虽然会极大地推动学科知识的深入发展，但同时也会因为缺乏协调而导致诸多问题，最典型的就是割裂和碎片化。割裂和碎片化是许多国家及地区医疗卫生服务体系绩效低下的主要原因②③。它既降低了患者就医的便利性，又可能增加了交易的费

① 刘梅,陈金华,彭晓明. 社区卫生服务机构与医院实施双向转诊的意义及建议[J]. 中国全科医学,2004 (1)：38－39.

② ENTHOVEN A C. Integrated delivery systems：the cure for fragmentation [J]. The American Journal of Managed Care, 2009,15(10)：284－290.

③ STANGE KURT C. The problem of fragmentation and the need for integrative solutions [J]. Annals of Family Medicine, 2009,7(2)：100－103.

用,甚至因为"知识孤岛"的存在,使疾病诊治的质量也有所下降①。国际经验表明,在医疗卫生体制改革中,完善的医疗制度的建立必然依赖于一个有序、有效的服务体系,"有序"即必须要实现社区首诊、分级医疗、逐级转诊;"有效"即要实现防治结合和费用控制。从医疗卫生专业角度而言,提高质量、追求医疗资源纵向整合、形成医疗服务提供体系均衡协调发展,从整体上保证医疗质量、降低医疗费用,已经成为目前国际上公认的医疗服务体系的发展方向②③④。

反观我国的医疗卫生体系,内部各机构缺乏明确合理的功能定位和业务划分,尤其是初级医疗服务机构和二级医疗服务机构缺乏制度化分工,各医疗机构分散经营,缺少协调机制,形成以利益竞争为主的医疗服务提供模式。加之我国的医疗服务提供体系中缺乏"守门人"制度,因而非急诊患者也可以直接到各级医院寻求初级医疗服务⑤⑥。在这种利益竞争模式的影响下,一方面,不同级别、不同类别的机构为了吸引患者而展开无序竞争,极大地浪费了卫生资源,降低了医疗卫生服务系统的效率。我国大部分基层医疗机构病床使用率约在60%,大量的初级医疗保健职责由高级别的综合医院承担,很多三级医院的病床使用率甚至超过了100%⑦。另一方面,医疗机构往往只考虑自身利益,很少考虑患者离开医疗机构后的后续治疗。因此,在机构分散经营的情况下,患者在不同医疗机构间得到的医疗服务呈现出不连续的"碎片化"状态,即"病前无防,病后无康"⑧。连续性和协调性不足是我国医疗服务系统效率低下、满意度低的根本原因,是引起"看病难、看病贵"的重要因素。在我国,除了业务和技术层面的割裂和碎片化之外,现有的医疗卫生管制体制也是条块分割的。由于不同政府职能部门的分割,导致医疗卫生服务系统所包含的公共卫生、医疗服务、医疗

7

---

① 李伯阳,张亮.断裂与重塑:建立整合型医疗服务体系[J].中国卫生经济,2012(7):16-19.

② 代涛,何平,韦潇,等.国外卫生服务资源互动整合机制的特点与发展趋势[J].中华医院管理杂志,2008,24(2):137-139.

③ 匡莉,甘远洪,吴颖芳."纵向整合"的医疗服务提供体系及其整合机制研究[J].中国卫生事业管理,2012(8):564-566.

④ 梁鸿,刘强,芦炜.构建医疗联合体协同服务体系的政策价值与现实意义[J].中国卫生政策研究,2013(12):1-5.

⑤ 顾昕.走向有管理的市场化:中国医疗体制改革的战略性选择[J].经济社会体制比较,2005(6):19-30.

⑥ 代涛,陈瑶,韦潇.医疗卫生服务体系整合:国际视角与中国实践[J].中国卫生政策研究,2012(9):1-9.

⑦ 陈斌,舒晓钢,龚勋,等.我国医疗服务提供体系的协同现状分析[J].中国社会医学杂志,2011(6):368-369.

⑧ 苗豫东,张研,李霞,等.我国医疗服务体系"碎片化"问题及其解决途径探讨[J].医学与社会,2012(8):28-30.

保障、药品供应之间彼此分割，造成卫生体系难以发挥协同效应和整体优势；而医疗服务体系中的不同层级和不同类别的机构、不同环节的服务由诸多行政管理部门分别管理。比如，在有些城市，有的三级医院可能由国家级部门管理，有的可能归属于省级或市级部门管理，而二级医院和社区卫生服务中心则一般由区级部门来管理。

要提高医疗服务的协同性，关键是协调各方利益和转变政府职能，注重发挥政府宏观调控与市场机制的双重作用，重点是加强基层医疗机构协同能力建设，通过探索多样化的医疗协同网络建设方式，重构协同功能[①]。通过进一步整合医疗机构、医疗服务信息、机构内的服务流程和医学及相关学科等措施，因地制宜、循序渐进地推动整合，通过改革支付制度等多种方式建立激励机制[②]。然而，从当前的卫生实践来看，在分级协同改革的制度安排及路径选择上，依然存在政府主导路线和市场主导路线的分歧[③]。

2. 社区卫生服务机构与医院协同改革的模式及其优劣势

根据卫生系统的发展规律和医疗服务的自身属性，要实现社区卫生服务和医院协同改革的目标，有两个环节非常重要，即社区首诊和双向转诊。利用社区首诊和双向转诊这两个维度，可以构造一个社区卫生服务机构和医院协同改革模式的二维类型学，并将目前世界上典型的强化社区卫生服务机构和医院协同改革实践分为四个模式。

1）强制首诊＋紧密型整合模式

美国是实施此模式的代表。从 20 世纪 70 年代后，迫于医疗费用的过快上涨，整合医疗保险、初级医疗保健和医院服务的 HMO（Health Maintenance Organization）模式开始盛行。该模式的优点是费用控制较好[④]，倾向于降低价格[⑤]，并被实践证明的确起到了遏制医疗费用过快不合理增长的作用。但该模式也有致命的弱点。Barr 和 Bachman 等人的研究表明，HMO 严格规定投保者就诊的医生或医疗机构和医疗服务范围，医疗延误时有发生。此外，HMO 还会

① 陈斌,舒晓钢,龚勋,等. 我国医疗服务提供体系的协同现状分析[J]. 中国社会医学杂志,2011(6)：368 - 369.

② 代涛,陈瑶,韦潇. 医疗卫生服务体系整合：国际视角与中国实践[J]. 中国卫生政策研究,2012(9)：1 - 9.

③ 赵云. 我国分级医疗体系建构路径比较[J]. 中国卫生事业管理,2013(4)：244 - 246.

④ WILTON P, SMITH R D. Primary care reform: a there country comparison of "budget holding" [J]. Health Policy, 1998,44(2)：149 - 166.

⑤ CILIBERTO F. The effect of physician-hospital affiliations on hospital prices in California [J]. Journal of Health Economics, 2006(25)：29 - 38.

采取撇脂行为[1][2]。

　　与 HMO 等管理式医疗相伴随的是医院与医师机构之间一体化,包括开放式医生—医院组织(OPHO, Open Physician Hospital Organizations)、紧密式医生—医院组织(CPHO, Closed Physician Hospital Organizations)、开放式管理服务组织(OMSO, Open Management Service Organizations)、完全整合组织(FIO, Fully Integrated Organizations)四种整合类型[3]。

　　纵向一体化既有可能提高效率,也有可能会产生反竞争效应。从理论上很难断言医院与医师的一体化究竟会产生何种影响。但就现实中如此普遍的纵向整合来说,许多学者推断,这种一体化有利于医疗机构更高效地应对不完全合同带来的挑战,节约交易成本,实现规模经济,因此会提高效率[4]。有学者则认为,一体化是增强与有管理的保健计划的谈判能力、进而提高价格的一种手段[5]。而实证研究得出的结论也是含混的。Cuellar & Gertler 利用来自亚利桑那州、佛罗里达州和威斯康星州 1994—1998 年的面板数据,就独立医生协会(IPA)、开放式医生—医院组织(OPHO)、紧密式医生—医院组织(CPHO)、开放式管理服务组织(OMSO)、完全整合组织(FIO)五种类型的整合对医院效率、价格、提供医疗服务的数量和质量产生的影响进行研究,结果发现以上类型的整合对效率的影响很小,但是却提高了价格,尤其是竞争不太激烈的地方[6]。Federico Ciliberto 的研究则表明,整合能带来价格的降低[7]。

　　中国目前尚无强制首诊＋紧密型整合模式的实践,但有学者对其可行性进行了研究。比如蓝宇曦认为我国保险公司与医院建立合作关系达到"风险共担,利益共享"的目的还找不到相应的法律依据,若引入该模式尚存在医院没有参与

① BARR J K. Physicians' views of patients in prepaid group practice：reasons for visits to HMOs [J]. Journal of Health Sociology and Behavior，1983,24(1)：244 – 255.

② BACHMAN K H，FREEBORN D K. HMO physicians' use of referrals [J]. Social Science & Medicine，1999,48(4)：547 – 557.

③ CUELLAR A E，GERTLER P J. Strategic integration of hospitals and physicians [J]. Journal of Health Economics，2006(1)：1 – 28.

④ JC R，LP C. The growth of medical groups paid through capitation in California [J]. The New England Journal of Medicine，1995,333(25)：1684 – 1687.

⑤ GAYNOR M，HASS-WILSON D，VOGT W B. Are invisible hands good hands? Moral hazard, competition，and the 2nd Best in health care markets [J]. Journal of Political Economy，2000,108(5)：992 – 1005.

⑥ CUELLAR A E，GERTLER P J. Strategic integration of hospitals and physicians [J]. Journal of Health Economics，2006(1)：1 – 28.

⑦ CILIBETRO F. The effect of physician-hospital affiliations on hospital prices in California [J]. Journal of Health Economics，2006(25)：29 – 38.

商业医疗保险运作的法律地位等制度性障碍①。李艳荣也认为该模式的实现机制是私立健康保险的发展成熟和民众对私立健康保险的认可，以及保险机构与医疗机构的紧密配合，而当前我国并不具备这样的条件②。雷晓康等人通过对神木"全民免费医疗"实施情况的调研，认为神木"全民免费医疗"的下一步将是强制首诊和双向转诊，通过强制首诊和双向转诊的制度以及相关的程序设计以控制医疗费用的增长③。张邹等人利用间断时间序列法和分段回归模型对珠海市基本医疗保险的参保人等相关数据进行分析，发现社区首诊制度实施后，对定点基层医疗机构门诊服务利用水平有提升作用④。

2) 强制首诊＋松散型整合模式

英国和斯堪的纳维亚半岛上国家的医疗服务提供体系大都有全科医生(General Practicner, GP)充当守门人的传统，患者要想使用国家预算或者社会医疗保险费用就必须通过 GP 转诊。学界关于为什么要有守门人的角色有两种观点：一是 GP 的存在可以通过减少不必要的干预措施来控制成本；二是由于GP 相比患者有更多的信息去判断二级医疗服务提供者的医疗服务质量，从而提高二级医疗服务的使用效率⑤。但在实践中并不能保证上述观点一定能实现，关键在于是否有合理的激励机制来激励 GP 守门。如果对 GP 的支付是类似于固定工资，那么 GP 可能没有动力去守门。因此，从 20 世纪 90 年代开始，有守门人制度的国家比如英国和瑞典等，其医疗改革的一个共同点就是通过引入按人头付费制度来激发 GP 去留住患者⑥。很显然这一做法有助于控制医疗费用，但该机制对初级医疗服务的质量影响是正向还是负面的尚没有定论。一方面，按人头付费可能激发 GP 通过降低服务质量来增加盈余；另一方面，竞争的存在，可能又会淘汰低生产能力的 GP，鼓励 GP 通过增加设备投资等途径来提高服务的质量⑦。为了更好地激励 GP，英国的医疗改革中一度引入了 GPFH，

① 蓝宇曦. 引入管理式医疗保险的制度性障碍探讨[J]. 保险研究, 2005(4): 68 - 69.

② 李艳荣. 美国健康维护组织(HMO)的制度优势及启示[J]. 保险研究, 2005(11): 91 - 93.

③ 雷晓康, 杜智民, 史张宇. 强制首诊和双向转诊——神木"全民免费医疗"的下一步[J]. 社会保障研究, 2011(1): 81 - 91.

④ 张邹, 孙静, 张笑天. 社区首诊制下定点基层医疗机构门诊服务利用水平分析[J]. 电子测试, 2014(19): 118 - 119, 122.

⑤ GILLAM S. Public and private roles in health care systems: reform experiences in seven OECD countries [M]. Buckingham: Open University Press, 2001.

⑥ ANELL A. The monopolistic integrated model and health care reform: the Swedish experience [J]. Health Policy, 1996(37): 19 - 33.

⑦ H G, G M. Quality incentives in a regulated market with imperfect information and switching costs: capitation in general practice [J]. Journal of Health Economics, 2000, 19(6): 1067 - 1088.

也就是让 GP 拥有预算。Propper 等人指出 GPFH 能降低医疗成本,减少等待时间①。但 Wyke 等人则认为 GPFH 会导致过度竞争,所以工党上台后该举措就被废除了②。此外,由于 GP 和医院之间没有隶属关系,GP 和医院没有实质的纵向整合,GP 可以有较大的挑选医院的余地,所以很容易造成医院过度的质量竞争以及专业化分工③。

我国已经开始在南京等地进行了社区首诊的探索。赖光强等人认为,在我国推行社区首诊制的首要难点就是社区卫生服务机构的整体水平不高,另一个难点就是如何构建社区卫生机构的激励机制④。

此外,民众对社区首诊的态度也很重要。闻振宇、Jatrana、YANG 等人对浙江杭州市、宁波市社区居民和社区卫生服务机构的患者进行问卷调查,结果只有 22.1% 的人首先选择去社区卫生服务中心(站)就诊,居民普遍对社区卫生服务机构的医疗技术不信任⑤⑥⑦。胡筱蕾等人通过调查发现,有 67.9% 的调查对象选择首先在社区就诊,主要原因是医保定点可报销,外来劳务工的医疗保险与社区首诊制相挂钩⑧。邹郁松就北京市居民对社区卫生服务的知晓度、利用率及满意度情况进行了调查,发现居民和患者对社区首诊的认可程度不高,医院和社区尚未建立互动网络⑨。颜艳研究了新西兰、英国、德国等国居民以及武汉、长沙、北京等地居民对社区首诊的态度,在此基础上提出相关的对策,从而能够避免强制性首诊所导致的抵制情绪⑩。张向东等人结合国内外家庭医生服务模

① PROPPER C, WILSON D, SODERLUND N. The effects of regulation and competition in the NHS market：the case of general practice fundholder prices [J]. Journal of Health Economics, 1998(17)：645 – 673.

② WYKE S, MAYS N, STREET A, et al. Should general practitioners purchase health care for their patients? The total purchasing experiment in Britain [J]. Health Policy, 2003, 65(3)：243 – 259.

③ BREKKE K R. Gatekeeping in health care [J]. Journal of Health Economics, 2007(26)：149 – 170.

④ 赖光强,陈皞璘,张校辉. 深圳市实施家庭医生责任制项目路径的分析与思考[J]. 中华全科医师杂志, 2009,8(11)：813 – 816.

⑤ 闻振宇,沈文礼,任建萍. 社区居民对"双向转诊"认知及满意度调查[J]. 中国卫生事业管理,2009(3)：155 – 156.

⑥ JATRANA S, CRAMPTON P. Affiliation with a primary care provider in New Zealand：Who is, who isn't [J]. Health Policy, 2009(91)：286 – 296.

⑦ YANG Y, YANG D. Community health service centers in China, not always trusted by the populations they serve? [J]. China Economic Review, 2009(20)：620 – 624.

⑧ 胡筱蕾,张立威,王家骥. 深圳市两社区就诊人群对双向转诊认知与评价的分析[J]. 中国初级卫生保健,2009,23(11)：18 – 20.

⑨ 邹郁松. 北京市居民和医生参与社区卫生服务的意愿研究[D]. 北京：中国协和医科大学,2007.

⑩ 颜艳. 长沙市老年居民社区卫生服务需求与利用调查及社区卫生服务基本数据集研究[D]. 长沙：中南大学,2007.

式,分析了北京市社区卫生家庭医生式服务模式及激励机制,通过家庭医生实施社区首诊,引导分级就诊①。方少华提出了在全民医保背景下实现分级诊疗的路径,建立家庭医生首诊制度是基础②。

3) 经济引导＋紧密型整合模式

这一模式以新加坡的医院集团化为代表。新加坡的医院管理者认为医院的数量越少竞争效果会更好,所以在 1999 年,新加坡将其公立卫生保健提供系统整合为两大集团。每个集团都包含了医院、专科中心和联合诊所等机构,能够提供从社区全科到二、三级医院服务在内的所有医疗服务。医院集团里面建立了更加有效的双向转诊系统,充分发挥社区医院的作用,实现各级卫生保健提供者更好的协作。同时,医院集团的互补作用可以减少医疗服务的重复建设,保证了医疗服务容量的最优发展③④。虽然新加坡鼓励民众首先使用社区医疗服务,但新加坡并非采取类似于英国的强制首诊制。同样,新加坡的医院集团内部转诊不是靠强制的社区首诊实现,主要依靠经济手段和服务的便捷性来实现。同时,新加坡规定,居民要想在公立医院享受政府的补贴,就必须先到诊所就诊,当诊所认为需要转诊时给其出具证明,患者凭证明到公立医院就诊方可享受政府的补贴。

整合后的结果是服务的水准大幅提高。Wong,Wu & Wong 发现 B2 和 C 级病床的成本分别下降了 4.14％ 和 9.64％⑤。Lim 发现患者平均住院等待时间基本控制在两周之内,民众的满意度达到了 80％。而私立医院无论是价格还是质量,与医疗服务集团的竞争都变得越来越难⑥。最显著的是,高水平的服务质量并没有伴随成本的提高,新加坡的医疗卫生支出一直保持在 4％ 以下⑦,实际

① 张向东,赵京,兰丽娜,等. 北京市社区卫生家庭医生式服务模式及激励机制探讨[J]. 中国全科医学, 2014(7):766－769.

② 方少华. 全民医保背景下实现分级诊疗的路径研究[J]. 卫生经济研究,2014(1):18－21.

③ GAULD R, IKEGAMI N, BARR M D, et al. Advanced Asia's health systems in comparison [J]. Health Policy, 2006,79(2－3):325－336.

④ RAMESH M, WU X. Health policy reform in China: lessons from Asia [J]. Social Science & Medicine, 2009,68(12):2256－2262.

⑤ WONG C Y, WU E, WONG T Y. Examining the effect of publishing of Bill Sizes to reduce information asymmetry on healthcare costs [J]. Singapore Medical Journal, 2007,48(1):16－24.

⑥ LESLIE KHOO. Singapore healthcare market-share analysis [DB/OL]. MOH Information Paper, 2003－02/2006－12－31.

⑦ 和经纬. "医改"的政策学习与政策工具——中国公立医院改革与新加坡经验[J]. 东南学术,2010(3): 44－52.

的医疗开支要比预测的水平低 43%①。此外，新加坡的医院集团依然保持了公立的身份，但这并没有出现公立一定低效的结果，反而表明，如果措施得当，公立产权恰恰能够更好地约束医院的牟利倾向②。

我国的大庆模式也是医院集团化的一个实例。刘湘彬指出以三级医院引领社区卫生发展的"大庆模式"在一定程度上解决了社区医务人员服务能力不高、社区卫生服务投入不足、社区居民不信任和两级医疗机构缺少协作的难题③。黄利军等通过对苏州市社区卫生服务机构与市级公立医院互动现状的调查，提出探索组建以资产为纽带的区域化紧密型医疗集团④。任建萍等通过问卷调查方式了解当前杭州市社区卫生服务双向转诊运行状况，认为社区卫生服务机构与上级医疗机构的经济利益的对立性问题是主要难题，在医疗集团内部实行双向转诊管理方便，可行性高⑤。李洪兵等认为基于医院集团化的社区双向转诊机制能够较好地解决两者功能的冲突，促进社区卫生服务体系的完善和发展⑥。关昕建议采用区域性医疗合作模式建立双向转诊制度，以综合医院领办社区卫生服务机构的模式，建立社区首诊制和资源共享的转诊网络，实现利益一体化⑦。江萍等对上海市长宁区区域医疗联合体的政策效果进行了研究，医疗联合体提升了社区卫生服务机构的能力和水平，在引导有序就医上取得一定效果，但是社区卫生服务人员的培养还存在一定困境⑧。林娟娟等分析目前"医疗联合体"模式构建存在的问题，提出以利益整合为医疗联合体构建的切入点，通过利益诱导推进社区首诊，完善医疗信息平台建设⑨。

---

① WAGSTAFF A. Health systems in East Asia：what can developing countries learn from Japan and the Asian Tigers? [J]. Health Economics，2007,16(5)：441－456.

② RAMESH M. Autonomy and Control in Public Hospital Reforms in Singapore [J]. American Review of Public Administration，2008,38(1)：62－79.

③ 刘湘彬. 发挥大型医院集团优势搞好社区卫生服务[J]. 中国医院，2006(11)：51－53.

④ 黄利军,孙颐. 苏州市社区卫生服务机构与市级公立医院互动现状分析与探讨[J]. 中国医院管理,2008(12)：86－88.

⑤ 任建萍,郭清,徐玮. 杭州市社区卫生服务双向转诊现况调查研究[J]. 杭州师范学院学报(医学版)，2007(6)：392－395.

⑥ 李洪兵,何小菁,汤仕忠,等. 基于医院集团化的社区双向转诊机制[J]. 中国医药导报,2008(35)：80－81.

⑦ 关昕. 基于区域性医疗集团下的双向转诊模式探讨——以"北京复兴模式"与"大庆模式"为例[J]. 中国社会医学杂志,2009,26(5)：303－305.

⑧ 江萍,陈支援,缪栋蕾,等. 上海市长宁区构建区域医疗联合体的政策效果、经验与建议[J]. 中国卫生政策研究,2013(12)：19－24.

⑨ 林娟娟,陈小嫦. 构建医疗联合体的关键问题分析及其对策建议[J]. 南京医科大学学报(社会科学版)，2014(2)：104－108.

4）经济引导＋松散型整合模式

这一模式以我国台湾地区的转诊引导方式为代表。台湾地区90％的医院是私立的，其病床数占医疗机构总病床数的65％，其余的是公立医院，数量少但一般规模大。在实践中，所有的公立医院都和私立医院竞争患者，所以在医疗服务提供方面缺乏整合与协同①，医疗体系的正常结构被破坏。

为落实转诊制度，避免自由就医可能导致的患者盲目向三级医疗机构集中的不良后果，台湾健保主管部门规定，从2005年7月15日起，民众不经过转诊直接到医院就诊的，门诊自负部分费用增加，其中医学中心从210元涨至360元，区域医院从140元涨至240元，地区医院从50元涨至80元；若民众经转诊到医学中心、区域医院和地区医院，门诊自负额维持原来的210元、140元、50元。此外，台湾地区健康保险的有关规定指出：保险对象就诊时应自负门诊或急诊费用的20％。不经转诊而径赴地区医院门诊者，自负30％；径赴区域医院门诊者，自负40％；径赴医学中心门诊者，自负50％。就医费用的差别和医疗保险共付率的变化调节了就医次序，提高了患者使用转诊的积极性，强化了社区首诊的功能，为提高医疗资源的配置效率，实现医疗资源配置的"正三角"模式奠定了坚实基础②。这些措施增强了双向转诊的效果，民众对双向转诊已经较为认可。黄建动等③的研究表明，多数民众认为转诊可以更短的等候时间获得更好的服务品质。但台湾的地区医院和基层诊所之间尚未建立紧密型的合作机制，诊所与医院之间存在着实质的竞争关系，所以基层医生不愿上转，同时大医院不愿意下转患者是双向转诊依然难以有效运行的主要原因。

我国目前的协同模式主要是经济引导＋松散型整合模式，主要就是协议转诊、托管等。比如郑闻等对改进我国综合医院与社区卫生服务机构双向转诊提出建立"1＋X"技术支撑帮扶关系，提高社区卫生服务水平，培育社区居民信任度④。周育瑾等以深圳市西乡街道社康中心和西乡人民医院的医务人员为调研对象，发现双向转诊发展迅速但主要是上转较多，合理调整上下级医疗机构间的

① GAULD R, IKEGAMI N, BARR M D, et al. Advanced Asia's health systems in comparison [J]. Health Policy，2006，79(2-3)：325-336.

② 邱永仁. 健保转诊制度之研析[J]. 台湾医界，2005(8)：43-47.

③ 黄建动，等. "家庭医师整合性照护制度"双向转诊民众意见调查——以台湾中部三个社区医疗群为例[J]. 台湾家庭医学研究，2006(4)：61-69.

④ 郑闻，陈昌贵，林福明，等. 我国综合医院与社区卫生服务机构双向转诊的现状和改进措施[J]. 浙江医学，2008，30(11)：1264-1266.

经济利益和补偿机制有利于促进双向转诊的实施①。万兵华等对长春市医院、社区卫生服务机构的医护、管理人员和患者进行了调查,经济利益失衡、社区卫生服务质量较差是双向转诊实施困难的主要原因,因此合理调整医疗机构之间的经济利益,全面提高社区卫生服务中心的服务质量很有必要②。高博等以成都武侯区双向转诊开展现况和运行管理状况为出发点,提出了实施双向转诊的有效建议③。杨坤蓉研究了重庆第九医院兴办社区卫生服务模式的成效,认为这是社区卫生服务可持续发展的有效模式④。杨群庆对上海市某二级综合性医院与社区卫生服务中心双向转诊制度进行了研究,发现双向转诊制度的效果十分有限,建议完善医疗保险政策,提高全科医生的业务水平⑤。王丹若通过研究不同的社区卫生服务机构服务模式下双向转诊的实施情况及影响因素,提出实现医院和社区卫生服务机构良性互动的策略建议⑥。郑富豪通过对福建省社区卫生双向转诊开展现状、开展意愿以及影响因素的调查,分析制约流入机制和转诊机制实现的因素,建议发展和壮大社区医疗服务机构,特别是社区卫生人力资源⑦。王倩云以西安为实证地,借助统计模型分析社区医生和医院医生对转诊制度的认知差异,在差距模型分析的基础上提出完善双向转诊制度的建议⑧。张明新认为我国城市以医院和社区卫生服务机构协议合作模式为主,以利益为导向的合作双方过于注重短期利益,不利于双向转诊的持续开展。转诊引导的重点在于激励,激励太弱则互动难成;协议转诊易因利益分歧而破裂,托管可能出现社区卫生的马太效应等弊端⑨。杨诗汝等通过对转诊组和非转诊组各200例患者进行比较分析,发现大医院"直管"社区卫生服务机构的转诊模式有一定效果,促进了社区和大医院双向转诊的开展,减少了患者的住院天数和

① 周育瑾,彭晓明,汪唯,等.深圳市西乡街道双向转诊现状与影响因素分析[J].中国初级卫生保健,2007 (11):26-29.
② 万兵华,刘山,冯晓黎,等.长春市社区卫生服务实施双向转诊存在的问题及对策分析[J].医学与社会, 2007(8):31-33.
③ 高博,任晓晖,李宁秀,等.成都市武侯区医院与社区卫生服务中心双向转诊现况分析[J].卫生软科学, 2005(1):22-24.
④ 杨坤蓉.三级医院与社区卫生服务机构的互动现状及良性互动机制研究[D].重庆:重庆医科大学, 2007.
⑤ 杨群庆.上海市某二级综合性医院与社区卫生服务中心双向转诊制度的研究[D].上海:复旦大学, 2008.
⑥ 王丹若.大医院与CHS互动模式对双向转诊影响研究[D].重庆:重庆医科大学,2009.
⑦ 郑富豪.社区卫生服务双向转诊运行机制研究[D].福州:福建医科大学,2009.
⑧ 王倩云.西安市社区卫生服务双向转诊研究[D].西安:第四军医大学,2008.
⑨ 张明新.社区卫生服务机构与医院双向转诊运行的管理模式研究[D].武汉:华中科技大学,2009.

住院费用①。刘颖探索了区域协同医疗模式下的双向转诊存在的矛盾,从国家政策、双向转诊实施单位和患者多个角度提出建议和策略②。

以上研究已做了很好的铺垫,但是现有研究还存在如下两个亟须解决的问题:

第一,国际上已经有了很多做法比较成熟的模式,但是针对同一模式的实证效果存在分歧,这些分歧是完全归因于模式的问题还是相应的配套机制问题,尚需进一步详细分析和讨论。

第二,基于中国实践的研究总体上还比较薄弱。新医改后,医疗改革的实践犹如箭在弦上,各地在医疗服务协同改革方面做了许多的尝试,但是针对中国实践的研究,之前主要集中于对现状的描述和初步分析,两者对照,形成了理论滞后于实践的局面。因此,必须尽快对现有的实践探索进行系统的总结和深度分析,在此基础上选择适合中国实践的改革模式和相应的实现机制,避免改革陷入恶性循环之中。

四、研究内容

(一) 社区卫生服务机构与医院协同改革的理论基础和模式

第一,对社区卫生服务机构与医院协同改革的内涵进行了阐释,对就医路径的关键环节进行了分析;第二,从首诊环节和转诊环节两个维度构造了社区卫生服务机构与医院协同改革的四种模式;第三,对影响社医协同改革的利益相关者关系的因素进行了梳理,构建了包含社区卫生服务机构与医院及其利益相关者——政府、医生、患者、医疗保险机构和药商等主体的数理模型;第四,引入了安德森所创立的民众卫生服务利用理论;第五,建立社区卫生服务机构与医院协同的博弈论和系统动力学模型,为后面的分析奠定了理论基础。

(二) 我国社区卫生服务机构与医院协同改革的历程及总体状况分析

首先,本研究回顾了社区卫生服务机构与医院的发展改革历史及关系演变过程,划分出了"预防为主,均衡发展阶段:1949—1978 年"以及"医院为中心的发展阶段:1978—2005 年",对两个阶段的主要举措和特征进行了描述;其次,从卫生资源配置、诊疗人次以及双向转诊的次数阐释了当前社区卫生服务机构与医院协同改革的总体状况;最后,对现存的主要问题,比如医疗卫生资

---

① 杨诗汝,王世宏,向小曦,等.大医院"直管"社区卫生机构转诊模式实施效果评价[J].中国医院管理,2013(11):8-10.
② 刘颖.区域协同医疗模式下的双向转诊问题及对策[J].中国数字医学,2014(8):72-74.

源的配置依然基于医院,就诊结构完全是"倒三角",进而利用前面的数量模型分析了问题的形成机理。

(三)我国社区卫生发展与公立医院改革互动模式现状分析

对国内进行社区卫生服务机构与医院协同改革的探索模式,比如以武汉青山区、深圳为代表的强制首诊＋松散型整合模式,以大庆为代表的经济引导＋紧密型整合模式,以及以上海为代表的经济引导＋松散型整合模式,从首诊环节、双向转诊环节以及配套机制方面进行了归纳总结和比较分析。

(四)我国不同城市社区卫生服务机构与医院协同改革效果比较分析

本研究对上海、大庆、武汉、太仓等地的普通民众、患者及医护人员进行了问卷调查和访谈。统计结果显示,总体来看各地社医协同改革的效果尚不明显,社区首诊的效果不佳,并没有发挥合理分流患者的作用,同时双向转诊知晓度和使用率均较低。不同受访群体的满意度在医疗机构与城市间差别显著。此外,结合不同层级医疗机构的纵向比较和不同城市就医模式的横向比较,本研究归纳总结了社医协同改革的影响因素,发现不同模式间社医协同改革的效果已有一定的区别。

(五)国内外社区卫生机构和医院协同改革典型模式及机制借鉴

本研究对国内外社区卫生服务机构与医院协同改革的探索模式,比如以美国 HMO 为代表的强制首诊＋紧密型整合模式,以英国的全科医生制度为代表的强制首诊＋松散型整合模式,以新加坡医院集团化为代表的经济引导＋紧密型整合模式,以我国台湾地区为代表的经济引导＋松散型整合模式,从运作流程、特征以及保障措施方面进行了归纳总结和比较分析。同时,还对美国凯撒医疗集团和新加坡保健集团进行了案例分析,从而更加清晰地理解其所代表的协同改革模式的运作状况。

(六)不同约束条件下社区卫生服务机构与医院协同改革的可选模式筛选

本研究对社区卫生服务机构与医院协同改革的关键机制进行了进一步论证,提出了机制发生作用的基本条件。基于社区卫生服务机构与医院协同改革的目标模式,立足我国卫生实践,按照从简单到复杂的过程,提出了不同约束条件下我国社区卫生服务机构与医院协同改革的 8 条可能路径。

(七)保障社区卫生服务机构与医院协同改革的配套措施

从社医协同改革演化的阶段性措施和整体性措施,提出保障我国社区卫生服务机构和医院互动的对策建议。其中,阶段性措施包括:根据社医协同改革不同的演化路径,要提升社区医疗卫生服务中心的服务水平,合理布局社区卫生服务机构,加快社区卫生服务网络建设;建立完善的双向转诊关系,明确社区疾病转诊指征;完善补偿机制,合理引导患者的就医消费行为。整体性措施包括:保持公立医疗机构尤其是公立医院的适度规模;理顺政府和公立医院的关系,完善治理结构;合理持续增加财政投入,对公立医院进行差异化补偿;推进医院人事薪酬制度改革;建立"医疗保险—医疗机构"谈判制度;完善药品生产流通体制。

五、研究思路和方法

(一) 研究思路

本研究拟采取的研究思路是:理论构建—实证分析—模式筛选—方案拟定。

首先,在文献分析的基础上,对社区卫生服务机构与医院协同改革的内涵进行界定,对改革模式进行分类,进而构建起理论分析框架。

其次,就当前医疗卫生服务提供体系中社区卫生服务机构与医院未能协同改革的总体状况、问题及成因进行剖析,并对典型社区卫生服务机构与医院试点改革模式的效果进行系统评估,对国际典型社区卫生服务机构与医院协同改革模式实践进行深度总结提炼。

再次,结合新医改后我国卫生战略的定位,在尊重医疗服务属性和卫生系统发展规律的基础上,筛选不同约束条件下社区卫生服务机构与医院协同发展的改革模式。

最后,在上述基础上拟定可操作性方案,并研制配套的制度与措施,以切实改变"以医院为中心"的现实格局的不良后果,实现就医重心的下沉,让新医改的目标能够落到实处。

(二) 研究方法

(1) 文献分析法。利用中国知网、万方数据、维普等中文数据库以及Elsevier Science Direct、EBSCO Academic Source Complete、Wiley Online Library 等外文数据库,使用"医院""社区卫生服务机构(社区卫生服务中心、社区医院、社区医疗机构)""协同""整合""纵向一体化""社区首诊""双向转诊"等关键词广泛地搜集文献。基于这些文献,分析我国城市社区卫生机构和医院难以形成良性互动的关键制约因素,比较研究国内外主要模式及其动力和保障机制,把握其最新的进展及存在的问题。

利用相关的网站,比如中华人民共和国国家卫生健康委员会(原国家卫生和计划生育委员会)http://www.nhc.gov.cn、中华人民共和国人力资源和社会保障部www.mohrss.gov.cn、中华人民共和国国家统计局www.stats.gov.cn、世界卫生组织(World Health Organization,WHO)www.who.int、美国卫生和公众服务部(United States Department of Health and Human Services,HHS)www.hhs.gov、新加坡卫生部(Ministry of Health,MOH)www.moh.gov.sg、美国凯撒医疗集团https://healthy.kaiserpermanente.org、新加坡保健集团http://www.singhealth.com.sg等,在线查找相关的年鉴、年报等统计数据和报告。

(2)问卷调查、深度访谈和实地观察相结合。对国内的实践探索模式进行实地观察,并选择医护人员、患者、民众等为对象,就他们对改革的认知程度、满意度以及参与动机等进行问卷调查和深度访谈。样本城市为上海、南京、大庆、太仓,每个城市各选择代表性的1~3家医院和2家社区卫生服务机构,每家机构选择20名左右的管理者和医护人员,每个城市选择200名左右患者进行问卷调查,同时利用在线问卷对居民进行了问卷调查。同时,在上海、大庆等地召开了多场医护人员和患者座谈会,对一些开放性问题进行深度的交流。

(3)小组讨论与专家咨询方法相结合。在整个研究过程中,特别是厘清问题和研制方案阶段,定期进行小组讨论,通过头脑风暴法,充分激发和利用课题组全体成员的智慧。在进行关键因素筛选和目标模式确定时,向专家咨询,利用专家的经验,防止方案有失偏颇。

(4)中外比较研究与历史比较研究方法相结合。对国内外医院与社区卫生服务机构的主要互动模式进行了横向比较,对各个模式的改革历史和演进路径进行了纵向比较。

第二章

社区卫生服务机构与医院协同
改革的理论基础和模式

一、社区卫生服务机构与医院协同改革的内涵阐释

（一）医疗服务提供体系分工与协同的涵义

1. 医疗服务提供体系分工与协同的涵义

1）分工

在农业社会向工业社会转变的过程中，亚当·斯密第一个提出了分工的概念。在此之前，就有许多圣贤哲人看到了分工在社会经济中的作用并讨论过分工问题。但第一次真正把分工置于经济学之首要地位的是亚当·斯密。正如熊彼特所说："无论在斯密以前还是在斯密以后，都没有人想到要如此重视分工。"[①]分工是在社会发展到一定阶段产生的。当技术从社会生活的边缘逐渐走向核心，人们越来越依赖技术去提供更多的东西，分工就变得愈加重要。分工以一种因果累积式的过程阐明了社会经济报酬递增的内生机制，其本质是在分工细化的过程中，个体的专业化的知识与技能通过自我强化而加速积累。因此，分工既是社会和经济发展的原因又是其结果，分工使得大规模生产方式成为可能，促使规模经济和范围经济以更大规模向前发展，分工的深化不但构成了组织创新的主要动力，而且是各种交易制度规范和完善的基本推动力量。随着市场规模的进一步扩大和技术系统越来越复杂，分工逐渐超越个体范围，呈现主体多样化的趋势，尤其各种组织既是分工的主体又是分工的对象，形成组织簇，成为相互联系的整体。促进系统结构进一步走向复杂化、模块化和功能完善化[②]。

---

① 约瑟夫·熊彼特. 经济分析史[M]. 朱泱，等译. 北京：商务印书馆，1991：285 - 396.
② 陈斌. 区域医疗协同管理模型研究[D]. 武汉：华中科技大学，2011.

2）协同

所谓协同，就是指协调两类或者两类以上的资源或者个体，一致地完成某一目标的过程或能力。协同是指元素与元素的相干性，表现了不同元素在整体发展运行过程中协调与合作的性质。结构元素之间的协调、协作形成拉动效应，推动事物共同前进。对事物双方或多方而言，协同的结果使个体获益，整体加强，共同发展。导致事物间属性互相增强、向积极方向发展的相干性即为协同性。研究事物的协同性，便形成协同理论。协同理论（synergetics）亦称"协同学"或"协和学"，是20世纪70年代以来在多学科研究基础上逐渐形成和发展起来的一门新兴学科，是系统科学的重要分支理论。其创立者是德国斯图加特大学教授、著名物理学家哈肯（Hermann Haken）。1971年，他提出协同的概念。1976年，他系统地论述了协同理论，发表了《协同学导论》，还著有《高等协同学》等著作。

协同论告诉我们，系统能否发挥协同效应是由系统内部各子系统或组成部分的协同作用决定的，协同效果好，系统的整体性功能就越能得到发挥。如果一个管理系统内部的人、组织、环境等各子系统内部以及各子系统之间相互协调配合，共同围绕目标齐心协力地运作，那么就能产生"1+1＞2"的协同效应。反之，如果一个管理系统内部各子系统相互掣肘，就会造成整个管理系统内耗增加，系统内各子系统难以发挥其应有的功能，致使整个系统陷于一种混乱无序的状态。

协同理论同样认为，一个系统从无序走向有序，不在于系统现状的平衡还是不平衡，也不在于系统离平衡状态有多远，而在于系统内部各系统之间通过非线性的相互作用（即协同作用），在序参量的作用下，产生有序时空结构，形成有一定功能的自组织结构，合作和竞争决定着系统从无序到有序的演化进程，从而使系统表现出新的有序状态。这是协同理论的精髓所在。

3）分工与协同的关系

分工与协同是矛盾的统一体。只要出现分工，必然会有协同的出现。但从组织和生产方式演进角度看，一般协同问题远远比分工问题复杂，一方面是因为从认知的角度来说，分工是对元实体的解析，而协同则是对诸多单元的组合，组合的复杂度自然远高于解析；另一方面，分工一般可以在生产组织的技术、工艺和运作效率的层次得到较好的解释，而协同涉及复杂系统的演化机制，关系到社会、意识形态和价值观念等许多问题，要全面地认知和理解协同，必须从社会、政治、经济、人文环境和系统演进历史等多方面着手。

2. 医疗服务提供体系的分工与协同

随着医学科学与服务组织的发展，医疗服务提供体系的分工逐渐细化，从简单的医疗、公共卫生服务细分为专科和全科服务，服务组织分为门诊部、家庭保健部、社区卫生服务机构和住院部，功能上分为预防、医疗、康复、教学与科研，治疗流程上又可以分为诊断、检查、治疗、护理，人力资源分化为专科医师、全科医师、护士、医技、后勤和管理人员，机构分化为综合医院、专科医院、社区医院和一些医疗服务中间体（如体检中心、康复中心、看护中心等），机构的分级分等又使医院根据自身规模和技术复杂程度确定不同的功能定位。这些分工曾经在不同的时段推动了医疗技术的进步，提高了医疗服务提供体系的整体效率，但是随着疾病谱的变化和民众对就医需求层次的不断提升，只有分工而缺乏协同，则相应出现了功能结构不协调，既不能很好地提供民众所需的保健服务，又经常出现大量重复、浪费，进而降低了服务效率[①]。

当今社会的疾病谱是以慢性病为主的。世界卫生组织发布的《2015世界卫生统计报告》显示，全球2/3的死亡由非传染性疾病引起，主要是心血管疾病、癌症、慢性呼吸道疾病和糖尿病；如果非传染性疾病的主要风险被消除，大约3/4的心脏病、中风和二型糖尿病以及40%的癌症将能够得以预防。全世界每年有3 800万人（其中有2 800万人来自发展中国家）死于非传染性疾病，其中近1 600万人在70岁之前死亡。《中国慢性病防治工作规划（2012—2015年）》中提到，影响我国人民群众身体健康的常见慢性病主要有心脑血管疾病、糖尿病、恶性肿瘤、慢性呼吸系统疾病等。世界卫生组织发布的《2014年非传染疾病国家概况》显示，在中国因疾病死亡的案例中有87%是由非传染疾病导致的，而中国四大非传染病是心血管病、癌症、慢性呼吸道疾病和受伤。而在中国近1 000万疾病死亡案例中，45%是由心血管疾病导致死亡的，23%是由于癌症导致的，11%是由于慢性呼吸道疾病造成的[②]。我国慢性病发患者数快速上升，现有确诊患者2.6亿人。与急性、短暂性疾病的治疗不同，慢性病的治疗是一个长期的、重复的过程，需要耐心、信心，并且是一个联合过程，需要多种并且多次的专科服务，也需要全科医师持续的跟踪访问，还需要患者及其家属的积极配合。专科医生、全科医生、患者的联合参与对达到良好的治疗效果非常重要。然而，以专科诊疗方式分散化的组织方式不但浪费资源，而且难以沟通协调，广泛存在着使用过度、使用不当和使用不足的质量问题，实践中充斥着大量落后的不安全的技术运用。不进行根本性的变革很难弥补与现实的差距。而这种协作是目前这种分离的医疗服务提供体系无法完成的目标。

---

① 陈斌. 区域医疗协同管理模型研究[D]. 武汉：华中科技大学，2011.
② 世界卫生组织. 2014年非传染性疾病国家概况[EB/OL]. (2015 - 01 - 17)[2015 - 07 - 22]. http://www.who.int/nmh/countries/zh/.

需求的变化促使医疗服务提供体系必须做出相应的调整。21世纪的医疗服务提供体系应是高效的,即提供体系应以尽可能低的费用向全人群提供适宜的服务。这要求整个服务体系的服务方式从医疗为主转向以公共卫生服务为主,组织形式从医院转向社区卫生服务机构,工作重心从针对疾病转向针对影响健康的重要因素。这些转变要求必须加强机构间的联系与协调,做到目标一致,结构功能互补,行为上的协调,要加强医疗机构在预防体系中的作用,使"关口前移""重心下沉",真正实现"预防为主"。建立从筹资、资源分配、服务提供到服务行为改变都以预防与人口为导向的体系,提供综合、连续的保健服务①,其前提和基础是医疗服务提供体系在当前分工的基础上进行结构的优化及有效的协同。

(二)社区卫生服务机构和医院协同改革的涵义

1. 基本涵义

社区卫生服务机构和医院的协同改革是指为实现医疗体系的整体功能,系统界定社区卫生服务机构和医院的科学分工,通过治理结构及其相关机制的改革,实现两者的有序合作,落实双向转诊及社区首诊,有效下沉就医重心,提高整个医疗服务提供体系的效率,降低整个医疗服务体系的运行成本,最终能够系统改善民众就医的质量和可及性并提高其支付能力,逐步缓解并最终解决"看病难、看病贵"问题,保障民众的健康权益。为了对社区卫生服务机构和医院的协同改革进行更明晰的阐释,下面结合患者在非急诊状态下的就诊路径加以分析。

首先,我们假定整个医疗服务提供体系中仅包括社区卫生服务机构和医院两类医疗机构。前者代表初级医疗服务的提供者,后者代表专科和医院服务提供者。其次,设想有一个居民感觉到不适,需要就医。假定没有定点机构政策的约束,患者可以自由就医,那么患者可能有如下的就诊路径(见图2-1)。

(1) 1→2:患者自感不适后,首先到社区卫生服务机构就诊,并在该机构得到有效治疗后直接出院。

(2) 1→3→4→2:患者先到社区卫生服务机构就诊,然后确因需要转诊到医院诊治,病情稳定后转回社区卫生服务机构治疗,最后从社区卫生服务机构出院。

(3) 1→3→5(急性病,后期康复时间短):患者先到社区卫生服务机构就诊,然后确因需要转诊到医院诊治并直接出院。

① 陈斌.区域医疗协同管理模型研究[D].武汉:华中科技大学,2011.

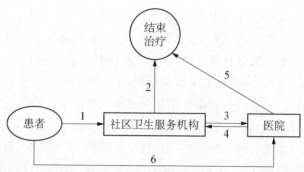

图2-1　自由就医制度安排下非急诊状况的患者就诊路径

（4）1→3→5（后期康复时间长）：患者先到社区卫生服务机构就诊，然后确因需要转诊到医院诊治，病情稳定后应转回社区卫生服务机构进行后续康复治疗，但结果并未转诊回社区卫生服务机构，而是直接在医院继续治疗直至出院。

（5）6→5：患者直接到医院就诊，接受诊治后直接出院。

（6）6→4→2：患者直接到医院就诊，但后期转回社区卫生服务机构继续治疗，最后出院。

根据社医是否协同，资源是否优化配置，可将以上路径分为两类：①符合社医协同的就诊路径，分别是：1→2，1→3→4→2，1→3→5。②不符合社医协同的就诊路径，分别是：1→3→5，6→5，6→4→2。

2. 就医路径的关键环节分析

进一步分析可知，在上述路径中各包含了三个环节：第一，首诊环节，即步骤1和步骤6，反映的是患者和整个医疗服务提供体系之间的关系；第二，转诊环节，即步骤3和步骤4，反映的是医疗服务提供体系内部两类医疗机构之间的双向关系；第三，结束治疗环节，即步骤2和步骤5，反映的是患者结束和整个医疗服务提供体系的关系。

显而易见，为了让患者能够按照符合社医协同的路径就诊，首诊环节和转诊环节最为关键。具体来说，在首诊环节中，应让患者尽量选择步骤1，即实现社区首诊，即在非急诊状态下，当患者感到不适时，应该首先到社区卫生服务机构寻求诊疗服务，由社区卫生服务机构的首诊医生（常常是全科医生）来决定治疗方案，一般情况下患者的疾病在这个层面得到解决。因病情需要而转诊的，由社区卫生服务机构为患者办理向医院转诊的登记手续。未持有社区卫生服务机构转诊证明的患者，医院将拒绝接收（或虽可接收，但在医院产生的相关医疗费用将不能使用基本医疗保险进行报销）。在转诊环节中，争取实现步骤3和步骤4

的有机结合,即实现双向转诊。其含义是当患者选择在社区卫生服务机构初诊后,其病情无法在该层面得到必要的医治,这时社区卫生服务机构应根据病情向患者及时提出转诊建议,在征得患者及其家属同意的基础上,帮助患者选择适宜的医院向上转诊。当患者病情稳定进入康复期,医院应将符合条件的患者及时转回社区卫生服务机构继续接受后续治疗。如此则既可保障患者的疾病得到及时诊治,又能提高医疗卫生资源的利用效率。

从这两个环节来看,首诊环节中的社区首诊是保证社区卫生服务机构与医院协同改革的最关键步骤。相关研究表明,社会居民所患疾病中的70%~80%可以在社区卫生服务机构得到有效的诊治①。所以实现了社区首诊就意味着把握住了整个医疗服务使用的重点。但是社区首诊的要求较高:首先社区卫生服务机构的诊疗水平、治疗质量要能够得到居民的充分信任;其次社区卫生服务机构的治疗费用要有显著优势;最后还需要有良好的就医便捷性。如果这些要求都不满足,社区首诊有可能会导致严重的误诊或者仅成为简单的"二传手",从而或者损害了患者利益,或者人为增加了整个就医的交易成本。当然,即使上述要求都满足,社区首诊也依旧需要后续双向转诊的配合,其中主要是向下转诊的问题,要避免仅形成"转上不转下"。如社区首诊不完全满足上述要求,双向转诊的作用就更为重要,良好的双向转诊可以提高患者对社区首诊的信任度,尽可能避免由于社区卫生服务机构医疗技术水平有限而导致的"贻误病情"。

(三)社区卫生服务机构与医院协同改革的模式

由上可知,要实现社区卫生服务机构与医院协同改革,尤其需要首诊和转诊两个环节的紧密配合,需要协调好患者和整个医疗服务提供体系的关系以及医疗服务提供体系内部不同层面的医疗机构的关系。从目前的实践发展来看,针对首诊环节的举措主要有:①通过"守门人"制度的强制首诊(简称强制首诊);②不进行强制首诊,但利用经济方面的激励进行引导(简称经济引导)。针对转诊环节的主要举措是社区卫生服务机构和医院之间进行纵向整合,比如建立医院集团、联合体、共同体、联盟,或者协议转诊等。根据整合程度的不同,这种纵向整合可以大致分为紧密型整合和松散型整合。利用首诊环节和转诊环节这两个维度,可以构造一个社区卫生服务机构与医院协同改革模式的两维类型学,并将目前世界上典型的社区卫生服务机构与医院协同改革实践分为四种典型模式,如表2-1所示。

---

① 张丽娟. 社区卫生服务机构患者忠诚影响因素研究[D]. 杭州:浙江大学,2007.

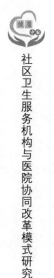
表2-1　社区卫生服务机构与医院协同改革模式的两维类型学

		转诊环节的主要举措	
		紧密型整合	松散型整合
首诊环节的主要举措	强制首诊	A	B
	经济引导	C	D

1. A模式：强制首诊＋紧密型整合

A模式的特征是：首先，患者的首诊必须要到社区卫生服务机构。一般而言，普通的疾病将由社区卫生服务机构为患者治疗，如需使用专科医生或医院服务须经其许可方被允许转诊至相应的医院，否则在医院产生的医疗费用全部由患者自负（急诊除外）。患者在享受了必需的专科或医院服务后，其后期的康复等非治疗服务又转由定点的社区卫生服务机构提供。其次，社区卫生服务机构和医院之间形成了紧密的整合关系。两者可能是一个集团内的成员，也可能是有着紧密的利益分享关系。因此，社区卫生服务机构和医院之间有共同的利益，两者之间双向互动时既要考虑自身的利益还要考虑整体的利益，从而保证两者之间实现实质的整合（见图2-2）。

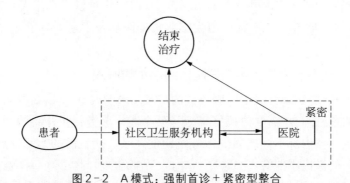

图2-2　A模式：强制首诊＋紧密型整合

2. B模式：强制首诊＋松散型整合

B模式在首诊方面的特征和A模式是相同的。两种模式的差别主要在双向转诊的环节。一般情况下，社区卫生服务机构和医院之间没有隶属关系，但出于利益的考虑和节约交易成本的目的，社区卫生服务机构和医院间往往都会以协议等形式建立完善的双向转诊关系以及信息共享网络，这些关系及其网络可保证服务对象获得有效与适当的服务，还可以加强社区卫生服务机构和医院（专科医师）在信息收集、病情监测、疾病系统管理和行为指导、新技术的适宜利用、医学研究的开展等方面的积极合作，从而全面改善整个医疗服务提供体系的服务质量,提高医疗服务的整体效率(见图2-3)。

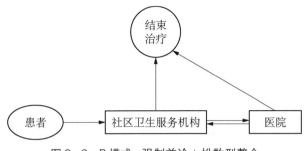

图2-3 B模式:强制首诊+松散型整合

3. C模式:经济引导+紧密型整合

C模式的特征是:在首诊环节,并不要求患者必须要到社区卫生服务机构就诊,然后顺次使用相应的医院服务。其做法是依靠经济手段和服务的便捷性来鼓励患者首先使用社区医疗服务。为此,社区卫生服务机构的诊疗费用和医院的诊疗费用会有显著的差异,让患者能够在充分衡量差异的基础上,根据自己的经济能力来选择初诊的机构。

在双向转诊环节,同A模式一样,C模式中的社区卫生服务机构和医院之间形成了紧密的整合关系。两者可能是一个集团内的成员,也可能是有着紧密的利益分享关系。因此,社区卫生服务机构和医院之间有共同的利益,两者之间双向互动时既要考虑自身的利益还要考虑整体的利益,从而保证两者之间实现实质的整合(见图2-4)。

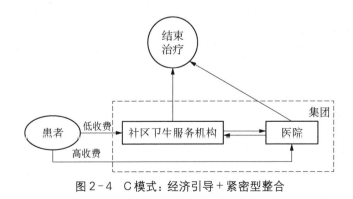

图2-4 C模式:经济引导+紧密型整合

4. D模式:经济引导+松散型整合

D模式的特征是:在首诊环节,与C模式相同,并不要求患者必须要到社区卫生服务机构就诊,然后顺次使用相应的医院服务。其做法是依靠经济手段和服务的便捷性来鼓励患者首先使用社区医疗服务。为此,社区卫生服务机构的诊疗费用和医院的诊疗费用会有显著的差异,让患者能够在充分衡量差异的基础上,根据自己的经济能力来选择初诊的机构。

在双向转诊的环节,D模式与B模式一致。一般情况下,社区卫生服务机构和医院之间没有隶属关系,但出于利益的考虑和节约交易成本的目的,社区卫生服务机构和医院间往往都会以协议的形式建立完善的双向转诊关系以及信息共享网络,这些关系及其网络可保证服务对象获得有效与适当的服务(见图2-5)。

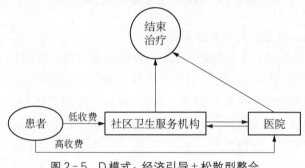

图2-5　D模式:经济引导+松散型整合

(四) 社区卫生服务机构与医院协同改革的价值

卫生资源是居民享有健康的基础。卫生资源包括以床位、医疗设备为代表的物资资源和以卫生技术人员为代表的人力资源。卫生资源是一种稀缺资源,对它的配置要满足效率原则,使有限的资源发挥最大化效用。同时,卫生资源又不同于一般资源,由于它与人们的生命健康权利联系密切,在配置卫生资源时,也要考虑公平性原则。按照公平性原则,卫生资源的配置必须根据卫生服务的"需要","需要"多的地方多配置,"需要"少的地方少配置。卫生资源按照需要的原则进行配置,要考虑两个因素:第一,在患病风险相同的条件下,应该根据人口数量和区域面积来分配卫生资源;第二,根据疾病的发病规律,常见病、多发病多于非常见病、疑难病,卫生资源的配置必须优先满足基本卫生服务需要,然后才是高端卫生服务需要[①]。

1. 卫生资源"倒三角"配置与"看病贵、看病难"的关系分析

我们用一个简单的模型来进行阐述。首先,根据医疗服务供需的特点提出

---

① 刘金伟. 城乡卫生资源配置的倒三角模式及其成因[J]. 调研世界,2006(3):22-25.

如下的模型假设：

（1）医疗服务需求缺乏弹性。卫生经济学的研究表明,有很多的医疗服务需求是缺乏价格弹性的,而这往往是患者最看重的医疗服务,因此假设医疗服务的需求曲线斜率比较小,以表明医疗服务缺乏弹性。

（2）收入差异导致需求差异。虽然医疗服务缺乏价格弹性,但由于很多医疗服务价格高昂,而且具有不可分性,所以有些低收入者的需求常常会因支付能力不足而消失。由此可把医疗服务的需求者简单二分为低收入者和高收入者两类。低收入者的需求曲线为 d_1,高收入者的需求曲线为 d_2,低收入者的医疗服务需求弹性要高于高收入者。由低收入者的需求曲线 d_1 和高收入者的需求曲线 d_2 加总可以得到医疗市场需求曲线 D。

（3）市场的供给曲线向右上倾斜,它表明如果支付更高的价格,医疗服务提供者愿意提供更多的医疗服务。

（4）假定需求和供给曲线都是线性的。需求曲线 d_1、d_2、D 以及供给曲线 S 的关系如图 2-6 所示。

1）医疗服务供求总量分析

由图 2-6 可知,当市场的价格为 P_e,数量为 Q_e（E 点所示）时,供求达到平衡,不存在供需矛盾,也就没有"看病贵"和"看病难"问题。假如政府将医疗服务的价格限定为 P_1,这时供给小于需求,供求间存在着 $Q_1'Q_1$ 的差额,就出现绝对的"看病难"。为

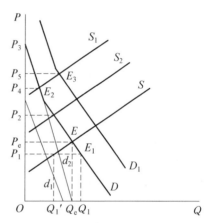

图 2-6 医疗服务供求总量分析

解决该问题,可以利用价格机制来进行调整,当提高价格时,一方面提高供给量,另一方面适度减少需求量,当价格上升到 P_e 时,供求恢复平衡。在此过程中,如果价格增长的幅度不是很大,则结果是患者使用的医疗服务数量有所减少（减少的部分中有些本来就是不合理的需求）,部分患者（本来就没有不合理需求）医疗支出占可支配收入的比例可能有所增加,但总体患者的这一比例应该变化不大,所以尚不会出现大规模的客观"看病贵"。但是,如在调整过程中缺乏对居民进行健康教育和合理引导,或他们已习惯了价格 P_1,所以只要价格有所升高,因为总体的消费者剩余就有一定的减少（从 $P_1E_1E_2P_3$ 减少到 $P_eEE_2P_3$）,所以主观的"看病贵"就会出现。

但问题是,医疗市场并非是一个有效的市场,信息严重不对称等因素使得供

方具备了绝对的优势,如果在医疗服务的提供中存在着可选择性,比如医生既可以选择进入招标目录的平价药又可选择自费的高价进口药,既可选择普通价廉的常规检查又可选择昂贵的高新检查时,医院和医生就会利用自身的信息优势来选择使用有利于自身利益的服务。比如让 P 严重偏离实际价值,或者通过小病大治,大处方、大检查等带来 Q 的不必要的增加等。表现在图中就是供给曲线快速地上移,可假设移到 S_1 处,它与需求曲线弯折的右下端不再有交点,而是相交在弯折的左上端上。供需最终在价格 P_4 处形成均衡,由于价格的快速上升,居民的直接感知就是看病在变贵,主观的"看病贵"相应出现。更糟的是,此时需求曲线 d_1 与供给曲线 S_1 已经没有交点,这说明低收入者的需求因为价格因素完全被压抑,客观的"看病贵"现象出现。而且部分高收入者的医疗服务需求也被部分压抑,医疗支出占可支配收入的比例首先会超出他们的主观预期,主观的"看病贵"开始形成,如果这个比例超过了诸如10%的客观比例,那么高收入群体也将面临着客观的"看病贵"。最终的结果是,"主观的贵"和"客观的贵"交织在一起,成为广为诟病的民生问题。当然,我们知道,居民的医疗需要不会因为价格的提高而完全消失,由于难以支付高昂价格,所以居民无法获得医疗服务,也构成一般居民所谓的"看病难",但是这种难其实应该归因于"贵"。

2) 医疗服务供求结构分析

前面主要分析了医疗服务供求总量出现矛盾时"看病贵""看病难"的形成过程。但在实际生活中,"看病贵""看病难"有时不一定是供求总量出现矛盾的结果。目前很重要的一个成因是结构性供求矛盾——三级医院门庭若市、一号难求,而社区卫生服务机构门可罗雀——所导致的。接下来,本研究将用类似的思路对结构性矛盾导致的"看病贵""看病难"进行分析。由于普通门诊服务是社区卫生服务机构和医院都能提供的服务,所以以普通门诊服务为例展开分析。

我们同样假设只有两类医疗机构,一类是医院(包括二、三级医院),一类是社区卫生服务机构。在保证质量的前提下,其普通门诊服务基本同质。根据就医规律,居民应该对社区卫生服务机构门诊服务的需求量比较大,而对医院门诊服务的需求量比较小。由此可以设定正常状况下社区卫生服务机构和医院门诊服务的需求曲线分别为 d_1 和 d_2。由于医院的供给成本相对于社区卫生服务机构较高,所以医院门诊服务的供给曲线在图中更靠左上一点(见图 2-7)[①]。基于这样的假设,由图 2-7 可知,医院和社区卫生服务机构门诊服务的供求分别

---

① 需要注意的是,由于在实践中政府对医疗机构给予了一定的补贴,在医疗服务的定价中并未按照全成本定价,所以供给曲线可以视为抛却补贴后的曲线。

形成两个均衡,社区卫生服务机构的价格为 P_1,需求量为 Q_1;医院的价格和需求量分别为 P_2,Q_2,两者之间的关系为:$Q_1 > Q_2$,$P_1 < P_2$。

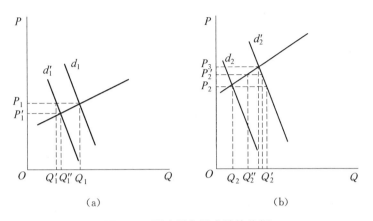

图 2-7 医疗服务供求结构分析

整个市场的需求量为:$Q_1 + Q_2$。此时,整个市场实现了分离的均衡,不存在"看病难"和"看病贵"的问题。我们可以假定均衡价 P_1 和 P_2 为政府对不同医疗机构合理的福利性定价。

但在现实中,由于社区卫生服务机构门诊服务的质量没有达到消费者的预期,或者消费者既定的思维方式决定了其对医院门诊的偏好(加之现在政府定价中门诊诊疗费差距没有拉开,医疗保险的共付比率没有拉开),所以患者更愿意使用医院的门诊服务,而不愿意使用社区卫生服务机构的门诊服务。其结果是两类医疗机构的需求曲线分别变为 d_1' 和 d_2'。在这种新的供求状况下,如果价格 P_1 和 P_2 分别保持不变,那么医院的门诊服务一定是供不应求,由图 2-7(b)可知,存在着 Q_2Q_2' 的较大缺口,所以医院出现"看病难";而社区卫生服务机构的门诊服务则是供过于求,缺口为 $Q_1'Q_1$。前面描述的"一号难求"和"门可罗雀"不可避免地同时出现于医院和社区卫生服务机构。为了缓解这种状况,在价格政策方面,可以降低社区卫生服务机构门诊收费。这些措施有一定的效果,但由于社区卫生服务机构的门诊收费本来就已经很低,下调的空间有限;而医院的门诊服务,由于福利性定价的思维,所以未能完全按照市场供求的真实状况调整到 P_3,而更多的是象征性地调整到了 P_2'。因此,社区卫生服务机构门诊服务闲置,而医院门诊服务供不应求的矛盾依然未能得到有效缓解。

在这个过程中,有一些本该在社区卫生服务机构就诊的患者,最终却转入收费较高的医院就诊,其支付的价格必然较高,支付的总体费用也相应高于社区卫生服务机构。尤其当这些患者的疾病只是一些常见的疾病,却在三级医院排了长队、花费不菲却被草草打发时,患者感到"贵"是必然的结果。这种"贵"表面上看兼有主观和客观的成分,但更多的是一种主观的"贵",因为医院收费高是一种医疗服务分工下的合理结果,只不过患者实际支付的费用与其预期的低收费有反差,与社区卫生服务机构的价格相比感觉更贵而已。当然,由于门诊服务的费用也是有高低的(均次费用消灭了这个差别),有些患者在医院就诊的费用可能要远远高于其在社区卫生服务机构就诊的费用,其医疗支出占其可支配收入的比重可能有较大的提升,从而也会出现真实的、难以支付的客观的"贵"。

2. 卫生资源"正三角"配置的价值

基于人口、区域面积以及疾病发病率的因素,再综合考虑患者的就医可及性、可支付能力以及医疗机构的专业化服务提供能力,国际上通行的规则是对医疗服务机构进行分级管理。不同级别的医院应具有不同的功能。社区卫生服务机构是直接向一定人口的社区提供预防、医疗、保健、康复服务的基层医疗机构。二级医院是向多个社区提供综合医疗卫生服务并承担一定教学、科研任务的地区性医院。三级医院是向几个地区提供高水平专科性医疗卫生服务和执行高等教学、科研任务的区域性以上的医院。

基于我国的具体卫生实践,卫生资源"正三角"配置可以产生以下的价值。

(1)卫生资源"正三角"配置可以提高医疗服务效率。当前,我国卫生资源配置呈"倒三角"型。而根据疾病的发病规律和三级医疗机构的合理功能定位,人民群众的医疗保健需求应为"正三角"型。一方面,由于忽视了占居民医疗需求大部分的基层医疗服务建设,出现了很多低收入者有病却无力就诊的现象;另一方面,虽然政府大力支持医院的建设,但由于公立医院数量过多,规模很大,而政府财政预算又严重不足,从而导致了大部分公立医院资金捉襟见肘,不得不依靠药品收入和医疗服务"创收"维持运营。显而易见,这种"倒三角"型的配置模式并未使医疗资源用在亟须投入的基层服务上,同时又无法全面涵盖目前已经投入的公立医院,从而造成了基层医疗和公立医院医疗两方面的功能缺失以及医疗资源的浪费。而基于社区发展医疗卫生的目的就在于,要对当前的卫生资源配置进行重组,把"倒三角"型配置方式变为符合人民群众需求的"正三角"型配置方式。首先保证基层医疗服务体系的构建,解决大部分人对预防保健、常见病、多发病的需求,再把剩余的资源重点投入到适量的公立医院和医疗研究机构上,确保对大病、重病的诊治和高新医疗技术的开发,进而提高整个医疗服务提供体系的效率。

(2)合理分流患者,降低医疗费用。一般来说,普通人患大病、重病的概率比患一般的常见病和多发病要小得多，如果能确保社区卫生资源的投入，大多数疾病都能通过社区卫生服务机构进行诊治或初步治疗。同时，与一些大的公立医院倾向于引进高新医疗设备和昂贵的高端技术不同，社区卫生服务侧重采取适宜的技术和以预防为主、防治结合的治疗方式，如果居民能做好疾病的预防保健工作，在患病初期就防微杜渐，必然会大大降低大病、重病的发病率，进而节省医疗费用。据有关资料表明，在保证医疗质量的前提下，城市三级医院里65%的门诊患者和77%的住院患者均可分流到区、街医院。如果实现患者向基层合理分流，自2000年至2030年，全国城市将可以节省医药费用支出6万亿元人民币①。另外，在社区卫生服务机构就诊，还能节省患者花费在交通工具上的时间以及大医院人多可能浪费的候诊时间和机会成本。

（3）提高医疗服务可及性，适应社会发展需要。从就医成本上看，社区卫生服务价格相对比大医院便宜，能更好地满足低收入群体的需要；从服务内容上看，社区卫生中心除基本医疗服务之外，还提供了预防、保健、康复等综合性服务，能适应不同层次、不同类型的患者需求；从就诊地点来看，社区卫生中心位于居民区附近，能够便捷地为居民提供服务。同时，这些特点也更利于社区卫生服务机构为特殊人群提供服务。例如为行动不便的残疾人提供护理服务。另外，我国正面临社会老龄化的威胁，社区卫生中心的这些优势使其成为老年人护理的理想场所，基于社会趋势发展医疗卫生也必将会成为适应社会发展的必然选择。

（4）减少医患间的信息不对称，加强对医疗服务提供者的外部监督。在一般医院里，医生是患者的不完全代理人，双方存在严重的信息不对称，而基于社区提供卫生服务能把医疗保健送到各家各户，与各家各户建立稳定而长期的关系，通过频繁的治疗沟通使医患双方产生合作意识。通过这种方式，医患之间进行充分的信息沟通，从而降低了双方信息搜索的成本，减少了信息不对称，同时也对社区卫生服务形成了良好的监督。

二、影响社区卫生服务机构与医院协同改革的利益相关者分析

1959年，著名行政学家林德布洛姆（Lindblom）在渐进决策模型中提出，政策制定过程实质上是不同利益集团交易和妥协的过程。他在政策制定过程中较早引入利益团体问题。1963年，美国斯坦福国际咨询研究所（Stanford Research Institute International，SRI）正式提出利益相关者理论，认为决策需要将各方纳

入考虑范围。在 SRI 的定义中,利益相关者是指那些离开其支持,组织就无法生存的团体。1984 年,Freeman 的《战略管理—利益相关者方式》出版,使得利益相关者研究得到广泛关注与应用。较早将利益相关者引入卫生领域的是美国的布莱尔和怀特海(Blair and Whitehead),后经戴蒙德(Dymond)、弗斯特(Forst)和佛特勒(Fottler)等人的努力,在融合了伦理学、公共政策学、社会学等学科的理论与方法的基础上,其应用范围不断扩大,并广泛应用于卫生领域①。

(一)社区卫生服务机构与医院协同改革的利益相关者关系分析

社区卫生服务机构与医院的运作离不开具体的利益相关者的制约。在当前,如果社区卫生服务机构与医院作为一个整体,那么影响社区卫生服务机构与医院实际运作的利益相关者包括社区卫生服务机构与医院的服务对象——患者,社区卫生服务机构与医院的主办和主管部门——以卫生行政部门为代表的政府,社区卫生服务机构与医院的雇员——医生,代替患者向社区卫生服务机构与医院购买服务的第三方机构——医疗保险机构(主要是社会医疗保险机构),以及向社区卫生服务机构与医院提供医疗产品的供应商——药品(药械)的生产商和流通商。这几个利益相关者相互作用、相互影响,共同决定了社区卫生服务机构与医院的整体运行状况和产出效果,如图 2-8 所示。当然,社区卫生服务机构和医院之间也是有相互作用的。

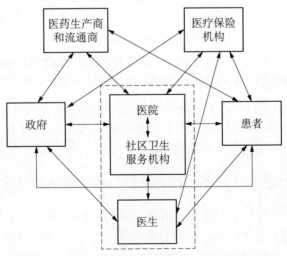

图 2-8　医疗服务提供体系中各个主体的相互关系

---

① 胡坤,孟庆跃,胡少霞.利益相关者理论及在卫生领域中的应用[J].医学与哲学,2007,28(3):17-19,23.

1. 社区卫生服务机构与医院和政府的关系分析

政府作为宏观调控者和行业监管者,对医疗机构首先具有宏观调控和监管的作用。政府应该是卫生行业游戏规则的制定者和监督者。但是在我国,由于从计划经济沿袭来的惯例,政府在作为调控者和监管者的同时,至今还是大部分公立医疗机构的开办者,因此,政府对医疗机构扮演着"管""办"重合的角色。

2. 社区卫生服务机构与医院和药商的关系分析

从医疗机构的角度看,药商向其提供药品,两者之间存在药品供求关系。那么由市场结构理论可知,药品的供求结构将影响到两者之间的相对地位。在我国,药品的供求结构有如下特点:

(1)从供方角度看,由于仿制药主导市场,造成药品市场重复建设严重,大部分药品出现了供过于求的局面。药品的生产、销售极其分散,药品市场的供方之间竞争非常激烈。药品市场结构比较接近于垄断竞争结构。

(2)从需方角度看,药品市场具有买方垄断性。药品通过医疗机构到达患者手中是主要的流通渠道。尽管目前我国药品零售市场已放开,各地出现了大量的平价药店,但从目前的情况来看,经过医疗机构这一环节的药品销售额仍然占到80%左右。同时,作为买方的医疗机构,其改革比较滞后,至今基本上仍呈公立机构垄断的局面,所以彼此之间没有实质性的竞争。

此外,由于医疗服务的特殊性,所以在药品销售领域和药品使用过程中,医院和医生始终处于信息优势地位,从而在与药商的博弈中具有了强大的议价能力。

3. 社区卫生服务机构与医院和医疗保险机构的关系分析

通常医疗保险机构选择符合条件的医疗机构(不应过度强调所有制等差别)为被保险者提供医疗服务。保险机构与医院签订合同,约定服务内容和偿付标准,并按规定对医疗服务机构提供的医疗服务做出偿付。保险机构还要对其所提供的医疗服务的数量和质量进行相应的检查和监控,形成有效的约束机制。医疗服务提供者通过成为医疗保险机构的定点医院,可以获得稳定的顾客群体和收入来源,使得其拥有的医疗资源得到有效的利用,从而提高自身的经济效益。

但医疗服务提供者为了自身的经济利益,会利用医疗服务的专业性和技术性尽可能多地提供医疗服务,甚至提供过度服务。而这对于医疗保险机构来说是难以进行监管的或监管成本太过高昂。通常医疗保险机构通过确定医疗保险服务的范围及不同的支付方式来约束医疗服务提供者的行为,从而达到控制医疗费用的目的。费用支付方式适宜程度将会对医疗服务的合理提供及医疗资源的有效配置产生重大影响。因此,这两者之间的委托—代理关系主要表现为:医疗保险机构必须选择合理的支付方式及报酬函数,用来激励医疗服务提供者努力提高医疗服务的质量,同时约束其过度提供医疗服务。

4. 社区卫生服务机构与医院和患者的关系分析

医疗机构和患者之间存在医疗服务的供求关系,但是与一般商品相比,医患之间的供求关系有以下的特殊性。

(1)患者和医生之间的信息严重不对称,导致患者无法了解药品和医疗服务的真实情况,所以医患之间既存在供求关系又存在委托—代理关系,而且医生这个患者的代理人实际上是患者治疗方案的最终决定者。

(2)患者的数目虽然远远超过医院的数目,但由于患者的疾病发作具有不确定性,他不可能事先联合其他患者去医院进行统一的治疗检查,这就决定了每一个患者对于医院服务的购买量都是非常微小的,而且患者之间难以结成利益集团,而医院则以利益集团的形式出现,其目标统一,所以其博弈能力较强;同时医疗服务市场不可能竞争很充分,医疗机构因而具有某种程度的垄断能力。

(3)医院的诊治对于患者而言非常重要。生命对于每个患者来说总是最珍贵的。患者在患病的时候必须依赖于医院,如果患者放弃诊治,那么对他个人来说,损失的效用可能是无穷大的。

医患之间的特殊性使得医疗机构有了利用自身优势来损害患者利益的可能,如果医疗机构缺乏较强的外部约束,它们就有动力依靠自身的优势来将高价的药费转嫁给患者。而处于信息劣势的患者一方面无法确切知道自己所接受的服务是否恰当,所以很难对医疗机构进行现场监督;另一方面虽然患者事后能够部分知道自己的利益是否受到损害,但是由于患者处于弱势地位,他们很难(搜集成本很高)搜集到足够的信息和证据来证明自己的判断,因而除非是受到极其大的损害,比如被致残或丧命等,患者或其家属一般不会对已经结束的医疗服务进行质疑和控告。所以患者在和医疗机构的博弈中处于绝对的弱势地位。

5. 社区卫生服务机构与医院和医生的关系分析

在我国,由于医疗机构(公立医疗机构)都是事业编制,医生作为医疗机构的编制人员,首先要受到医疗机构的管理和约束。当然,医生的有些行为(比如收受红包等)会损害医疗机构的利益,但总体上,医疗机构和医生的利益关系是一致的。

6. 社区卫生服务机构和医院的关系分析

按照人们对医疗服务需求的实际情况,卫生资源的配置应该是"正三角"型。

有研究表明,70％～80％的医疗服务应该由社区卫生服务机构提供,而其余高技术性的专家服务仅占20％左右①。如果医疗机构的功能按照患者对医疗服务的合理需求进行科学分工,那么医院和社区卫生服务机构之间是一种纵向的相互支持和协调的关系,不存在严重的竞争关系。但是如果各级医疗机构的功能定位变得混乱,实际功能趋同,那么两者就成为事实上的横向竞争关系。

(二) 社区卫生服务机构与医院及其利益相关者关系的数理模型

在对以上几对关系进行简要的分析后,接下来要建立一个包含"社医"及其利益相关者——政府、医生、患者、医疗保险机构和药商等主体的数理模型,在此基础上来分析他们的行为如何导致了医疗机构的不良现状。首先给出各个主体的目标函数及其约束条件。

1. 政府的目标函数

政府在卫生行业的主要目标是通过财政转移支付(补贴供方或需方)、直接开办医疗机构以及宏观调控等手段来保证医疗服务提供的公平性和可及性,同时保证医疗机构能够正常运作,因此政府的一个目标可以认为是追求社会福利(社会福利定义为消费者剩余和生产者剩余之和)的最大化。但是根据公共选择理论,政府也是理性的经济人,它们也同样会追逐自身的利益最大化,因此政府在追求医疗服务提供的公平性的同时,还会尽可能地对医疗机构进行控制,从中获得政治和经济利益。原卫生部政策与管理专家委员会委员梁浩材将改制滞后的原因归结为"父爱",卫生主管机关可以决定公立医院的院长任免,可以决定财政部门对医院的款项拨付,要求政府部门将自己拥有的这些权力交出来是非常困难的。

当然,由于卫生行业的特殊性,决定了政府控制的公立机构数目越多,在同等条件下相应的财政支出也就越多,最终就会涉及一个承受度的问题,政府必须在控制力和财政支出方面进行权衡。因此政府的目标函数可以写成是追求社会福利、控制力的综合效用最大化②③:

$$\max U^G(W, B, S) \qquad (2-1)$$

$$s.t. S \leqslant \overline{S} \qquad (2-2)$$

① 张丽娟.社区卫生服务机构患者忠诚影响因素研究[D].杭州:浙江大学,2007.

② 王红领,李稻葵.政府为什么会放弃国有企业的产权[J].经济研究,2001(8):61-70,85-96.

③ 樊纲.论体制转轨的动态过程——非国有部门的成长与国有部门的改革[J].经济研究,2000(1):11-21,61-79.

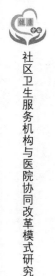

式中，W 代表社会福利；B 代表政府控制医疗机构的政治和经济利益；S 代表政府在卫生方面的财政支出；$\bar{S}$ 代表财政支出的上限。

2. 社区卫生服务机构与医院的目标函数

按照现在的实际情况，医疗机构的收入主要可分为四部分，即挂号费、检查治疗费、药品的收入[①]和政府的补贴。而医疗机构也需要付出相应的成本，比如检查治疗的变动成本、固定资产投资等，因此，将医疗机构的利润 π^{H} 写为

$$\pi^{H} = \sum_{i} \{g_i + [(\boldsymbol{p}_i - \boldsymbol{c}_i), \boldsymbol{q}_i]\} - c^{o} + A \quad i = 1, \cdots, n \quad (2-3)$$

式中，g_i 为医疗机构在提供第 i 次诊疗服务时所获得的挂号费；$\boldsymbol{p}_i = (p_i^{m}, p_i^{c}, p_i^{t})$，$p_i^{m}$、$p_i^{c}$、$p_i^{t}$ 分别指单位药品的售价、检查的价格和治疗的价格（价格是指患者实际支付的价格）；$\boldsymbol{q}_i$ 是一个三维的向量，$\boldsymbol{q}_i = (q_i^{m}, q_i^{c}, q_i^{t})$，$q_i^{m}$、$q_i^{c}$、$q_i^{t}$ 分别代表药品的数量、检查的数量和治疗的数量；$\boldsymbol{c}_i = (c_i^{m}, c_i^{c}, c_i^{t})$，$c_i^{m}$、$c_i^{c}$、$c_i^{t}$ 分别指提供第 i 次服务时所开药品的边际成本、检查的边际成本和治疗的边际成本（假设边际成本为常数）；c^{o} 可以视为上述成本以外的其他成本（包括固定成本等）；A 代表政府的财政补助；$[(\boldsymbol{p}_i - \boldsymbol{c}_i), \boldsymbol{q}_i]$ 是向量 $(\boldsymbol{p}_i - \boldsymbol{c}_i)$ 和 $\boldsymbol{q}_i$ 的内积，$[(\boldsymbol{p}_i - \boldsymbol{c}_i), \boldsymbol{q}_i] = (p_i^{m} - c_i^{m})q_i^{m} + (p_i^{c} - c_i^{c})q_i^{c} + (p_i^{t} - c_i^{t})q_i^{t}$。

对于我国的医疗机构来说，营利性医疗机构的目标毫无疑问就是利润最大化，而非营利性医疗机构（主要是公立医疗机构）虽然不应该以利润最大化为目标，但实际上现在我国非营利性医疗机构的行为也越来越以利润为主导，其目标基本上可以视为追求利润最大化，因此医疗机构的目标函数可以近似视为利润最大化：

$$\max \pi^{H} = \sum_{i} \{g_i + [(\boldsymbol{p}_i - \boldsymbol{c}_i), \boldsymbol{q}_i]\} - c^{o} + A \quad (2-4)$$

3. 医生的目标函数

医生在卫生行业中的地位非常特殊，他们既是患者的代理人，又是医疗服务的供给者，同时具有双重身份。因此，医生既代表患者购买、使用医疗服务，又从提供给患者的医疗服务中获得自己的收入。虽然医生的地位比较特殊，但医生也同样是理性人，他们的目标也是追求个人效用的最大化。在分析中，不失一般化，假设医生的收入 $R = FS + \beta R(n)$（既和诊疗次数又和具体的处方相关，此处

---

① 近几年全国已经开始推行药品零差价政策，但是之前的药品加成政策一直是存在的，所以分析中保留药品收入可以更加清楚地阐释药品零差价改革之前药品加成对医院等主体的利益影响以及改革后对医院的冲击。

简化),其中 n 为工作量,近似的用诊疗次数来代替,FS 代表固定收入,与自己的诊疗次数 n 无关;$R(n)$ 是与诊疗次数相关的总净收入;β 是医生从总净收入 $R(n)$ 中获得的比例,$\beta=0$ 表示医生的收入和诊疗次数无关,$\beta=1$ 表示医生获得了所有的净收入。同时,诊疗次数的增加也增加了医生的成本 c^D,它给医生带来了负效用。假定医生的成本可以等价于货币成本,为了简化起见,假定成本仅仅和医生诊疗的次数有关[1],即 $c^D=bn^2/2$,b 是成本系数,衡量医生对工作所带来负效用程度;$b>0$。所以医生的目标是追求总效用的最大化。

$$\max U^D = FS + \beta R(n) - bn^2/2 \qquad (2-5)$$

$$s.t. \, n \geqslant \bar{n} \qquad (2-6)$$

其中 $\bar{n}$ 代表医生的基本工作量。

4. 患者的目标函数

Grossman 指出,人们的医疗需求是由健康需求派生出来的,因此,可以从健康需求得出人们对医疗服务的需求[2]。假定有一个代表性患者,他生病会去医疗机构寻求医疗服务[3]。假设民众购买 i 医疗机构 1 单位医疗服务的效用函数为:$U_i = R_i - P_i - tx^2$。其中,R_i 为保留效用;P_i 为价格;t 为边际交易费用(交通费、陪护费等);x 表示相对距离。那么患者的目标就是通过购买医疗服务来最大化自己的效用。

5. 医疗保险机构的目标函数

医疗保险机构包括社会医疗保险机构和商业医疗保险机构,二者的目的和运作方式有着根本的差别。为了分析的简化,假设患者 i 将保费 F_i 交给医疗保险机构后,他面临的服务价格就是 ηp_i,并且不存在起付线和封顶线。而且假设所有的被保险者都面临同样的共付率,与他们的年龄、使用的医疗费用多少等因

---

① 当然,医生的成本既和诊疗次数有关,也和每一次诊疗的认真程度有关。在此处为了简化,假设医生在诊疗的过程中都是尽职的,不会随便敷衍患者,乱开处方。

② GROSSMAN M. On the concept of health capital and the demand for health [J]. Journal of Political Economics,1972(80):223-255.

③ 实际上,患者的行为可以分为三部分:一是患病后决定是否就诊;二是选择何处就诊;三是决定接受多少服务。在实际的情况中,患者在决定是否就诊的时候,是在医疗产品和其他符合需求的商品之间进行一次抉择。如果获得健康的边际成本非常高,患者可能会选择完全不治疗,即不使用医疗服务。比如 2008 年第四次卫生服务调查显示,调查地区 2 周内新发病例未就诊的比例为 38.2%(其中,城市为 47.9%,农村为 35.6%),而其中 14.9% 的患者是因为经济困难或认为就诊太贵而未就诊。但本书主要研究的是患者在何处就诊,所以是否就诊就不在本书的讨论之中。

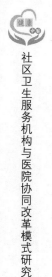

素无关[1]。

由于我国基本医疗保险改革中规定社会保险经办部门的事业经费不得从医疗保险基金中提取,由各级财政预算解决,因此,可以忽略医疗保险体系的管理和运营成本。这样,社会医疗保险机构的结余可以表示为

$$\pi^{SHI} = \sum_i \{z_i - (1-\eta)[p_i, q_i]\} \quad i = 1, \cdots, m \qquad (2-7)$$

但是社会医疗保险机构并不以自身的结余为目的,其目的是通过选择适当的保险费收入 F_i 和被保险者承担的共付率 η 来保障被保险者的基本医疗需求,最大化患者的福利,并实现医疗保险基金的收支平衡。因此,其目标函数为

$$\max \sum_i^m U_i \qquad (2-8)$$

$$s.t. \pi^{SHI} = 0 \qquad (2-9)$$

而商业医疗保险机构的目标是通过选择适当的保险费收入 F_i 和被保险者承担的共付率 η 来赢得市场,实现自身的利润最大化,因此,其目标函数可以表达为

$$\max \pi^{HI} = \max \sum_i \{F_i - (1-\eta)[p_i, q_i] - c^{HI}\} \qquad (2-10)$$

式中,c^{HI} 代表商业医疗保险机构的总成本。

6. 药商的目标函数

现在药品的生产经营基本上已经完全产业化、市场化了。因此,药商的目标就是根据市场的需求来调整药品的价格和销量以获得最大利润。我们假设在同一个医疗市场中,共有 m 家药商生产药品 i,那么每家厂商生产药品 i 的目标函数为

$$\max \pi_{ji}^M = (p_{ji} - c_{ji})q_{ji} \quad j = 1, \cdots, m \qquad (2-11)$$

$$s.t. p_{ji} - c_{ji} \geqslant 0 \qquad (2-12)$$

式中,π_{ji}^M 指药商 j 的利润;c_{ji} 和 q_{ji} 分别指药商 j 生产药品 i 的成本(不包括回扣)和销量;p_{ji} 指药商 j 给药品 i 确定的售价。

---

[1] 李玮,黄丞,蒋馥. 存在道德风险的我国基本医疗保险体系中各市场主体行为分析[J]. 预测,2003(1): 46-49.

三、民众卫生服务利用理论

卫生服务利用行为模型（The Behavioral Model of Health Services Use）由美国芝加哥大学安德森教授（Andersen）于 1968 年创立。该理论系统归纳了人们在利用医疗保健服务时的主要影响因素，包括环境、人口学特征和健康行为等所导致的健康结果以及它们之间的相互影响关系，是较早对就医行为进行研究的理论，也是国际卫生服务研究领域中较具权威性的卫生服务研究模型。

安德森博士自 1968 年创立该模型以来，经过多年深入的研究，不断对模型进行修正和补充，使其日趋完善。该模型的发展过程可分为四个时期[①]。

（一）卫生服务利用行为模型发展的第一阶段

1968 年，安德森创立了卫生服务利用行为模型。通过研究直接或间接影响卫生服务利用的个人因素及家庭社会因素，了解居民使用医疗保健服务的原因和倾向，同时评价医疗保健服务的可及性，为制定卫生服务政策提供依据。最初的理论模型将人们利用医疗保健服务的影响因素分为三类，包括倾向因素（Predisposing Characteristics）、能力因素（Enabling Resources）和需要因素（Need），如图 2-9 所示。

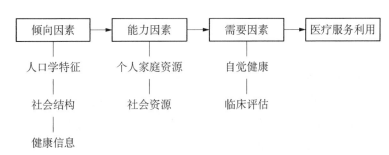

图 2-9　卫生服务利用行为模型的第一阶段

该模型显示，倾向、能力和需要三类因素影响人们对医疗服务的利用。倾向因素影响能力因素，再影响需要因素。在需要因素的刺激下，倾向和能力因素构成了人们是否选择医疗保健服务的条件。倾向因素虽然并不直接影响医疗保健服务的利用，却对人们选择医疗保健服务起到重要的作用。

（二）卫生服务利用行为模型发展的第二阶段

在卫生服务利用行为模型发展的第二阶段，安德森将第一阶段模型中的倾

---

① 董海燕.上海市非医学指征剖宫产影响因素研究[D].上海：上海交通大学,2014.

向因素、能力因素及需要因素归纳为人口学特征,并补充了医疗保健制度对卫生服务利用的影响,加入了医疗服务系统、医疗服务的方便性和可及性以及服务质量等变量,以探索医疗保健服务资源对个人就医行为的影响。在第二阶段,该模型超越了创立初期仅从个人的倾向、能力和需要出发来研究个人就医行为,而是运用系统性概念研究可能影响个人就医行为的相关因素,引出了更多的变量(见图2-10)。

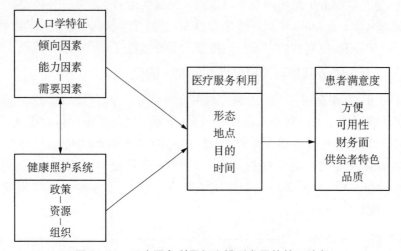

图2-10　卫生服务利用行为模型发展的第二阶段

(三)卫生服务利用行为模型发展的第三阶段

随着循证医学的发展以及医疗保健水平和人们的保健需求的不断提升,医疗保健服务及其利用方式也发生了很大的改变。安德森又对卫生服务利用行为模型进行了补充和完善。在这一阶段除了延续前阶段模型将人口学特征、医疗保健系统作为影响人们健康行为的主要决定因素之外,他还增加了对外在环境因素的考量,如政治、经济因素等。此外,他还扩展了对人们健康行为的研究,除医疗服务利用因素之外,还增加了对个人健康习惯的研究,如饮食、运动、自我保健意识和能力等。同时,他还延伸了对健康结果的关注,强调医疗保健服务对维护与改善居民健康状况的作用,而且对于健康结果的评估不仅仅局限于居民个人对医疗保健服务的满意度,而改为居民个人的自我评估和专业人员对其进行反应性评估相结合,如图2-11所示。

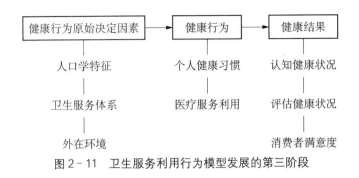

图2-11 卫生服务利用行为模型发展的第三阶段

(四) 卫生服务利用行为模型发展的第四阶段

到了该模型发展的第四阶段,安德森进一步将环境、人口学特征、健康行为和结果纳入系统化的研究体系,体现出相关因素之间动态的、相互影响的关系。在该模型中,环境因素可影响人口学特征,再间接地影响到健康行为,最后会影响到健康结果。但是,环境因素也会直接影响健康结果,人口学特征也能直接影响健康行为和健康结果。而健康结果和健康行为也能反过来影响人口学特征。该模型较之前三期模型的最大发展在于,它显示了医疗保健服务结果和人口学特征中的相关因素以及健康行为之间的相互影响和反馈作用,更具复杂性(见图2-12)。

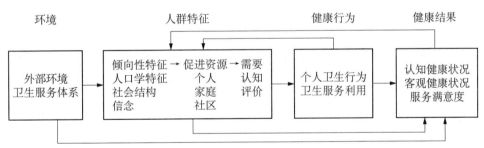

图2-12 卫生服务利用行为模型的第四阶段

安德森卫生服务利用行为模型逐步跳出了其他模型仅以个人主观因素为基础的理论研究框架,而是以环境、个人、系统理论来研究可能影响卫生服务利用的行为,并且研究了健康结果和影响因素之间的相互作用,解释了影响人们进行卫生服务利用的因素有哪些,并会产生什么样的影响,通过分析服务利用来研究医疗服务的可及性,为卫生决策提供依据。目前,该模型越来越广泛地应用于居民求医行为与卫生服务利用等研究领域,为卫生服务研究作出了较大的贡献。

本研究主要依据卫生服务利用第四阶段模型，探讨民众就医选择的主要影响因素。

四、社区卫生服务机构与医院协同的博弈论和系统动力学模型

(一) 社区卫生服务机构与医院协同的博弈论模型

博弈论（game theory）又称对策论，是研究决策主体在给定信息结构下如何决策以最大化自己的效用，以及不同决策主体之间决策的均衡的一门学科。博弈的划分可以从参与人行动的顺序和参与人相对其他参与人的特征、战略空间和支付函数是否了解两个角度进行，把两个角度结合就得到了 4 种博弈状态：完全信息静态博弈、完全信息动态博弈、不完全信息静态博弈、不完全信息动态博弈。

在医疗卫生体系中，存在着大量的博弈，社区卫生服务机构和医院之间双向转诊就是两者间相互博弈的结果，基本的模型如表 2－2（支付矩阵未赋值）所示。

表 2－2　社区卫生服务机构和医院之间的博弈

	医院	
	转诊	不转诊
社区卫生服务机构　　转诊 　　　　　　　　　不转诊		

(二) 社区卫生服务机构与医院协同的系统动力学模型

系统动力学（System Dynamics，SD）是一门分析研究非线性信息反馈系统的学科，也是认识和解决复杂大系统问题的综合性学科。SD 模型可视为实际系统的"实验室"，特别适合于解决社会、经济、生态等非线性复杂大系统的问题。通过构建逻辑关系变量的数量关系模型可以描述系统结构以及系统各要素之间的定量因果关系。

彼得·圣吉在其著作《第五项修炼》中建立了系统的动态性复杂概念，并描述了现代管理系统的 9 种系统基模，将系统基模分析作为管理问题动态复杂性分析的主要工具。借助基模可以对系统模型和焦点问题机制的主回路进行对照分析。其中，富者愈富基模（见图 2－13）描述的是在一些组织和系统中，两个活动同时进行，表现成绩相近，但为有限的资源而竞争。开始时，其中一方因得到稍多的资源而表现好一些，便占有较多的优势去争取更多的资源，无意中产生了

一个"增强环路"，于是表现愈来愈好；而使另一方陷入资源愈来愈少，表现也愈来愈差的反方向的"增强环路"。

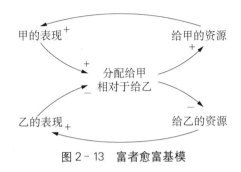

图 2-13　富者愈富基模

我们可以运用这个基模来系统思考影响我国社区卫生服务机构与医院互动的主要因素，以解释我国社区卫生服务机构与医院互动中现存问题形成的主要原因。

第三章

我国社区卫生服务机构与医院
协同改革历程及总体状况

一、社区卫生服务机构与医院协同发展改革历史及关系演变过程

(一)预防为主,均衡发展阶段：1949—1978 年

1. 社区卫生服务机构与医院的发展

1949 年以前,只有少数人才能够享受医疗保健服务,广大劳动人民得病无力就医。据 1947 年的统计数据显示,全国仅有县医院 1 437 所,平均每个医院只有十几张病床,且条件十分简陋。至于村镇卫生医疗机构,更是少得可怜。全国卫生状况十分恶劣,传染病大肆流行,寄生虫病分布广泛,危害严重。新中国成立时,全国人口预期寿命是 35 岁[①]。新中国成立后,卫生事业依然面临着缺医少药的困难局面。截至 1949 年,全国各级各类医院只有 2 600 个,疗养院所只有 30 个,门诊所只有 769 个,专科防治所只有 11 个,妇幼保健所仅有 9 个,药品检验所仅有 1 个,医学科学研究机构仅有 3 个,病床仅有 80 000 张。全国共有卫生技术人员仅有 505 040 人,其中医师 38 000 人,中医 276 000 人,医助 49 400 人,护士 32 800 人,其他卫生人员 108 840 人。

党和政府特别重视卫生事业的发展。1949 年 9 月,中央人民政府卫生部和中国人民解放军军事委员会卫生部召开了第一届全国卫生行政会议,初步确定全国卫生总方针为：预防为主,卫生工作的重点应放在保证生产建设和国防建设方面,面向农村、工矿,依靠群众,开展卫生保健工作。1950 年 8 月 7 日,由中央人民政府卫生部和中国人民革命军事委员会卫生部联合召开了第一届全国卫生会议,最后会议一致同意确定面向工农兵、预防为主、团结中西医为中国卫生工作的三大原则。1952 年 12 月,第二届全国卫生会议总结

---

① 贾章旺. 毛泽东领导下的新中国医疗卫生事业[J]. 文史精华,2013(4)：4 - 10.

了爱国卫生运动的实践经验,周恩来总理对此十分重视,提出增加卫生工作与群众运动相结合的原则,经第 167 次政务会议正式批准后,形成了我国卫生工作的四大方针;先后对各类医疗机构进行了恢复、整顿和改造工作,形成了以公有制为主体、多种所有制共存的医疗卫生体系。到 1957 年,我国医疗机构的数量已经增长到 122 954 所,县级以上医院为 4 179 所,床位数增加到 461 802 张,其中县级以上医院的床位数为 294 733 张;卫生人员数量增加到 1 254 372 人。

就上海而言,1949 年 5 月上海解放时,全市共有中西医寓、诊所 6 000 余家,医疗保健站(所)188 个,医院 153 所,病床 10 033 张,每千人医院床位 2.0 张;全年医院门诊量为 206 万余人次,住院人次为 20 余万。这些医疗机构的规模一般较小,大多汇集在市中心区,吴淞、真如、大场、杨思等郊区尚无医院,郊区农村缺医少药尤为严重[①]。

1949 年 5 月 30 日,上海市军管会卫生处和市卫生局开始接管市立、公立医院;后又对外资津贴医院、社团办医院及其余私立医院进行接办、征用和"改公"。在第一个五年计划时期及以后几年中,调整医疗布局,重点改善工业集中、人口稠密及医疗设施薄弱的近郊地区,先后改建普陀区医院、北站医院、市第九人民医院、市第十人民医院等;新成立新华医院、市第十一人民医院、江湾医院、大场医院等。工业系统也新建、扩建一批职工医院,床位增加到 2 651 张。

在发展医院的同时,上海也大力发展基层医疗机构。1951 年,市卫生局贯彻第一届全国卫生会议精神,依靠社会力量,动员社会闲散医务人员在自愿的基础上组织联合医疗机构。截至 1957 年,全市联合医疗机构有 280 个,其中联合诊所 199 个,工厂联合保健站 71 个,店员联合保健站 10 个;另有联合妇幼保健站 101 个。1958 年,市区大部分联合医疗机构实行大联合,按每个街道将联合诊所、工厂(店员)联合保健站、联合妇幼保健站合并组成 96 所地段(街道)医院,担负所在地区居民和中小型工厂等单位职工的门诊医疗、预防保健、传染病管理、妇幼卫生和卫生宣教等工作。这些地段医院一般都设有内、外、妇、儿、中医、针灸、五官等科室和防保组,有专职防保人员,并建立地段医生负责制,设有出诊、病家访视及家庭病床等业务。截至 1962 年,市区共设 90 所地段(街道)医院和 83 个下属派出门诊部,有职工 6 660 人。其中,属集体所有制性质的有 78 所,国家办的有 12 所。

截至 1965 年底,上海市有中西医寓、诊所 1 514 家,医疗保健站(所)2 417

---

① 上海卫生志编纂委员会.上海卫生志[M].上海:上海社会科学院出版社,1998.

个,医院 340 所,病床 31 671 张,每千人医院床位 2.9 张。全年医院门诊量从 1950 年的 405.2 万人次增至 6 278.8 万人次,住院人次相应从 20.1 万增至 61.0 万,分别增长了 14.5 倍和 2 倍①。

再以武汉为例。截至 1949 年末,市区有医疗机构 58 个(县以上医院 6 个, 私立医院 20 个,门诊部/所 32 个),病床 1 497 张(县以上医院 454 张,私立医院 963 张,门诊部/所 80 张),卫生技术人员 3 423 人(在医疗机构执业的有 1 063 人,个体开业 2 360 人)。随着市区工业的恢复和发展,为适应厂矿企业、机关、学校职工及社会就医的需要,市区逐步增设了一批门诊部/所。1952 年以后,个体开业行医者组成联合诊所,后转为集体所有制门诊部/所,1953 年有 211 个, 1954 年有 283 个,1955 年有 428 个。1956 年,经过整顿、调整、撤销、合并后,减少到 384 个。截至 1957 年底,市区办有门诊部/所 432 个,病床 521 张,卫生技术人员 4 368 人。从 1963 年起,为更好地保护人民健康、为工农业生产和国防建设服务,市区门诊部/所又有所增加,尤以工业、商业、交通、文教等部门的增加较多。截至 1966 年底,市区共有门诊部/所 594 个,病床 1 360 张,卫生技术人员 4 632 人。"文化大革命"期间,市区门诊部/所因部分技术骨干下放农村或到车间劳动,门诊医疗质量下降。截至 1976 年底,市区共有门诊部/所 953 个,病床 2 116 张,卫生技术人员 6 413 人。"文化大革命"结束后,市区各门诊部/所在整顿后,恢复了正常的门诊秩序。截至 1978 年底,市区共有门诊部/所 1 063 个, 病床 2 329 张,卫生技术人员 8 343 人(见表 3-1 和图 3-1)②。

表 3-1　1949—1978 年间部分年份武汉市卫生机构数、病床数和卫生机构人员的变化情况

年份	卫生机构总数/个	医院数量/个	卫生机构床位总数/张	医院床位数/张	卫生机构人员总数/人	卫生技术人员数/人
1949	58	26	1 497	1 417	3 423	871
1952	187	23	3 373	2 708	3 576	2 106
1957	490	31	8 519	6 094	10 124	5 449
1962	494	58	13 433	9 520	12 646	8 750
1966	665	52	14 247	10 464	14 247	9 213
1976	1 066	112	16 527	14 311	24 470	18 028
1978	1 184	117	17 799	15 060	27 947	19 448

① 上海卫生志编纂委员会. 上海卫生志[M]. 上海:上海社会科学院出版社,1998.
② 武汉地方志编纂委员会. 武汉市志—卫生志[M]. 武汉:武汉大学出版社,1993.

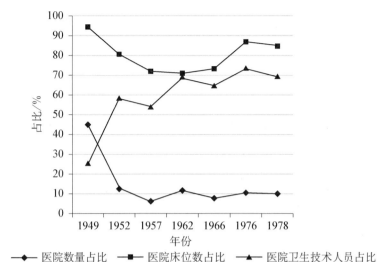

图 3-1 1949—1978 年间部分年份武汉市医院数量、病床数和卫生技术人员的变化

再以太仓为例。1949—1978 年,太仓户籍人口增长了 41.7%,床位数与卫技人员数分别增长了 28.9 倍与 22.2 倍,乡镇卫生院的床位数从 20 张增长到 889 张,市级医院的床位数从 20 张增长到 248 张(见表 3-2)。

表 3-2　1949—1978 年间部分年份太仓卫生事业发展情况

年份	年末户籍人口数/人	全民所有制单位年平均工资/元	床位数/张			卫技人员数/人*
			合计*	市级医院床位数/张	乡镇卫生院床位数/张	
1949	302 106	359	40	20	20	20
1953	319 825	388	100	30	25	253
1956	336 955	520	115	40	35	428
1965	371 968	583	521	130	267	722
1978	427 995	571	1 197	248	889	929

注:* 数据来源于《太仓市卫生志》(1998 年);其他数据均来源于太仓市统计局"太仓市综合数据库及综合分析系统"。

2. 社区卫生服务机构与医院的协同改革

新中国成立后实行的卫生举措在短时间内较快地推动了医疗服务体系的发展,但医疗卫生力量的建设暂时还赶不上人民对医疗卫生工作日益增长的需要。加之当时医务力量分布不平衡的现象还未完全克服,各种医疗机构之间的分工及对人民群众就医关系的安排还不尽合理,所以部分医疗机构还存在着忙闲不均、忙乱被动或质量不高、潜力未能充分发挥的情况。为了有效地发挥各级医疗机构的作用,各地进行了一些医疗机构之间的协作。天津市于1953年开始实行"联诊制度",医院和基层门诊部、大型企业保健站建立了密切的联诊关系,主要是实行患者转诊、转归。1954年,在这项制度的基础上,天津市又提出三级医疗制,并开始在一个区试行。该制度在分级医疗、培训进修、开展预防工作方面都发挥了很好的作用。其他城市也有一些初步的探索。基于这些实践经验,1955年的全国文教工作会议决定在北京、天津、上海三个城市重点试行划区医疗服务;1956年的全国卫生工作会议进一步确定在全国各大中城市实行。

1956年2月,上海市开始在杨浦区试行"划区医疗"。1957年1月,《上海市推行划区医疗方案》在全市推行,其具体内容如下。

1) 按人口分布情况划为两种卫生段

(1) 工厂卫生段:以工厂保健站或工厂联合保健站所服务的范围划段。凡是自己设有保健站的工厂企业,可作为一个卫生段。厂内可按车间分成若干小段,在推行车间医师制的基础上设立车间保健站,逐步实行医疗预防工作的分段负责制。未设保健站而已参加工厂联合保健站的工厂企业,可以一个联合保健站所服务的工厂企业为一个卫生段,在推行医师分厂负责制的基础上按一个或几个工厂适当划分小段。未设保健站又未参加工厂联合保健站的工厂企业,可由所在地区居民卫生段的基层卫生机构负责。工厂中每一车间逐步培养一定数量的红十字会会员,吸收现有的车间保健员为会员,并建立红十字卫生站的群众性卫生组织。

(2) 居民卫生段:市区大体以办事处划段,每段3万~5万人,包括1~2个办事处;郊区大体以乡划段,每段1万~3万人。卫生段的人口范围各区得视区内医疗力量分布的状况自行划分,亦可不以办事处(乡)为单位,根据便利市民就医的原则交叉划分。医务力量较强而有条件的卫生段,可再按居委会范围划分成若干小段,无条件的卫生段可不再划小段。

在每一居民卫生段范围内,根据现有医疗力量和医疗条件,调整、设置地段基层卫生机构,负责该地段的医疗和预防工作;并根据具体情况,按每居民小组(郊区农业生产合作社可按生产工作队)逐步培养和发展一定数量的红十字会会员,逐步在居民委员会或农业生产合作社中建立红十字卫生站,作为群众性基层卫生组织。

2) 组织各级医疗卫生机构为地区居民服务,实施划区分级医疗服务

(1) 第一级机构。即地段基层卫生机构,包括工厂保健站、工厂联合保健站

门诊部、卫生所、联合诊所、店员联合保健站、妇幼保健站、联合妇幼保健站、儿童保健站等。其基本任务是在区卫生行政部门的统一领导和有关第二级医疗机构（医院及区的专科防治所等）的业务指导下，逐步担负起各地段内群众的医疗急救、家庭接生、妇幼卫生、预防接种、卫生指导、卫生宣教等工作。居民有病时，可首先到本地段内就近的门诊机构就诊（但也允许居民自由选择就诊处所），当一级机构认为必要时，可转至二级机构治疗，急诊可随时直接到任何医疗机构就诊。

（2）第二级机构。它包括区中心医院、工厂企业医院、区医院、区专科防治所、妇幼保健所、儿童保健所等。其基本任务是在区的统一领导和有关第三级医疗机构（市中心医院、市专科医院、专科防治所等）的业务指导下，根据实际情况逐步担负起所辖地区内一级医疗预防机构的业务技术指导，帮助它们提高质量，接受转诊会诊，及区内若干卫生段的医疗预防工作。

（3）第三级机构。它包括市中心医院、担任市中心医院任务的教学医院、市综合医院、市专科医院、专科防治所等。其基本任务是在市卫生局的统一领导下，根据实际情况，逐步担负起对所辖地区内二级医疗预防机构的业务技术指导，帮助它们提高质量，接受转诊会诊及若干卫生段的医疗预防工作。

按照医院的地区分布，合理安排医疗预防任务，就近就医，实行三级分工，并实行地段医生负责制。上海市医疗机构分为三级，三个层级之间技术上对口挂钩指导，业务上分工合作。市民就诊按划区范围先一级（地区基层）、后二级（区县级）、再三级（市级），逐级转诊，急诊患者则不受限制。同时适当照顾居民自由就诊的需要①。

1958年以后，上海市城乡的地区基层医疗机构普遍进行调整，市区按街道成立地段（街道）医院，农村按公社、镇成立公社（镇）卫生院，二、三级医院也有进一步发展，原来不同层级之间的挂钩关系不能适应变化了的新情况。1959年7月，上海市人民委员会批转市卫生局的《进一步调整划区医疗的意见》，重申"就近就医，分级分工"的原则。1959年8月，上海市卫生局和总工会联合发出通知，对享受劳动保险职工直系亲属的划区医疗关系和劳保医疗费用报销的具体办法做出规定。1964年11月，上海市卫生局印发《调整和加强市、区医院与县医院的业务挂钩工作的通知》，要求市、区医院通过接受转诊、会诊、干部培训等多种形式帮助县医院提高业务技术水平。

在"文化大革命"期间，全国的医疗体制遭到严重破坏，各级医院之间成一片

---

① 上海卫生志编纂委员会.上海卫生志[M].上海：上海社会科学院出版社,1998.

散沙,失去了原有的密切联系。医院管理体制方面也有了较大的改变,主要是隶属关系非常分散,有市直属领导的,有各区属的,有医学院附属的,有各企业机关所属的,情况比较复杂。其结果是医疗护理质量普遍下降,医疗事故不断发生,看病难、住院难的矛盾加剧。1976年10月粉碎江青反革命集团后,各级医疗机构逐步恢复,进入新的历史发展时期。划区医疗也在1976年10月后逐步恢复。

新中国成立以后的三十年,我国卫生事业在保障人民健康、促进国民经济建设方面发挥了重要作用,特别是20世纪50年代,卫生事业得到迅速发展,与国民经济发展基本一致,逐步形成了国家发展卫生事业的基本政策,制定了卫生工作的方针,确立了与计划经济模式相适应的中央集中统一领导管理的卫生管理模式。这一时期,将卫生事业作为"纯粹的"社会主义福利事业来办,为减轻人民就医的经济负担,政府曾四次大幅度调低医疗服务价格。

在这个时期,虽然整体上医药条件比较落后,医疗服务无论是在数量和水平方面都比较低,但是,由于医疗服务提供体系内部之间的关系比较协调,将大部分的疾病留在基层,加之群众性的爱国卫生运动和预防活动的开展,减少了疾病的发病率,所以整个医疗服务提供体系并未暴露出很大的问题(见图3-2和表3-3)。在1978年的阿拉木图会议上,世界卫生组织把中国的卫生发展模式作为初级卫生保健的典范向世界推荐,其中主要功劳在于公共卫生事业的建设。

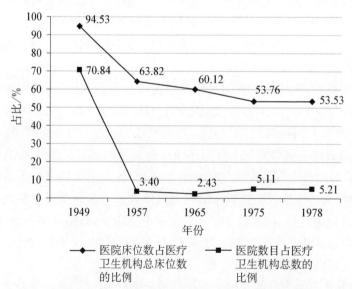

图3-2　1949—1978年间部分年份医院数目及医院病床数的变化情况

表3-3　1949—1978年间部分年份卫生机构、病床数和卫生机构人员的变化

年份	卫生机构总数/个	医院数量/个	卫生机构床位总数/张	医院床位数/张	卫生机构人员总数/人	卫生技术人员数量/人
1949	3 670	2 600	84 625	80 000	541 240	505 040
1957	122 954	4 179	461 802	294 733	1 254 372	1 039 208
1965	224 226	5 445	1 033 305	621 191	1 872 335	1 531 595
1975	151 733	7 757	1 764 329	948 459	2 593 517	2 057 068
1978	169 732	8 841	2 042 000	1 093 000	3 106 000	2 464 000

资料来源:《中国卫生年鉴1983》。

(二)医院为中心的发展阶段:1978—2005年

由于对发展符合我国国情的社会主义卫生事业缺乏经验,导致卫生单位亏本经营,经济拮据,设备陈旧,设施简陋,医疗卫生服务不能满足人民群众日益增长的防病治病需求,看病难、住院难、手术难成为当时长期难以解决的社会问题。党的十一届三中全会后,医疗机构的改革和发展进入了新时期,不断突破旧的思想和办医院模式的束缚。在此期间,大致又可以分为两个阶段:第一个阶段是1978—1996年;第二个阶段是1997—2005年。

1. 第一阶段:1978—1996年

第一个阶段卫生机构发展改革的主线是扩大供给。随着经济的快速发展和人们收入水平的提高,社会对医疗卫生服务的需求迅速增加,一些被抑制的需求也在20世纪80年代中期集中释放出来;而我国医疗卫生系统在"文革"期间遭受了严重破坏,资源严重短缺,再加上传统计划经济体制下形成的低效的运行机制,导致医疗卫生服务的供给远远不能满足社会的需求。

为缓解供求矛盾,解决看病难、住院难等问题,宏观决策部门和卫生行政部门相继出台了一系列政策来扩大医疗卫生服务的供给。1985年4月,国务院批转卫生部《关于卫生工作改革若干政策问题的报告》;1988年11月,国务院又批转国家教委、国家科委、卫生部等部门《关于深化改革鼓励教育科研卫生单位增加社会服务的意见》。这两个文件是遵照党中央的部署全面推进卫生改革的指导性文件。按照中央要求,这一时期的改革主要集中在三方面:社会办医,宏观管理、微观放权,启动物质利益激励机制。改革的目的是试图打破公有制一统天下的局面,鼓励个体医务人员参与医疗服务供给,再度出现了以公有制为主体的多种所有制并存的格局;鼓励企业所属的医疗机构向社会开放;鼓励医疗机构之间的联合协作,出现了跨越不同部门、地区和所有制界限的医院联合体;给医疗

机构下放一定的自主权;调整医疗收费的标准和结构等。同时,在转换医院的内部运行机制等方面做了大量工作,主要的做法有:实行岗位责任制、承包制、综合目标管理责任制等多种形式的管理责任制,增强医务人员的责任心,调动其积极性;改革内部分配制度,适当拉开分配差距,实现多劳多得等。

1989 年 11 月 29 日,卫生部为进一步改善与加强医疗卫生工作的宏观管理,调整与健全三级医疗预防体系,充分合理地利用卫生资源,提高医院科学管理水平和医疗卫生服务质量,更好地为保障人民健康服务,出台了《医院分级管理办法(试行)》,开始对医院进行分级管理,主要内容包括:

"第二条 建立医院评审制度。根据医院的功能、任务、设施条件、技术建设、医疗服务质量和科学管理的综合水平,对医院实行分级管理。

"第三条 医院的设置与分级,应在保证城乡医疗卫生网的合理结构和整体功能的原则下,由卫生行政部门按地方政府'区域卫生规划'统一规划确定。

"第四条 医院按功能、任务不同划分为一、二、三级:

"一级医院:是直接向一定人口的社区提供预防、医疗、保健、康复服务的基层医院、卫生院。

"二级医院:是向多个社区提供综合医疗卫生服务和承担一定教学、科研任务的地区性医院。

"三级医院:是向几个地区提供高水平专科性医疗卫生服务和执行高等教学、科研任务的区域性以上的医院。

"企事业单位及集体、个体举办的医院的级别,可比照划定。

"第五条 各级医院经过评审,按照《医院分级管理标准》确定为甲、乙、丙三等,三级医院增设特等,共三级 10 等。

"第六条 在卫生行政部门的规划与指导下,一、二、三级医院之间应建立与完善双向转诊制度和逐级技术指导关系。"①

由此可见,制定医院分级管理制度的初衷是希望形成大医院、中等医院和小医院纵向之间相互支持和协调的关系,从而实现双向转诊。大、中医院主要负责疑难病症,小医院以普通门诊为主,患者既能从大医院转下来,也能从小医院转上去,医院之间并非仅有竞争关系。

1992 年春,邓小平同志发表南方谈话后,中国共产党召开了第十四次代表大会,确立了建立社会主义市场经济体制的改革目标,掀起了新一轮的改革浪

---

① 卫生部. 医院分级管理办法(试行)[EB/OL]. (2000 - 06 - 05)[2015 - 07 - 24]. http://www. law-lib. com/law/law_view. asp? id＝6145.

潮。1993年,中共十四届三中全会通过了《中共中央关于建立社会主义市场经济体制若干问题的决定》,进一步明确了社会主义市场经济体制和社会主义基本制度密不可分的关系,同时指出要建立适应市场经济要求,产权清晰、权责明确、政企分开、管理科学的现代企业制度。在医疗卫生领域,继续探索建立适应社会主义市场经济环境的医疗卫生体制。1992年9月,国务院下发《关于深化卫生医疗体制改革的几点意见》,为贯彻文件提出的"建设靠国家,吃饭靠自己"的精神,卫生部在部门工作会议中要求医院要在"以工助医、以副补主"等方面取得新成绩。这项卫生政策刺激了医院创收的积极性,弥补了医院收入的不足,但也影响了医疗机构公益性的发挥,造成"看病问题"突出,群众对此反映强烈。针对医院注重效益而忽视公益性的倾向,卫生部门内部也出现了一系列争论。争论集中爆发于1993年5月召开的全国医政工作会议上,时任卫生部副部长殷大奎明确表示反对医疗机构市场化,要求多顾及医疗的大众属性和起码的社会公平。从此以后,医改领域内的政府主导和市场主导的争论几乎就没有停止过,而且逐步成为一个焦点问题而被社会各界所关注并引发进一步讨论。

在医疗机构管理方面,1993年9月,卫生部发布了《关于加强医疗质量管理的通知》,要求医务人员提高医疗质量意识。1994年2月,国务院发布《医疗机构管理条例》(国务院179号令),对医疗机构的规划布局和设置审批、登记、执业、监督管理以及相关法律责任进行了规定,将医疗机构执业管理工作纳入法制轨道。

这个阶段的特点是医疗改革仍是在探索中,伴随着医疗机构市场化的是与非的争议,各项探索性改革仍在进行。总体来看,缺乏整体性、系统性的改革,一些深层次的问题有待解决。

2. 第二阶段:1997—2005 年

1996年底,党中央、国务院召开了新中国成立以来的第一次全国卫生工作会议,确定了新时期卫生工作的奋斗目标、工作方针和基本原则,强调坚持为人民服务宗旨,坚持把社会效益放在首位;强调以人民健康为中心,优先发展基本卫生服务;强调从国情出发,合理配置资源,注重质量和效益;强调加强农村卫生、预防保健和中医药工作,逐步缩小地区差距;强调举办医疗机构要以国家、集体为主,以社会力量为补充;强调加强职业道德建设,提高思想道德素质和技术服务水平。

从1997年起,国家出台了一系列政策来加快医疗卫生服务提供体系的改革和发展。1997年1月15日,中共中央、国务院发布了《中共中央、国务院关于卫生改革与发展的决定》,确定我国卫生事业是政府实行一定福利政策的社会公益事业,并改革城镇职工医疗保障制度、卫生管理体制、城市卫生服务体系、卫生机构运行机制以及采取多种形式、多渠道筹集卫生资金等40条决定,为我国医疗卫生事业的发展勾画了一个新的蓝图,拉开了卫生事业深化改革的序幕,尤其明确我国卫生事业的性质是社会公益事业,政府负有重要责任,强调卫生事业发展必须与国民经济发展相协调,人民健康保障必须与经济发展水平相适应。

1998年12月14日,国务院发布了《国务院关于建立城镇职工基本医疗保险制度的决定》,在全国范围内进行城镇职工医疗保险制度改革。

1999年7月16日,卫生部等部委转发《关于发展城市社区卫生服务的若干意见》,目的是为了发展社区卫生服务,以邓小平理论为指导,坚持党的基本路线和基本方针,坚持新时期卫生工作方针,深化卫生改革,满足人民医疗卫生服务需求,与经济社会发展相同步,构筑面向21世纪的、适应社会主义初级阶段国情和社会主义市场经济体制的现代化城市医疗卫生服务体系,解决医疗卫生服务的提供不能满足广大人民群众需要的问题。

2000年2月21日,国务院办公厅转发国务院体改办等部门的《关于城镇医药卫生体制改革的指导意见》,主要是为了解决医疗卫生机构在计划经济下遗留下来的问题,充分调动医疗机构的积极性。该意见确定了实行医药分业等几项原则。这个意见中的"鼓励各类医疗机构合作、合并","共建医疗服务集团、盈利性医疗机构医疗服务价格放开,依法自主经营,照章纳税"等条目,被认为是为完全"市场化"的医改开了"绿灯"。

2000年7月7日,卫生部、国家计委等部门下发了《医疗机构药品集中招标采购试点工作若干规定》,目的是为了进一步降低药品的价格(尽管这一政策的实施效果有违政策的初衷,后文有相应论述)。在这一阶段药品费用的增长是各界关注的重点。

2000年7月8日,卫生部和财政部印发《医院药品收支两条线管理暂行办法》,是为了规范医疗机构的收入,控制药品费用不合理增长,将医疗收入和药品收入分开记账并管理,以避免医院出现"大处方"等一系列的创收行为。

2000年7月18日,卫生部等部委下发了《关于城镇医疗机构分类管理若干问题的意见》,将医疗机构分为非营利性医疗机构和营利性医疗机构,对医疗机构进行第二次大范围的改革,规范了接受国家财政补贴的医疗机构的范围,为以后民营医院的发展提供了依据。

2000年7月20日,为推进城镇医药卫生体制改革,促进城镇职工基本医疗保险制度的建立,改革医疗服务价格管理,根据《关于城镇医药卫生体制改革的指导意见》的精神,国家计委、卫生部制定了《关于改革医疗服务价格管理的意见》。

2000年也被称为中国公立医疗机构产权改革年。公立医院"民进国退"的步伐在加快。也就是在这一年,在江苏宿迁掀开了在以后被冠以完全"市场化"

的医院改制序幕——卖医院。五年下来,除两家公立医院,宿迁其他133家公立医院均被拍卖,宿迁政府自我评价"医疗事业基本实现政府资本完全退出"。

然而到2005年,医改风云突变。2005年5月24日,《医院报》头版头条刊出了时任卫生部政策法规司司长刘新明的最新讲话《市场化非医改方向》。2005年7月28日,《中国青年报》披露了国务院发展研究中心"中国医疗卫生体制改革"课题组研究报告的主要内容,其一个结论是"我国医改基本不成功"。而此后不久,新华社又公开发表了原卫生部长高强于2005年7月1日在形势报告会上所做的《发展医疗卫生事业,为构建社会主义和谐社会做贡献》专题报告的全文。这个报告也称此前的医改问题较多,不能算成功。

表3-4　1980—2005年间卫生机构、病床数和卫生机构人员的变化

年份	卫生机构总数/个	县及县以上医院数目/个	卫生机构床位总数/张	县及县以上医院床位数/张	卫生机构人员总数/人	卫生技术人员数/人
1980	180 553	9 478	2 184 000	1 192 000	3 535 000	2 798 000
1982	193 438	10 073	2 280 323	1 284 860	3 957 804	3 142 943
1983	196 017	10 466	2 341 609	1 346 551	4 090 030	3 252 836
1984	198 256	10 935	2 412 362	1 414 969	4 213 646	3 343 998
1985	200 866	11 497	2 487 000	1 487 000	4 313 011	3 410 910
1986	203 139	11 940	2 562 502	1 559 251	4 445 919	3 506 517
1987	204 960	12 348	2 684 982	1 647 863	4 564 122	3 608 618
1988	205 988	12 795	2 794 926	1 731 030	4 677 512	3 723 756
1989	206 724	13 248	2 867 062	1 796 748	4 786 959	3 809 097
1990	208 734	13 489	2 925 000	1 847 000	4 906 201	3 897 921
1991	209 036	13 638	2 992 000	1 901 000	5 025 000	3 985 000
1992	204 787	13 917	3 049 000	1 953 000	5 140 000	4 074 000
1993	193 586	14 713	3 099 000	2 017 000	5 215 000	4 117 000
1994	191 742	14 762	3 134 000	2 051 000	5 307 009	4 199 217
1995	190 057	14 771	3 141 000	2 053 000	5 373 378	4 256 923
1996	188 803	15 056	3 100 000	2 083 000	5 419 002	4 311 845
1997	315 033	15 219	3 135 000	2 109 000	5 516 176	4 397 805
1998	314 097	15 277	3 143 000	2 124 000	5 535 682	4 423 721
1999	310 996	15 413	3 159 000	2 139 000	5 570 048	4 458 669
2000	324 771	15 446	3 177 000	2 155 000	5 591 026	4 490 803
2001	330 348	15 451	3 201 000	2 176 000	5 583 932	4 507 700
2002	306 038	17 844	3 136 110	2 221 753	5 238 079	4 269 779
2003	291 323	17 764	3 164 022	2 269 505	5 274 786	4 306 471
2004	297 540	18 393	3 268 374	2 363 464	5 356 589	4 392 908
2005	298 997	18 703	3 367 500	2 445 000	5 426 851	4 460 187

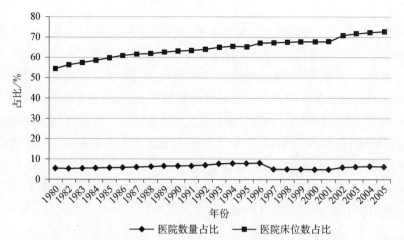

图 3-3 1980—2005 年间医院的数目和病床数占所有医疗机构数目及总病床数的比例

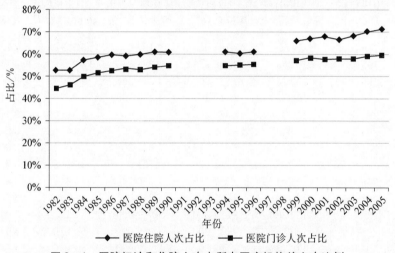

图 3-4 医院门诊和住院人次占所有医疗机构总人次比例

在这个阶段，虽然政府也一直重视形成有序的分级医疗服务提供体系。但是在大的市场化背景下，在经济优先的导向下，之前的分级就诊制度基本上不复存在，医院由于占有了更多的资源，所以得到了进一步的强化，整个医疗服务提供体系变得越来越以医院为中心（见表 3-4、图 3-3 和图 3-4）。其结果是不但住院难等问题没有解决，"看病贵"也同时出现。

二、社区卫生服务机构与医院协同改革的总体近况

2006 年 2 月 21 日，为深化城市医疗卫生体制改革，推进城市社区卫生服务工作，缓解群众"看病难、看病贵"问题，国务院印发《关于发展城市社区卫生服务

的指导意见》(国发〔2006〕10 号),进一步明确了发展城市社区卫生服务的指导思想、基本原则和工作目标,提出了一系列行之有效的政策措施。为切实贯彻落实以上指导意见的精神,完善社区卫生服务各项政策措施,2006 年,中编办、发展改革委、人事部、财政部、卫生部、劳动保障部、中医药局等部门先后制定了《关于促进医疗保险参保人员充分利用社区卫生服务的指导意见》《关于在城市社区卫生服务中充分发挥中医药作用的意见》《关于公立医院支援社区卫生服务工作的意见》《关于城市社区卫生服务补助政策的意见》《关于印发城市社区卫生服务中心、站基本标准的通知》《关于加强城市社区卫生人才队伍建设的指导意见》《关于印发〈城市社区卫生服务机构管理办法(试行)〉的通知》《关于加强城市社区卫生服务机构医疗服务和药品价格管理意见的通知》《关于印发〈城市社区卫生服务机构设置和编制标准指导意见〉的通知》9 个配套文件,进一步细化《关于发展城市社区卫生服务的指导意见》提出的有关政策措施,为加快推进城市社区卫生服务工作提供了有力的制度保障①。

2006 年 6 月,国务院决定启动深化医药卫生体制改革研究,《关于深化医疗卫生体制改革的意见(征求意见稿)》公开向社会征求意见。2006 年 9 月,国务院成立了由 11 个部委参加的医改协调小组,新一轮医改启动。2006 年 10 月,党的十六届六中全会提出"建设覆盖城乡居民的基本卫生保健制度"的目标。

2009 年 4 月 6 日,历时近三年准备的《中共中央、国务院关于深化医药卫生体制改革的意见》(中发〔2009〕6 号)终于出台,并同时发布了《医药卫生体制改革近期重点实施方案(2009—2011 年)》,强调 2009—2011 年重点抓好五项改革:一是加快推进基本医疗保障制度建设;二是初步建立国家基本药物制度;三是健全基层医疗卫生服务体系;四是促进基本公共卫生服务逐步均等化;五是推进公立医院改革试点。抓好这五项改革,目的是从根本上改变部分城乡居民没有医疗保障和公共医疗卫生服务长期薄弱的状况,扭转公立医疗机构趋利行为,使其真正回归公益性,有效解决当前医药卫生领域的突出问题,为全面实现医药卫生体制改革的长远目标奠定坚实基础②。各地在新医改的原则框架下纷纷结合实际制订相应的医改实施方案,形成了医疗卫生改革新局面,推动了新医疗卫生提供体系的形成和演化。

《国务院办公厅关于印发 2011 年公立医院改革试点工作安排的通知》(国办发〔2011〕10 号)明确提出要建立公立医院与基层医疗卫生机构的分工协作机

---

① 国务院办公厅.《国务院关于发展城市社区卫生服务的指导意见》配套文件解读[EB/OL].(2006 - 09 - 25)[2015 - 07 - 26]. http://www.gov.cn/ztzl/2006-09/25/content_479473.htm.

② 国务院.国务院关于印发医药卫生体制改革近期重点实施方案(2009—2011 年)的通知[EB/OL].(2009 - 04 - 07)[2015 - 07 - 26]. http://www.gov.cn/zwgk/2009-04/07/content_1279256.htm.

制,要加强县级医院对乡镇卫生院的支持。在全国 20% 的县(市)探索推进县乡纵向技术合作,提高农村医疗卫生服务体系的整体效率。在国家扶贫工作重点县和部分省定扶贫工作重点县实施二级以上医疗卫生机构对口支援乡镇卫生院项目。在城市公立医院与社区卫生服务机构之间建立长期稳定的分工协作机制,采取签订长期合作协议等多种形式,综合运用医保支付、医药服务价格调整、财政投入等政策,鼓励大医院医生到基层出诊,逐步形成基层首诊、分级医疗、双向转诊的格局。最后组建医疗小分队,为边远地区提供巡回医疗服务。

《国务院办公厅关于建立健全基层医疗卫生机构补偿机制的意见》(国办发〔2010〕62 号)在基层医疗卫生机构实施基本药物制度,要按照保障机构有效运行和健康发展、保障医务人员合理待遇的原则,同步落实补偿政策,建立稳定的补偿渠道和补偿方式;同时坚持以投入换机制,大力推进基层医疗卫生机构综合改革,引导基层医疗卫生机构主动转变运行机制,提高服务质量和效率,发挥好承担基本公共卫生服务和诊疗常见病、多发病的功能。

《卫生部办公厅关于开展创建示范社区卫生服务中心活动的通知》(卫办妇社发〔2011〕3 号)加强社区卫生服务机构内涵建设,决定从 2011 年起,在全国范围内开展创建示范社区卫生服务中心活动。《国务院关于建立全科医生制度的指导意见》(国发〔2011〕23 号)为深入贯彻医药卫生体制改革精神,就建立全科医生制度提出指导意见。

2015 年,国务院出台的《全国医疗卫生服务体系规划纲要(2015—2020 年)》对我国医疗卫生资源做出了调整,提出"优化医疗卫生资源配置,构建与国民经济和社会发展水平相适应、与居民健康需求相匹配、体系完整、分工明确、功能互补、密切协作的整合型医疗卫生服务体系"。2016 年,党的十八届五中全会制定了《"健康中国 2030"规划纲要》,将整合医疗提到了战略性的高度,是我国医疗服务体系变革的重要抓手,并明确了"到 2030 年,健康服务能力大幅提升,优质高效的整合型医疗卫生服务体系全面建立"的目标。与此同时,分级诊疗也成为当时医改的第一要务。作为分级诊疗重要实现手段的医疗整合形式——医联体也在不断扩大试点范围。2017 年,《加强医疗联合体建设和发展的指导意见》的发布,标志着医联体这一纵向整合形式将得到空前的发展。国家政策的颁布是促进医疗资源整合最主要的动因,同时也为医联体建设提供了强有力的制度保障,而大量社会资本进入医疗行业也为医联体建设提供了资金支持。

(一)卫生资源配置

1. 卫生机构及病床数

从医院的数量看,2006 年以后医院的数量占比并没有出现下降,而是继续保持增长,尤其是 2010 年后,医院数量的增长速度呈现加快的趋势(见图 3-5)。

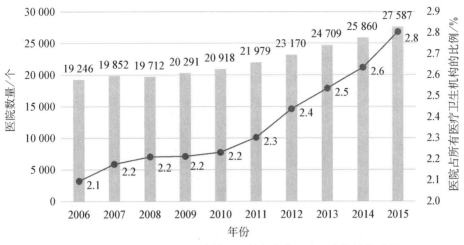

图 3-5 2006—2015 年医院数量及其占所有医疗卫生机构的比例

医院床位数占医疗卫生机构总床位的比例在 2006—2009 年是下降的,但此后就开始反弹,到 2012 年,这一比例基本上回到了 2006 年的水平,到 2015 年已经达到 76%(见图 3-6)。

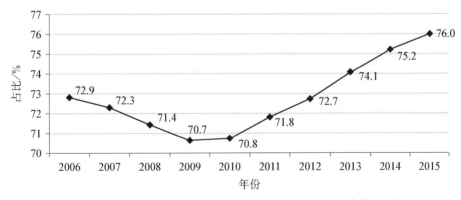

图 3-6 2006—2015 年医院床位数占医疗卫生机构总床位数的比例

2. 卫生人员数量

从 2006—2015 年,医院中卫生人员数一直占据半壁江山,卫生技术人员数则超过 55%。从 2006 年到 2015 年,除管理人员和工勤技能人员的数量总体略有下降之外,其他人员的数量总体都是上升的,尤其是卫生人员和卫生技术人员的占比都上升了约 7 个百分点(见图 3-7)。

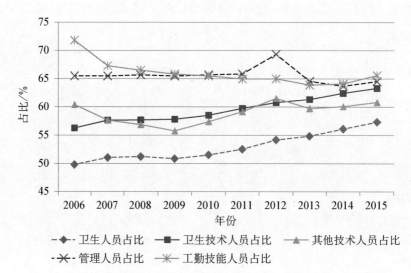

图 3-7　2006—2015 年医院中各类人员占所有卫生机构总人员的比例

（二）诊疗人次

1. 门急诊人次

从全部诊疗人次中医院所占的比例来看,2006—2015 年,医院门/急诊人次占比并未超过 40%,所以就诊结构总体上并未出现"倒三角",但是从比例的变化来看,医院门/急诊人次所占的比例是一直上升的,10 年间增长了 7 个百分点。如果在诊疗人次中把村卫生室等诊疗数据剔除并作为分母,那么医院的占比一直高于 50%(见图 3-8)。

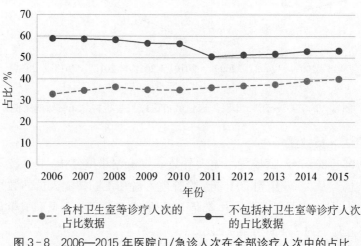

图 3-8　2006—2015 年医院门/急诊人次在全部诊疗人次中的占比

再从区域来看,总体上东部地区医院总诊疗人次占比最高,西部次之,中部最低;从省区市来看,北京、天津、上海三个直辖市占比最高,都超过了50%,其他省份的基本格局是东南沿海、东北以及西北地区较高,其他的省份较低(见图3-9)。

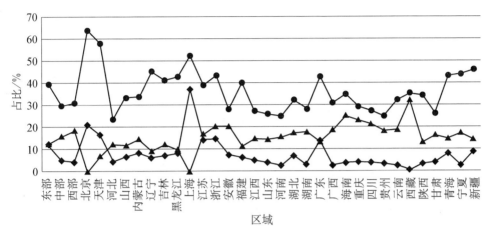

图3-9　2010年不同区域各类医疗机构诊疗人次在全国总诊疗人次中的比例

与2010年相比,2015年医院诊疗量的占比不论是从区域还是省区市来看都呈增长的态势。从区域来看,西部增长最快,中部次之,东部最低;从省区市来看,重庆、贵州、内蒙古以及黑龙江等地增长较快,超过了10个百分点(见图3-10)。

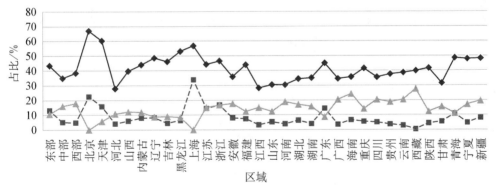

图3-10　2015年不同区域各类医疗机构诊疗人次在全国总诊疗人次中的比例

2. 住院人次

从住院的比例来看,医院的住院人次占比在2006—2009年是下降的,但此后就开始反弹;到2012年,这一比例重新超过了2006年,2015年该比例已经超过了

76%(见图3-11)。

再从区域和省区市来看,总体上东部地区医院住院人次占比最高,中部次之,西部最低。从省区市来看,除了北京、天津、上海三个直辖市医院住院人次的占比较高之外,浙江和宁夏的占比也都超过了85%,明显比较低的是中部和西南区域(见图3-11)。

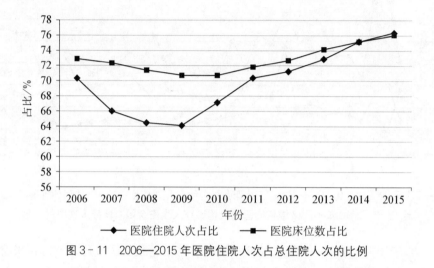

图3-11　2006—2015年医院住院人次占总住院人次的比例

与2010年相比,2015年医院住院人次占比不论是从区域还是省区市来看都呈增长的态势。从区域来看,医院住院人次也是西部增长最快,中部次之,东部最低。从省区市来看,四川、重庆以及河南等省市医院住院人次增长最快,超过了10个百分点(见图3-12和图3-13)。

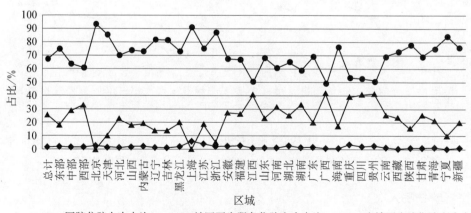

图3-12　2010年不同区域各类医疗卫生机构住院人次在总住院人次中的占比

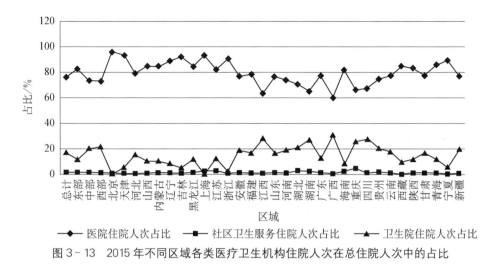

图 3-13　2015 年不同区域各类医疗卫生机构住院人次在总住院人次中的占比

（三）双向转诊次数

由于现有的卫生统计年鉴并没有统计相关双向转诊的数据，所以这部分数据只能通过一些相关的报道来获得，因此数据整体比较细碎。

1. 上海市

1）浦东新区

2012 年，上海市浦东新区共有各级各类卫生机构 1 091 所，全区医疗机构共有床位 1.82 万张，共有卫生人员 3.01 万人。全区各医疗机构诊疗总次数为 3 121.70 万人次，其中门/急诊 3 076.66 万人次。浦东新区全科医师家庭责任制工作由原有的 23 家社区卫生服务中心扩大到全部 45 家社区卫生服务中心。截至 2012 年底，全区已签约家庭 78.84 万户，共计 159.98 万人，建立健康档案 341.13 万份；提供预约门诊 23.65 万人次，双向转诊 5.52 万人次，上门服务 28.89 万人次，电话咨询 39.52 万人次[①]。2016 年，全区共有各类卫生机构 1 064 所，其中医院 25 所。截至 2016 年底，全区医疗机构实际开放床位 2 万多张。截至 2016 年末，全区卫生人员总计 3.70 万人。浦东新区卫生计生委重视家庭医生服务效果评估，采用独立第三方电话回访进行大样本的电话回访，并将回访的评价结果与社区卫生年度考核挂钩，以提升社区卫生服务中心家庭医生服务内涵，提高居民对家庭医生的知晓率和满意度[②]。

---

① 浦东新区史志办. 2013 浦东医疗卫生年鉴[EB/OL]. (2014-03-17)[2015-07-26]. http://gov. pudong. gov. cn/PNJ2013YLWS/list/list_0. htm.

② 浦东新区史志办. 2017 浦东医疗卫生年鉴[EB/OL]. (2018-03-19)[2019-08-10]. http://www. pudong. gov. cn/shpd/about/20180319/008006031037_bc85bc16-37f4-426c-bb08-83180efd472b. htm.

2) 嘉定区

截至 2013 年末,上海市嘉定区共有各级各类医疗卫生机构 301 个,其中区级及以上医疗机构 8 个。全区共有社区卫生服务中心及分中心 19 家,社区卫生服务站 58 家,市级标准化村卫生室 77 家。2013 年全年完成诊疗 894.65 万人次,社区卫生服务中心的诊疗总人次为 362.38 万,门诊量占公立医疗机构总业务量的比例达 44.61%。截至 2013 年底,全面开展家庭医生制服务工作,签约居民达 155 292 户、451 861 人。2013 年全年预约门诊 106 140 人次,双向转诊 35 931 人次,签约居民规范化电子健康档案建档数为 383 275 份,家庭医生及团队接听电话等形式的健康咨询 89 029 人次[①]。以安亭医院为例,2012 年社区医疗卫生机构上转患者 12 728 人次,其中双向转诊绿色通道患者 776 人次,急救绿色通道 52 人次;医院下转社区患者 2 897 人次[②]。2018 年,全区共有各级各类医疗卫生机构 367 个,其中区级及以上医疗机构 9 个,有病床 4 023 张。区内共有卫生技术人员 8 812 人,其中执业(助理)医师 3 493 人,注册护士 3 893 人。全区共有社区卫生服务中心及分中心 21 家,社区卫生服务站 84 家,市级标准化村卫生室 38 家。2018 年全年完成诊疗 1 176.6 万人次,出院 13.6 万人次,区级医院住院患者施行手术 8.4 万人次。2018 年全年嘉定区社区卫生服务中心共诊疗 427.4 万人次,同比上升 0.7%,门诊人次占全区总门诊量的 42.3%。截至 2018 年末,全区共建立家庭医生团队 277 个,覆盖辖区所有村居,家庭医生重点人群签约率超过 60%。通过"1+1+1"转诊到市三级医院的患者有 101 人次,社区卫生服务中心"1+1+1"组合签约居民共上转 5 022 人次。"1+1+1"签约居民组合内就诊率达 75.4%,社区就诊率达 52.6%[③]。

3) 长宁区

据长宁区原卫计委统计,2010—2017 年,各社区卫生服务中心转诊至区属二、三级医疗机构达到 3.3 万人次。截至 2017 年 12 月底,长宁区家庭医生有效签约 20 余万人,有效签约率约为 28.4%;家庭医生定点就诊率为 45.6%,社区

① 嘉定区统计局. 2013 年上海市嘉定区国民经济和社会发展统计公报[EB/OL]. (2014 - 03 - 12)[2015 - 07 - 26]. http://www. stats-sh. gov. cn/fxbg/201403/267603. html.

② 安亭医院. 安亭医院总结全年对口支援社区卫生工作[EB/OL]. (2013 - 04 - 13)[2015 - 07 - 26]. http://ws. jiading. gov. cn/WebFront/User/ShowContent. aspx? ChannelID = 7&ClassID = 16&ContentID=4021.

③ 嘉定区统计局. 2018 年上海市嘉定区国民经济和社会发展统计公报[EB/OL]. (2019 - 03 - 15)[2019 - 08 - 10]. http://www. stats-sh. gov. cn/html/fxbg/201903/1003225. html.

定点就诊率为 74.7%,预约门诊率为 52.1%。签约居民分级诊疗格局已初步形成[1]。以华东医院为例。2011 年,华东医院与长宁区 10 个社区卫生服务中心根据居民的不同服务需求,组建各具特色专家团队,与社区全科医生团队建立密切联系,24 小时为家庭医生提供业务咨询和技术指导。截至 2011 年底,专家已为 1 084 人次提供 24 小时医疗咨询服务(包括现场技术指导),双向转诊 704 人次,下社区门诊 238 人次,查房 152 人次,使社区"家庭医生"不仅可以直接为居民提供医疗服务,还有三甲医院专家作为"后盾"[2]。截至 2015 年底,长宁区已有 5 637 例患者通过双向转诊到华东医院就诊,华东医院也专门为长宁区社区的签约患者转诊开通"绿色通道",社区签约的转诊患者在排队付费、住院安排、诊疗费方面享受到了便利与优惠[3]。

2. 武汉市

表 3-5 列出了武汉 6 家社区卫生服务中心 2006—2008 年合计双向转诊人次,双转人次数约占中心门急诊总数的 1.16%。自从执行对口帮扶政策以来,双转人次数每年都有很大的增长,说明帮扶政策和社区卫生服务中心标准化建设对完善医院和社区分工与服务协同有明显的促进作用。不过从统计数据来看,下转人次数很少,不到上转患者数量的 10%,远低于考核要求达到的上转患者数量 1/3 的标准。

表 3-5 2006—2008 年武汉 6 家社区卫生服务中心合计转诊人次数

年份	上转人次	下转人次
2006	976	83
2007	1 583	114
2008	2 214	198

表 3-6 列出了 2006—2015 年武汉市双向转诊情况。根据数据显示,武汉市的双向诊疗开展过程中,基层社区医疗服务机构每年转入的患者非常少,而转出的数量明显较多。特别是武汉市双向转诊制和首诊制实施以来,社区医疗服务机构等基层医疗服务单位的医疗技术水平和医疗综合服务能力可以满足的只是少数居民的医疗基本服务需求,在居民医疗服务需求增长的背景下,因武汉市

① 长宁区全面推出家庭医生签约分级诊疗制度[EB/OL].(2018-02-02)[2019-08-10]. http://mini. eastday. com/bdmip/180202113955097. html.
② 施捷,左钢. 大医院专家"力撑"家庭医生[N]. 新民晚报,2012-06-15.
③ 上海市人民政府. 长宁社区转诊患者享受多项优先优惠举措[EB/OL].(2016-11-23)[2019-08-10]. http://www. shanghai. gov. cn/nw2/nw2314/nw2315/nw17239/nw23858/u21aw1178497. html.

居民对基层医疗单位的不信任,则向下转诊自然难以启动①。

表 3 - 6　2006—2015 年武汉市双向转诊情况

	双向转诊参与机构数量	转出人次/年	转入次数/年
社区医疗服务机构(大医院引导)	6	81	47
社区医疗服务机构(大医院对口支持)	6	62	9
政府主办社区医疗服务机构	5	22	1
企业主办社区医疗服务机构	2	4	0
私营医疗机构	1	1	0

3. 南京市

据卫生部门统计数据显示,2011 年南京市下级医院向上级医院转诊的门诊患者约 4.47 万人次,门诊下转患者 7 000 多人次;社区上转住院患者 8 000 多人次,下转住院患者 700 多人次②。

从南京市 2013 年和 2014 年的病床使用率来看,医院的病床使用率由 92.1% 下降到 86.1%,总体下降 6%;卫生服务中心(站)的病床使用率从 44.7% 上升到 46.3%,总体上升 1.6%。但从不同机构就诊人次占总就诊人次来看,2012 年,医院就诊人次在总就诊人次中的占比为 59.50%,社区卫生服务中心(站)就诊人次在总就诊人次中的占比为 38.42%;2013 年,医院就诊人次在总就诊人次中的占比为 61.65%,社区卫生服务中心(站)就诊人次在总就诊人次中的占比为 36.84%;2014 年,医院就诊人次在总就诊人次中的占比为 64.10%,社区卫生服务中心(站)就诊人次在总就诊人次中的占比为 34.70%。社区卫生服务中心病床使用率增加而就诊人次下降,医院病床使用率下降而就诊人次增加的情况说明,说明南京市的分级诊疗取得了一定成效,但"上转容易下转难"问题依然存在。在 2015 年秦淮区中华门社区卫生服务中心,向上转诊的患者有 1 000 多例,但上级医院转诊下来的患者为 0③。

4. 北京市

2011 年 7 月,北京市启动部分大医院与基层医疗卫生机构预约转诊试点。一年多后,北京市通过社区医院转诊至大医院的患者累计达到 7 000 人次。而

---

① 钱雪琼.武汉市医疗双向转诊的问题与对策[D].武汉:华中师范大学,2016.

② 李花.双向转诊　上转容易下转难[N].金陵晚报,2012 - 02 - 06.

③ 马宁,贾科,蔡菁菁,等.南京市分级诊疗建设现状及对策研究[J].现代商贸工业,2017(15):23 - 25.

当年北京社区卫生服务机构的门/急诊人次超过了 3 000 万,转诊人次不到万分之三。

2012 年 11 月成立的"朝阳医院医疗联盟"是北京市首个医疗联合体。该医疗联盟有 1 家三级医院、2 家二级医院、7 家社区医院。在运转 3 个月后,该医疗联盟实现双向转诊上转 131 人次,下转 73 人次,平均住院日由 11.32 天降至 10.92 天。北京市随后成立的"友谊医疗共同体"以友谊医院为牵头医院,上下转诊了不少患者[①]。

2017 年,北京推行医药分开综合改革,北京市三级医院门/急诊诊疗人次较上一年减少了 11.9%,二级医院门/急诊诊疗人次基本与上年持平,一级医院及基层医疗卫生机构门/急诊诊疗人次累计有近 8 000 万人次,比上一年净增 1 200 余万,增长了 16.1%,部分社区卫生服务机构诊疗量增加了 25%～30%。北京三级医院出院量达 320 万人次,增长了 2.7%,三级医院的住院服务优势更加明显,平均住院日为 8.6 天,与上一年相比减少 0.7 天。2018 年 1—10 月,北京医联体内双向转诊患者共计 15.3 万人次,比 2017 年同期增加了 8.8%[②]。

5. 广东省

2009 年,广东省社区卫生服务中心的总诊疗人次为 5 088.37 万,其中门/急诊服务为 4 845.20 万人次。在双向转诊方面,珠三角所均上转、下转人次最高,分别为 980.3 人次、71.3 人次,西翼所均上转人次最少,为 17.7 人次,东翼所均下转人次最少,仅为 0.6 人次[③]。

2018 年,广东省平均每家医院诊疗 26.2 万人次,较上年增长了 1.3%,其中三级医院为 115.0 万人次,增长了 1.8%,二级医院为 27.2 万人次,增长了 1.5%,县人民医院为 52.4 万人次,增长了 4.0%;平均每家乡镇卫生院诊疗 5.8 万人次,较上年增长 2.3%;平均每家社区卫生服务中心诊疗 9.4 万人次,较上年增长了 5.0%;平均每家医院出院 9 560 人次,较上年增长了 5.7%,其中三级医院出院 44 490 人次,较上年增长了 6.4%,二级医院出院 9 310 人次,较上年增长了 6.4%,县人民医院 29 976 人次,较上年增长了 3.3%[④]。

---

① 李子君.北京第三家"医联体"诞生[N].北京商报,2013 - 02 - 06.

② 北京分级诊疗成绩单:基层诊疗量增长 15% 以上[EB/OL].(2017 - 12 - 09)[2019 - 08 - 10]. https://www.cn-healthcare.com/article/20171209/content-498070.html.

③ 刘莎娜,方小衡,刘海平,等.广东省社区卫生服务中心业务开展情况的调查分析[J].中国全科医学,2011(22):2501 - 2503.

④ 广东省卫生健康委员会.2018 年广东省医疗卫生资源和医疗服务情况简报[EB/OL].(2019 - 06 - 13)[2019 - 08 - 10].http://wsjkw.gd.gov.cn/zwgk_tjxx/content/post_2527982.html.

（1）深圳：2012年，深圳市612家社康中心一共完成了3 566万人次的诊疗量，占全市总诊疗人次的37.9%。其中，首诊绑定社康的诊疗人次为1 668.8万，占社康总诊疗量的46.8%。2012年，深圳市从社康中心转诊到上级医院的有30多万人次，而从医院转回社康中心的有20余万人次①。截至2014年8月，深圳福田区共有医联体成员单位102家，包括区属5家公立医院、区属67家社康中心和30家社会医疗机构，转诊就医11 967人次，转诊住院169人次，转诊检查1 930人次，转诊检验、病理检查560人次②。

（2）广州：广州荔湾区医联体自2013年6月试运行以来，3个月中向上一级医院转诊31人次，向下一级医院转诊15人次，到社区坐诊的专家共有1 260人次，专家门诊约15 350人次③。

2018年，广州市医疗机构总诊疗人次达15 248.99万。其中，医院的诊疗量为9 225.36万人次，基层医疗机构的诊疗量为5 105.22万人次，其他医疗机构的诊疗量为918.41万人次。与上年相比，医疗机构诊疗人次减少了7.26万，下降了0.05%。基层医疗机构门诊总诊疗人次达5 105.22万，比上年增加了238.19万，增长了4.89%；基层医疗机构门诊量占比为33.48%，基层诊疗量占比较2017年提高了1.58个百分点。基层医疗机构出院人次达14.15万，较上年同期增长了15.97%，其占比从2017年的4.07%上升到2018年的4.41%④。

6. 黑龙江省

2013年上半年，黑龙江省牡丹江市三甲医院专家到社区卫生服务中心出诊1 336次，接待社区居民7 360人次，社区转诊到三甲医院130人次，三甲医院转回社区67人次；组织三甲医院和公共卫生服务机构分别到林口县柳树镇、宁安市镜泊乡、海林市二道乡开展送医送药进乡村活动，现场为1 500多名农村居民提供免费诊疗服务，免费发放治疗药品价值3.6万元，现场培训乡村医生160余名，并向广大农村居民宣传防病健康知识；各二级以上医疗机构已安排临床专家9 300余人次在节假日期间出诊，受益患者达11.2万人次，保证节假日期间患者就诊有专家，辅助检查、治疗无空挡，有效缓解了门诊看病拥堵、无专家、无名医

---

① 张妍，郑思.三甲医院必须接收上转患者[N].深圳商报，2013-01-31.

② 徐甫.构建深圳区域医疗联合体的实践与思考——以福田区医联体为例[J].中国农村卫生，2016(2)：8.

③ 黄劼.广州荔湾区率先推行医疗联合体就医模式[N].中国消费者报，2013-09-30.

④ 广州市卫生健康委员会.2018年广州市医疗卫生资源和医疗服务情况简报[EB/OL].(2019-07-10)[2018-08-10].http://www.gz.gov.cn/gzgov/bjtj/201907/5b0f9680b9d9444daf75572ac1cba8c9.shtml.

的现状,解决了"上班族"和外地患者看病存在的"两难"问题①。

2016 年,黑龙江省三级公立医院门/急诊量占全省医疗机构门/急诊总量和医院门/诊总量的比例分别为 35.5% 和 59.8%,分别比 2009 年提高了 7.2 个百分点和 8.8 个百分点;基层医疗机构门/急诊量占全省门/急诊总量的比例为 37.1%,比 2009 年降低了 3.9 个百分点。从基层医疗机构近十年来门/急诊量占全省门/急诊总量的比例下降的趋势可以看出,黑龙江省居民对于基层医疗服务的信任度较低②。

7. 山西太原

2005 年底,山西省在太原市迎泽区、杏花岭区首开双向转诊试点。各公立医院建立双向转诊绿色通道,由社区上转的患者可免收挂号费,直接到相关科室就诊。截至 2009 年 7 月,山西省已有 65 家公立医院与 380 个社区卫生服务机构建立双向转诊关系。如今,"小病在社区、大病进医院、康复回社区"的双向转诊模式,在山西省正成为现实。然而,享受双向转诊绿色通道看病的居民却仍是少数。据统计,2008 年山西省城医疗机构的双向转诊患者仅为 1 636 人次,不及一家三甲医院年门诊量的 1/10③。

2014 年,山西省有医院 1 234 所,基层医疗卫生机构 39 009 所,医疗机构总数为 40 776 所,医院占医疗机构总数的 3%,基层医疗卫生机构占医疗机构总数的 95.67%。其中,医院的诊疗量为 47 978 821 人次,基层医疗卫生机构的诊疗量为 76 848 473 人次④。从数据中可以看出,占总数 95.67% 的基层医疗卫生机构诊疗的人次为总诊疗人次的 60%;占医疗机构总数 3% 的医院诊疗人次占总诊疗人次的 38%。由此可知,大部分患者未经基层医疗卫生机构诊治而直接到医院就诊。《2014 年山西省卫生和计划生育事业发展公报》显示,2014 年山西省基层医疗卫生机构、社区卫生服务中心(站)、乡镇卫生院向医院转诊的转诊率分别为 1.40%、1.32%、1.27%,而医院向基层医疗卫生机构、社区卫生服务中心(站)、乡镇卫生院转诊的转诊率为 0,双向转诊变为单向转诊⑤。

① 黑龙江省卫健委. 坚持开拓创新　创造一流业绩　牡丹江市卫生局谱写卫生事业科学发展新篇章[EB/OL]. (2013 - 08 - 02)[2015 - 07 - 28]. http://gkml. dbw. cn/web/CatalogDetail/F2A77D81DD6CAD76.

② 刘冰冰. 分级诊疗制度下黑龙江省基层医疗服务研究[D]. 哈尔滨: 哈尔滨商业大学,2018.

③ 邬帅莉. 双向转诊效果不大,困惑不少[N]. 山西日报,2009 - 11 - 19.

④ 山西省卫生和计划生育委员会.2014 年山西省卫生和计划生育事业发展统计公报[R].2015.

⑤ 李森,王蓉,宁超,等. 山西省实施分级诊疗制度的现状及其思考[J]. 中国医疗管理科学,2016,6(1): 10 - 13.

三、社区卫生服务机构与医院协同改革中的问题及形成机理

(一) 现存主要问题

1. 基于医院的医疗卫生资源配置

无论是从全国来看,还是从样本城市来看,医疗卫生资源的配置都是基于医院的,比如床位、卫生技术人员以及一些主要的医疗设备等主要集中在医院,发达地区医疗资源集中的现象更加明显,最突出的表现是医疗技术人员。社区医疗机构几乎没有具有高级职称的医技人员。城市社区卫生服务机构的配置比较高,但是副高级职称的卫生技术人员也较为罕见,大部分地区是以中级职称乃至初级职称人员为主,以本科及以下学历人员为主(见图3-14和图3-15)。而在医院尤其是大中城市的医院里面,很多都具有硕士及以上学位,很多医院现在的新人招聘更是非博士不招录。从医疗设备的配置来看,现在一些主要的医疗设备都只配置在医院。社区卫生服务机构一般只配备最简单的设备,如X光机。

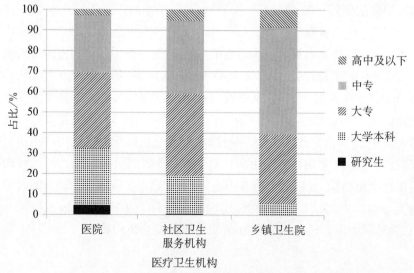

图3-14　全国不同医疗卫生机构卫生人员学历比较

再从当前的实际资源配置状况来看,2010年全国的统计数据表明,医院无论是卫生人员还是所配置的较贵重、先进的设备都远远超过了社区层面的医疗机构(见图3-16)。

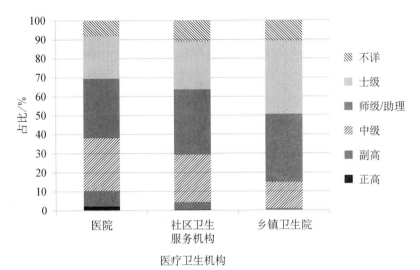

图 3-15　全国不同医疗卫生机构卫生人员职称比较

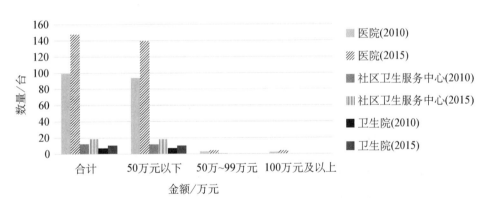

图 3-16　2010 年全国医疗卫生机构万元以上设备数量（均值）

再从资源的流动来看，现在医院和社区卫生服务机构之间的流动是非常有限的。虽然现在有些地方已经开始推行在晋升职称之前，医院的员工应该到下级医院进行轮岗，但轮岗员工的比重还是非常低的。目前，卫生资源的下沉量依然非常少。

2. "倒三角"式就诊结构

第二个问题就是现在的就诊结构。虽然从全国来看，我国的就诊结构并没有出现严重的"倒三角"现象。但是考虑到农村尚有一半左右的人口，目前的"正三角"很可能是因为农村人口就医主要流向初级的医疗机构，比如村卫生室所致。

从城市尤其是大中型城市比如北京、天津、南京、上海等地来看，其就诊结构完全是"倒三角"式。很多城市去社区卫生服务机构就诊的人次不足总就诊人次的40%，有些地方甚至不足30%，医院拥有的资源和其提供的服务严重不成比例。从住院人次来看，医院虽然占用了大部分的资源，但是也提供了大部分的住院服务，资源的配置基本是同步的。在大城市的医院，提供的服务甚至远远超过了所占用的资源（见图3-17）。而医院和社区卫生服务机构之间的双向转诊机制更是缺乏实质的推进。而其中上转的人数相对比较多，下转的人数少得可怜。

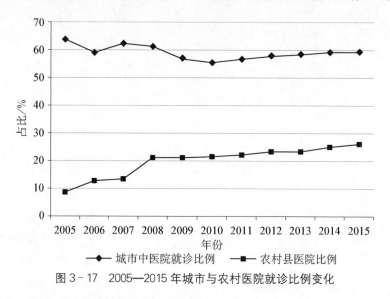

图3-17 2005—2015年城市与农村医院就诊比例变化

（二）现存主要问题形成机理分析

1. 患者就医机构分析

在第二章所阐述的就诊路径中，居民最终会选择哪条并不确定，但有一系列的模型来解释这些行为。本书基于改良的Salop圆形城市模型进行分析。

假设具有不同偏好的居民以密度1均匀分布在单位圆周长的圆周市场上，医疗服务市场存在 n 个医疗卫生服务机构相互竞争，由于医疗服务的区域规划要求，各机构根据其等级与服务质量的不同位于圆平面的特定位置上。为了分析方便，假设市场只有A、B、H三家医疗机构，其中A、B为社区卫生服务机构，H为医院。设A的位置为0，B的位置在1/2圆周上，H的位置为圆心处。同时为了简化计算，假设居民去医院H就医可以按照直线，而到A和B社区卫生服务机构就诊必须沿着圆周（见图3-18）。

假设居民购买1单位医院H的医疗服务的效用函数为：$U_H = R - P_h - $

$t\left(\dfrac{1}{2\pi}\right)^2$；居民购买 1 单位社区卫生服务机构 A 或 B 的医疗服务的效用函数为：$U_C = r - P_C - tx^2$。其中，R，r 分别表示居民购买医院和社区卫生服务机构的医疗服务的满足程度，一般地，$\Delta R = R - r \geqslant 0$，$P_h$，$P_C$ 分别为医院和社区卫生服务机构医疗服务的价格，且 $\Delta P = P_h - P_C \geqslant 0$，$t$ 为边际交易费用（交通费、陪护费等）；x 表示相对距离。

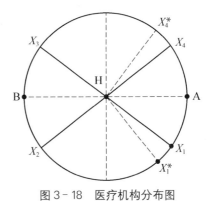

图 3-18 医疗机构分布图

假设对于居民的病情，A、B、H 都有能力诊治，则 A、B、H 三家机构处于竞争状态。那么则有：

（1）地处 A、B、H 医疗机构都会有人选择的条件：

$$r - P_C > R - P_h - t\left(\frac{1}{2\pi}\right)^2$$

$$R - P_h - t\left(\frac{1}{2\pi}\right)^2 > r - P_h - t\left(\frac{1}{4}\right)^2$$

（2）医院垄断的条件：$R - P_h - t\left(\dfrac{1}{2\pi}\right)^2 > r - P_C$

（3）社区卫生服务中心垄断的条件：$r - P_h - t\left(\dfrac{1}{4}\right)^2 > R - P_h - t\left(\dfrac{1}{2\pi}\right)^2$

在自由竞争的前提下，会出现的均衡结果是：

在 A、B 之间的任何 x 处，比如 X_1 或者 X_4 处，如果距离 A 的距离小于 $1/4$，则 $U_A^x > U_B^x$；反之亦然。在 $x = 1/4$ 处，A、B 的医疗服务对患者而言是无差异的。接下来看 A、B、H 之间的关系。假设在相对靠近 A 的 X_1^* 处，$U_h^x = U_C^x$，则有：$r - P_h - tX_1^{*2} = R - P_h - t\left(\dfrac{1}{2\pi}\right)^2$

$$X_1^* = \sqrt{\frac{1}{4\pi^2} - \frac{\Delta R - \Delta P}{t}}$$

由于圆周的对称，在另一侧会有一个 X_4^*，而且 X_1^* 与 X_4^* 相对于 A 的距离相等。但是如果以 A 为起始零点，则 X_4^* 的坐标等于 $1 - X_1^*$，X_4^* 相对于 A 的距离等于 $1 - X_4^* = 1 - (1 - X_1^*) = X_1^*$。居民对社区卫生服务中心 A 的医疗服务需求分别为 $X_1^* + 1 - X_4^* = 2X_1^* = 2\sqrt{\dfrac{1}{4\pi^2} - \dfrac{\Delta R - \Delta P}{t}}$。同理，居民对社区卫

生服务中心 B 的医疗需求与 A 相同,即

$$q_A = q_B = 2\sqrt{\frac{1}{4\pi^2} - \frac{\Delta R - \Delta P}{t}}$$

$$q_H = 1 - 4\sqrt{\frac{1}{4\pi^2} - \frac{\Delta R - \Delta P}{t}}$$

具体来看,如果 $X \in [0, X_1^*]$ 或者 $X \in [1-X_4^*, 1]$,那么居民会选择到社区卫生服务中心 A 就诊;如果 $X \in \left[X_1^*, \frac{1}{2} - X_1^* \right]$ 或者 $X \in \left[\frac{1}{2} + X_1^*, 1-X_4^* \right]$,那么居民会选择到医院 H 就诊;如果 $X \in \left[\frac{1}{2} - X_1^*, \frac{1}{2} + X_1^* \right]$,那么居民会选择到社区卫生服务中心 B 就诊。

由以上的结果可知,居民选择医院还是社区卫生服务中心就诊是由三个因素共同决定的,即 ΔR、ΔP 和 t。如果 ΔR 升高,则选择医院的人数增加,选择社区卫生服务中心的人数减少;若 ΔP 增大,则选择社区卫生服务中心的人数增加,选择医院的人数减少;如果 t 增加,那么选择社区卫生服务机构的人数也会增加。在极端情况下,如果 $\Delta R - \Delta P = 0$,则 $q_A = q_B = \frac{1}{\pi} = 0.32$,$q_H = 1 - \frac{2}{\pi} = 0.36$。

而现在患者之所以愿意去医院,是因为总体对患者而言,各级医院的 ΔP 非常小,甚至可以忽略(当然对老人等低收入、频繁使用医疗服务的群体除外),随着交通便利性的不断提高,t 不断变小,但是 ΔR 却非常大,相对于 t 和 ΔP 都非常明显,这样选择社区卫生服务中心的人就会大幅减少,而选择医院的人数会增加。

2. 政府的行为分析

由于政府的目标是最大化社会福利 W,所以政府采取了相应的措施,具体就是通过承办医疗机构,使其向全体社会成员提供免费或低收费的各种医疗服务,中间的差额由政府财政补偿。医疗机构由国家投资兴建,医疗设备由政府统一购买,医务人员由卫生行政部门调配,医院所需经费由财政拨款,医疗机构成为卫生行政部门的附属物,形成了行政机关与医疗机构一体化的管理模式。

以上海市为例。1950 年,上海市卫生局在市第四人民医院、市第五人民医院进行医院财务负责制试点,将原业务收入全部上交、各项支出从上级预算拨款中开支的预算管理办法改为医院编制收支预算报上级主管部门核定其收入与支出的差额,按预算差额给予医院预算补助;医院的业务收入不上交,超支不补,结余留用或部分上交。1951 年,两所试点医院的经验在市立医院逐步推广,后又

在全国文教财务会议上被推广。

1954年,根据财政部通知,医院及一部分有较多业务收入的医疗单位实行"全额管理、差额补助"的预算管理制度。卫生防疫站、卫生学校等没有业务收入或只有少量业务收入的单位实行全额预算的管理制度。少数单位业务收入大于其各项支出,不需要预算补助,实行"自收自支"管理制度。

诚然,在20世纪50年代末到80年代初,由于当时居民的收入普遍较低,对医疗服务的需求层次也很低,而且由于当时的医疗技术大部分处于"低等技术"层次[①],医疗费用相对较低,所以政府的上述行为在保证人们能享有基本医疗服务上起到了积极的作用,而且政府也还能承受。但是改革开放以后,居民的收入大幅提高,对医疗服务需求的层次变得越来越高,而且呈多样化发展趋势;同时"中等技术"层次飞速发展,医疗费用的上升也成为客观的需要;此外,原材料等市场的放开,使得医疗机构也不可避免地处于市场竞争之中,在这种情况下,政府的经济负担日益加重,财政承受能力 S 逐渐达到了能够承受的上限 $\bar{S}$,也意味着社会福利 W 也达到了上限 $\bar{W}$。但此时,居民的需求仍在继续扩大,但由于受到卫生事业发展水平的约束,出现了"看病难""住院难"等情况,严重损害了患者的利益。而且很多医疗机构入不敷出,经营难以为继,很多出现了亏损,政府追求社会福利最大化 W 的目标受到严重挑战,因此具有了改革的动力。从20世纪80年代改革开放以后,政府开始逐渐调整自己的行为,对医疗机构进行了"放权"改革。例如,在医疗机构中试行承包制和院长负责制,扩大医疗机构的人事、财务和经营管理的自主权;"让利"改革调整了对医疗机构的补偿机制,由过去的"差额补助,结余上缴"的预算管理办法,改为"定额定项补助,结余自留"的财务管理办法,这样实际上将风险完全推给了医疗机构。

1979年,当时的卫生部部长钱信忠在接受采访时提出"运用经济手段管理卫生事业"。同年,卫生部等三部委联合发出了《关于加强医院经济管理试点工作的通知》。接着又实施了"五定一奖"和对医院"定额补助、经济核算、考核奖惩"的办法,并展开了试点。1981年3月,卫生部下发了《医院经济管理暂行办法》和《关于加强卫生机构经济管理的意见》,开始扭转卫生机构不善于经营核算

---

① 所谓"低等技术"层次是根据生物学家路易斯·汤姆提出的医疗技术三层次分类法。他将医疗技术分为三个层次:①"低等技术"层次。它是指人类对某些疾病的认识很浮浅,无法很好地对付这类疾病,所以治疗的办法只能是适当的护理和安慰,所以医疗费用很低。②"中等技术"层次。它是指虽然不能彻底治愈某些疾病,但可以通过对疾病进行治疗从而延缓死亡的时间。这些技术包括器官移植、人造器官、透析化疗等。此时医疗费用会很高。③"高等技术"层次。它主要包括在免疫学基础上的疾病预防等。在这个层次,由于疫苗的广泛使用,使发病率大大降低,医疗费用也大幅下降。

的局面。在此基础上,1982 年卫生部颁布《全国医院工作条例》,以行政法规形式明确了对医院相关工作的要求。1985 年可谓医改元年。在这一年,我国正式启动医改,核心思想是放权让利,扩大医院的自主权。标志医改启动的事件主要有两个:一是 1985 年 1 月召开的全国卫生局厅长会议,贯彻中共十二届三中全会《关于经济体制改革的决定》的精神,部署全面开展城市卫生改革工作;二是同年 4 月,国务院批转卫生部《关于卫生工作改革若干政策问题的报告》(国发〔1985〕62 号文),报告提出"必须进行改革,放宽政策,简政放权,多方集资,开阔发展卫生事业的路子,把卫生工作搞好",由此拉开了医疗机构转型的序幕。

为了推动改革的顺利进行,1985 年 8 月,卫生部下发《关于开展卫生改革中需要划清的几条政策界限》,作为更好地贯彻 62 号文的补充性规定。1989 年,国务院批转了卫生部、财政部、人事部、国家物价局、国家税务局《关于扩大医疗卫生服务有关问题的意见》(国发〔1989〕10 号文),文件提出五点意见:第一,积极推行各种形式的承包责任制;第二,开展有偿业余服务;第三,进一步调整医疗卫生服务收费标准;第四,卫生预防保健单位开展有偿服务;第五,卫生事业单位实行"以副补主""以工助医"。其中特别强调"给予卫生产业企业三年免税政策,积极发展卫生产业"。这个文件进一步提出通过市场化来调动企业和相关人员的积极性,从而拓宽卫生事业发展的道路。1988 年 11 月,国务院发布卫生部"三定"方案(即定职能、定机构、定编制)。这一方案确定了卫生部的基本职能,要求卫生部对直属企事业单位由直接管理转向间接管理。

1992 年,我国政府确立经济体制改革的目标是要建立社会主义市场经济体制。同时,卫生部进一步下放公立医院的自主权,尝试让公立医院拥有雇用和解雇不合格职工的权利、投资基础设施的决定权、商业投资的决定权以及分配工资/津贴的权利。1992 年 9 月,国务院下发《关于深化卫生医疗体制改革的几点意见》,为贯彻文件提出的"建设靠国家,吃饭靠自己"的精神,卫生部在部门工作会议中要求医院要在"以工助医、以副补主"等方面取得新成绩。这项卫生政策刺激了医院创收的积极性,弥补了医院收入的不足,但也影响了医疗机构公益性的发挥,造成"看病问题"突出,群众对此反映强烈。

同时从 20 世纪 80 年代初开始,国家颁布了一系列文件,制定了在发展全民所有制卫生机构的同时,积极发展集体所有制医疗机构,允许和支持个体开业行医,形成以公有制为主体,各种所有制结构并存的格局。

这些改革措施在促进医疗机构和医务人员的积极性、增添医疗服务项目、提高生产率以及在解决看病难或住院难方面取得了部分成功。政府的财政压力也有所缓解。但是在改革中,由于计划经济体制惯性的影响,卫生行政部门将较多的精力放在了对医疗机构的管理控制上,没有彻底转变通过直接控制来实现社会福利最大化的目标,因此政府采取了一方面不减少公立医疗机构数目,另一方面对公立医疗机构实行"多给政策少给钱"的折中措施,即国家减少对公立医疗机构的财政补助力度,但允许医院在药品收入和检查等项目上按比例加价提成,从而可以部分弥补医院的补助不足,这也就是所谓的"以药补医"政策。

政府在给了公立医疗机构上述政策后,表面上实现了自己的综合效用最大化,既继续拥有对公立医疗机构的直接控制力,又在财政支出减少的同时保证了大部分公立医疗机构的正常运转,还保持了医疗服务收费的低标准,从而表面上保证了医疗服务提供的公平性。但实际上,政府的行为产生了以下几个结果:

(1)公立医疗机构处于绝对垄断的强势地位,妨碍了其他所有制医疗机构的健康发展。

(2)由于政府只给政策,对医疗机构的监督很弱,甚至没有动力对医疗机构的行为进行管制,这就弱化了医疗机构受到的外部约束,为其违规创造了可能性。

(3)政府的职能错位没有得到纠正。由于政府将精力过多地放在对公立医疗机构的管理上,在职能越位的同时出现缺位,如作为卫生行政部门重要职能的卫生执法、监督职能被忽视,致使卫生行业缺乏公平竞争环境,行业内部管理松懈,医疗服务质量不能让患者满意,医疗服务对弱势群体的可及性降低,医疗服务提供的公平性不能保证。

(4)由于各个不同的政府主管部门都不想放弃本部门的利益,所以多头管理、条块分离的现象难以改变。

3. 医疗机构的行为分析

按照现在的实际情况,医疗机构的收入主要可分为四部分,即挂号费、检查治疗费、药品的收入和政府的补贴。而医疗机构也需要付出相应的成本,比如检查治疗的变动成本、固定资产投资等,因此,将医疗机构的利润 π^{H} 写为

$$\pi^{\mathrm{H}} = \sum_i \{g_i + [(p_i - c_i), q_i]\} - c^{\mathrm{o}} + A \quad i = 1, \cdots, n \quad (3-1)$$

其中,g_i 为医疗机构在提供第 i 次诊疗服务所获得的挂号费,$p_i = (p_i^{\mathrm{m}}, p_i^{\mathrm{c}}, p_i^{\mathrm{t}})$,$p_i^{\mathrm{m}}$、$p_i^{\mathrm{c}}$、$p_i^{\mathrm{t}}$ 分别指单位药品的售价、检查的价格和治疗的价格(价格是指患者实际支付的价格)。q_i 是一个三维的向量,$\boldsymbol{q}_i = (q_i^{\mathrm{m}}, q_i^{\mathrm{c}}, q_i^{\mathrm{t}})$,$q_i^{\mathrm{m}}$、$q_i^{\mathrm{c}}$、$q_i^{\mathrm{t}}$ 分别代表药品的数量、检查的数量和治疗的数量。$c_i = (c_i^{\mathrm{m}}, c_i^{\mathrm{c}}, c_i^{\mathrm{t}})$,$c_i^{\mathrm{m}}$、$c_i^{\mathrm{c}}$、$c_i^{\mathrm{t}}$ 分别指提供第 i 次服务时所开药品的边际成本、检查的边际成本和治疗的边际成本(假设边际成本为常数),c^{o} 可以视为上述成本以外的其他成本(包括固定成

本等)，A 代表政府的财政补助；$[(p_i-c_i),\ q_i]$ 是向量 $(\boldsymbol{p}_i-\boldsymbol{c}_i)$ 和 $\boldsymbol{q}_i$ 的内积，$[(p_i-c_i),\ q_i]=(p_i^m-c_i^m)q_i^m+(p_i^c-c_i^c)q_i^c+(p_i^t-c_i^t)q_i^t$。

对于公立医疗机构而言，显然不应该以利润最大化为目的，但在 20 世纪 80 年代改革后，由于政府的"放权""让利"改革，改变了医疗机构的补偿机制和经营目标。在政府的补偿机制从"差额补助，结余上缴"的预算管理办法改为"定额定项补助，结余自留"后，医疗机构客观上已经具有了经营性，其目标也相应地从原来追求最终的收支平衡，改为追求利润，虽然政府"放权""让利"的目的是激励医疗机构提高效率，相应改善医务人员的待遇，但实际改革的结果是公立医疗机构的行为越来越以利润为主导，其目标基本上可以视为追求利润最大化：

$$\max \pi^H = \sum_i \{g_i + [(p_i-c_i),\ q_i]\} - c^o + A \tag{3-2}$$

由于医疗机构的行为和其补偿途径密切相关，所以在此先把现在实行的"以药补医"等政策进行简单的数理描述。

（1）药品加价。医疗机构可在药品进价的基础上加一定比例（现在一般为 15%）卖给患者。假定某种药品的进价（也就是医疗机构的药品成本）为 c^m，该药品的加价比例为 $\lambda^m (\lambda^m > 0)$，卖给患者的价格为 p^m，那么这三者的关系为：

$$c^m(1+\lambda^m) = p^m \ \text{或} \ c^m = p^m/(1+\lambda^m) \tag{3-3}$$

（2）高新医疗服务项目的价格高于成本。新开发的医疗服务项目，比如 CT、MRI 等，其价格的制定基本上接近成本或高于成本。假设某种高新项目可允许的加成率为 λ^{GX}，项目的成本为 c^{GX}，则有下列关系：

$$c^{GX}(1+\lambda^{GX}) = p^{GX} \ \text{或} \ c^{GX} = p^{GX}/(1+\lambda^{GX}) \tag{3-4}$$

由于以上两个政策的出台，医疗机构的收入可以进一步细分为七个部分，即挂号费、药品收入、常规检查收入、高新检查收入、常规治疗收入、高新治疗收入以及政府的定额、定项补助（当然，现在很多医疗机构都开展特需项目服务，实际上可以包括在其中）。那么现在 p_i、q_i 和 c_i 分别变为：$p_i = (p_i^m,\ p_i^c,\ p_i^{GXc},\ p_i^t,\ p_i^{GXt})$，$p_i^{GXc}$ 和 p_i^{GXt} 分别代表高新检查和高新治疗的单位价格；$q_i = (q_i^m,\ q_i^c,\ q_i^{GXc},\ q_i^t,\ q_i^{GXt})$，$q_i^{GXc}$ 和 q_i^{GXt} 分别代表高新检查的数量和高新治疗项目的数量；$c_i = (c_i^m,\ c_i^c,\ c_i^{GXc},\ c_i^t,\ c_i^{GXt})$，$c_i^{GXc}$ 和 c_i^{GXt} 分别代表高新检查的成本和高新治疗项目的成本。

利用式（3-3）和式（3-4）以及上述的 p_i、q_i 和 c_i 对式（3-1）进行改写，则有：

$$\pi^{\mathrm{H}} = \sum_i \left[g_i + \frac{\lambda_i^{\mathrm{m}} p_i^{\mathrm{m}} q_i^{\mathrm{m}}}{1+\lambda_i^{\mathrm{m}}} + \frac{\lambda_i^{\mathrm{GXc}} p_i^{\mathrm{GXc}} q_i^{\mathrm{GXc}}}{1+\lambda_i^{\mathrm{GXc}}} + \frac{\lambda_i^{\mathrm{GXt}} p_i^{\mathrm{GXt}} q_i^{\mathrm{GXt}}}{1+\lambda_i^{\mathrm{GXt}}} + \right.$$
$$\left. (p_i^{\mathrm{c}}-c_i^{\mathrm{c}})q_i^{\mathrm{c}} + (p_i^{\mathrm{t}}-c_i^{\mathrm{t}})q_i^{\mathrm{t}} \right] + A - c^{\circ} \qquad (3-5)$$

因为在现有的收费制度下,常规检查和治疗的价格低于成本,所以 $(p_i^{\mathrm{c}}-c_i^{\mathrm{c}}) < 0$, $p_i^{\mathrm{t}}-c_i^{\mathrm{t}} < 0$,那么对式(3-5)各个变量求偏导,有:

$$\frac{\partial \pi^{\mathrm{H}}}{\partial g_i} > 0, \ \frac{\partial \pi^{\mathrm{H}}}{\partial p_i^{\mathrm{m}}} > 0, \ \frac{\partial \pi^{\mathrm{H}}}{\partial q_i^{\mathrm{m}}} > 0, \ \frac{\partial \pi^{\mathrm{H}}}{\partial p_i^{\mathrm{c}}} > 0, \ \frac{\partial \pi^{\mathrm{H}}}{\partial q_i^{\mathrm{c}}} < 0, \ \frac{\partial \pi^{\mathrm{H}}}{\partial p_i^{\mathrm{t}}} > 0, \ \frac{\partial \pi^{\mathrm{H}}}{\partial q_i^{\mathrm{t}}} < 0$$

$$\frac{\partial \pi^{\mathrm{H}}}{\partial p_i^{\mathrm{GXc}}} > 0, \ \frac{\partial \pi^{\mathrm{H}}}{\partial q_i^{\mathrm{GXc}}} > 0, \ \frac{\partial \pi^{\mathrm{H}}}{\partial p_i^{\mathrm{GXt}}} > 0, \ \frac{\partial \pi^{\mathrm{H}}}{\partial q_i^{\mathrm{GXt}}} > 0, \ \frac{\partial \pi^{\mathrm{H}}}{\partial \lambda_i^{\mathrm{m}}} > 0, \ \frac{\partial \pi^{\mathrm{H}}}{\partial \lambda_i^{\mathrm{GXc}}} > 0, \ \frac{\partial \pi^{\mathrm{H}}}{\partial \lambda_i^{\mathrm{GXt}}} > 0,$$

$$\frac{\partial \pi^{\mathrm{H}}}{\partial c_i^{\mathrm{c}}} < 0, \ \frac{\partial \pi^{\mathrm{H}}}{\partial c_i^{\mathrm{t}}} < 0, \ \frac{\partial \pi^{\mathrm{H}}}{\partial A} > 0, \ \frac{\partial \pi^{\mathrm{H}}}{\partial c^{\circ}} < 0$$

$$(3-6)$$

由式(3-6)可知,对医疗机构而言,为了保证自己的生存发展,提高利润可以有几种途径:①提高挂号费用;②争取尽可能多的财政补助;③给患者多开高价药,多做高新检查,多进行高新治疗;④提高常规项目的收费价格;⑤减少使用常规医疗服务项目;⑥降低自己的成本,包括边际成本和总成本;⑦尽量增加接诊量。但是在实际操作中,由于国家的补助越来越少,所以途径②实施的可能性不大。同时,国家为了保证医疗服务提供的公平性和福利性,对挂号费以及常规项目的收费控制比较严,措施①和④也很难实施。而为了降低成本,医疗机构就必须付出努力,在没有外部竞争压力和硬约束存在时,只要能转嫁成本,医疗机构也不会主动降低成本,也不愿意进行相互竞争,所以措施⑥也很难实施。因此,可用的措施只剩下③、⑤和⑦。其中措施③和⑤不仅能增加医疗机构的利润,而且在实施中医疗机构不必付出太多努力,就可以利用自己的信息优势来诱导患者以实现目标。所以医疗机构为了谋求自身的利润最大化,理性地选择给患者多开药、开高价药,多检查、做高价检查,从而造成的结果就是药费居高不下,药价虚高也难以解决。在多开药和多做检查的前提下,对于医疗机构来讲,不管是重病号还是轻病号,每一次诊疗的边际收入都会大于边际成本(按项目付费),所以只要诊疗量增加,医疗机构就会赢利。因此,医疗机构(尤其是二、三级医院)不但对患者来者不拒,而且还通过医院级别、医生职称、高新医疗设备、更好的就医环境、固定资产的数量等显性指标来争夺患者,利用措施⑦也就是增加接诊量来增加自身的收益。这样居民希望去医院就诊,而医院也乐于居民来就诊,两者的利益实现了表面的一致。

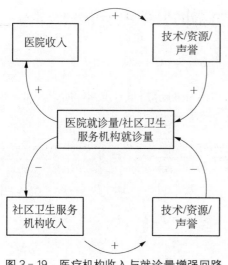

图 3 - 19 医疗机构收入与就诊量增强回路

但这样利益取向,加之当前医疗机构的定位混乱,就导致医院和社区卫生服务机构成为事实的竞争关系,而竞争的结果则完全可以用"富者愈富"基模进行分析。现实条件下医院与社区卫生服务机构都有通过有偿服务获得资源增加的正反馈回路,分别为"医院就诊量——医院收入——医院技术/资源/声誉水平——医院就诊量"以及"社区卫生服务机构就诊量——社区卫生服务机构收入——社区卫生服务机构技术/资源/声誉水平——社区卫生服务机构就诊量"两条相互竞争的回路(见图 3 - 19)。

其结果就是医院与社区卫生服务机构在竞争中,随着就诊量的此消彼长,不仅外生卫生资源如设备、资金等有两极化趋势,医疗技术等内生性资源也随人力资源的流动而集中于医院系统,即系统资源结构上向相对经营能力强的机构集中,以获得最大可能的系统补偿,而社区卫生机构则有萎缩的趋势,最终形成了城市医疗卫生服务系统中卫生资源"倒三角"分布的不合理格局,也让居民更不愿意去社区初诊(就诊)。

接下来分析一下双向转诊的问题。假设社区卫生服务机构和医院的收益函数为 $R=f(a)$,其中 a 为疾病的严重程度,疾病越严重,医院的收益越高。C 是转诊所付出的成本,C_1(社区卫生服务机构)和 C_2(医院)。

下转时因为进入恢复期,所以疾病的严重程度变低,为 a_1。在患者下转后,医院可以空出床位,接受更加严重的患者,其严重程度为 a_2。

假设 $R_2 = f(a_2) \gg R_1 = f(a_1)$,$f(a_1)$ 和 C_1,C_2 没有绝对的优势,可能 $f(a_1) - C_1 < 0$。如果 $f(a_1) - C_1 < 0$,则博弈的均衡为(不转诊,转诊)(见表 3 - 7)。

表 3 - 7 社区卫生服务机构和医院之间的博弈 1

		医　　院	
		转诊	不转诊
社区卫生服务机构	转诊	$f(a_1) - C_1, f(a_2) - f(a_1) - C_2$	$f(a_1) - C_1, f(a_1)$
	不转诊	$0, f(a_2) - f(a_1) - C_2$	$0, f(a_1)$

再进一步假设,社区卫生服务机构的资源是有限的,如果增加了下转患者 a_1,那么就会减少普通患者 a_0,由于 a_0 的收益要比 a_1 高,所以社区卫生服务机构更不愿意接受医院下转患者,这种情况下的博弈结果如表 3-8 所示,博弈的均衡依然为(不转诊,转诊)。

表3-8　社区卫生服务机构和医院之间的博弈2

		医　　院	
		转诊	不转诊
社区卫生服务机构	转诊	$f(a_1)-C_1$, $f(a_2)-f(a_1)-C_2$	$f(a_1)-f(a_0)-C_1$, $f(a_1)$
	不转诊	$f(a_0)$, $f(a_2)-f(a_1)-C_2$	$f(a_0)$, $f(a_1)$

4. 药商的行为分析

如果药商所经营的药品 i 的销量和价格完全由市场机制来决定,那么各个药商总的药品销量和药品的市场价格之间就是一种内生的关系,可以假设药品的销量和价格是线性关系:

$$P = a - b\sum_{j=1}^{m} q_{ji} \qquad (3-7)$$

为了简化计算,可以假设各个药商的生产成本相同,都为 c,而且假设各个厂商之间进行的是古诺竞争[①]。在这样的假设下,将式(3-7)代入式(2-11),并令其一阶导数等于 0,可解得:

$$q_{ji} = \frac{a-c}{(m+1)b} \qquad (3-8)$$

$$P = \frac{a+mc}{m+1} \qquad (3-9)$$

式(3-8)和式(3-9)是追求利润最大化的药商的均衡产量和价格。也就是说,药商为了实现自己利润最大化的目标,不会盲目地追求高价和过多的数量(除非该药品一直供不应求,产量达不到均衡量,但这又和我国大部分药品的实际供求情况不符),因而也不会和医疗机构共谋。那么现在的"医药共谋"是怎样形成的?根据我国卫生行业的改革历程,从 20 世纪 90 年代后,药品生产体制的改革相对比较超前,药品的生产在短时间内基本实现了产业化。由于药品的高

---

① 哈尔·瓦里安. 微观经济学[M]. 周洪,李勇,等译. 北京:经济科学出版社,1997.

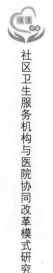
利润,导致药商的数量激增,再加上在我国药品市场中,由于仿制药主导、药商重复建设等原因最终导致大部分药品的供于求、药商的规模过小,现在的药品市场成了一个典型的买方市场。与此同时,医疗卫生体制改革比较滞后,药品的最大买方——医疗机构还处于公立医疗机构垄断的局面,彼此之间没有形成有效的竞争①。这两种体制改革的不协调,导致了 Kornai 所谓的"不协调成本"(incoherence cost)的出现②,药品市场的价格和竞争机制失灵,交易费用增加,药商能否将自己的药品销售出去,主要不是靠药品本身的竞争力,而是靠打通所谓的"销售关",打通"销售关"的手段就是回扣,回扣越大,该药就越有可能被医疗机构采用,否则药商就很难将该药售出③。假设药商 j 为了将该药销售出去,给予的回扣率为 d_{ji}(以医疗机构的名义进价 p_i^b 为基价),那么医疗机构每开 j 药商的一单位该药所获得的回扣量 d_{ji}^A 为:

$$d_{ji}^A = d_{ji} p_i^b \qquad (3-10)$$

相应地将式(3-10)代入式(3-5),得到医疗机构在获得回扣后的售药利润:

$$\pi^H = \sum_i \Big[g_i + \frac{(\lambda_i^m + d_{ji}) p_i^m q_i^m}{1 + \lambda_i^m} + \frac{\lambda_i^{GXc} p_i^{GXc} q_i^{GXc}}{1 + \lambda_i^{GXc}} + \frac{\lambda_i^{GXt} p_i^{GXt} q_i^{GXt}}{1 + \lambda_i^{GXt}} +$$
$$(p_i^c - c_i^c) q_i^c + (p_i^t - c_i^t) q_i^t \Big] + A - c^o$$
$$(3-11)$$

对式(3-11)的回扣率 d_{ji} 求偏导,有:

$$\frac{\partial \pi^H}{\partial d_{ji}} > 0 \qquad (3-12)$$

这表明,药商的回扣率越高,医疗机构的利润将越大。

因为药商药品的销量是由回扣决定的,假设回扣率不变,那么由式(3-10)可知,价格也完全由回扣量决定。因此,现在药品的销量和价格不存在一个内生

---

① 蒋天文,樊志宏. 中国医疗系统的行为扭曲机理与过程分析[J]. 经济研究,2002(11):71-80,94.

② KORNAI J. The socialist system: the political economy of communism [M]. Oxford, UK: Oxford University Press, 1992.

③ 这方面的资料散见于各类报刊、网络电视传媒和业内人士的消息,本书未引注。当然,本书认为,虽然回扣影响药品的销售,但回扣只是主要原因,其他比如同类药品的疗效差别、不同的品牌等都会影响药品的销售,但是在不影响结果的情况下,为了分析的方便,本书在后续分析中仅将回扣作为决定药品销量的唯一影响因素。

的关系[①]，两者都由回扣量 d_{ji}^A 决定：

$$p_{ji} = p(d_{ji}^A) \tag{3-13}$$

$$q_{ji} = q(d_{ji}^A) \tag{3-14}$$

式(3-13)和式(3-14)满足：$\dfrac{\mathrm{d}p_{ji}}{\mathrm{d}d_{ji}^A} > 0$，$\dfrac{\mathrm{d}q_{ji}}{\mathrm{d}d_{ji}^A} > 0$。回扣增加了药商的成本，所以现在药商的目标函数变为：

$$\max \pi_{ji}^{\mathrm{M}} = \max(p_{ji} - c_{ji} - d_{ji}^A)q_{ji} \tag{3-15}$$

将式(3-10)带入式(3-15)可得：

$$\max \pi_{ji}^{\mathrm{M}} = \max[p_{ji}(1 - d_{ji}) - c_{ji}]q_{ji} \tag{3-16}$$

对式(3-16)中的药品价格、数量和回扣率求偏导，得：

$$\frac{\partial \pi_{ji}^{\mathrm{M}}}{\partial p_{ji}} > 0, \quad \frac{\partial \pi_{ji}^{\mathrm{M}}}{\partial q_{ji}} > 0, \quad \frac{\partial \pi_{ji}^{\mathrm{M}}}{\partial d_{ji}} < 0 \tag{3-17}$$

由式(3-17)可知，现在对药商而言，如式(3-8)和式(3-9)所描述的利润最大化均衡点已不复存在。只要药品的价格和销量增加，药商的利润就能直接增加，所以追求利润最大化的药商也有了提高药价和增加销量的动力。至此，"医药共谋"的基础已经形成。同时，综合式(3-12)和式(3-17)可知，虽然医疗机构可以从更高的回扣率中获利，但是回扣率的提高会减少药商的利润，两者在回扣率上不存在共同利益。如果医疗机构要求过高的回扣率会严重损害药商的利益，最终不利于自己目标的实现，因此医疗机构不会要求药商提供更大的回扣率，而是与药商达成"双赢"的共谋模式，即通过"多开药、开高价药"来满足各自的目标。

5. 医疗保险机构的行为分析

对式(3-5)各变量求偏导，可得：

$$\frac{\partial \pi^{\mathrm{SHI}}}{\partial z_i} > 0, \quad \frac{\partial \pi^{\mathrm{SHI}}}{\partial p_i} < 0, \quad \frac{\partial \pi^{\mathrm{SHI}}}{\partial q_i} < 0 \tag{3-18}$$

因此，对于社会医疗保险机构而言，如果它的目标是利润最大化，那么它就

[①] 当然，此处仅仅假设价格在某个浮动范围之内。因为除非该药品的价格弹性是零，否则即使医生有充分的诱导需求的能力，但如果药品的价格上升太多，以致患者难以支付时，药品的消费量就会减少，最终药商的销量也会减少。

有动力去监督医疗机构（医生）的行为，不让它们违规。但是，我国现在的社会医疗保险机构的监督作用很弱，并且缺乏监督的动力，原因是：

（1）我国实施的社会基本医疗保险计划，其目标是最大化患者在得病时的效用，而不是以自身的盈利为目的。社会医疗保险机构的人员都是公务员，他们的收入和医疗保险基金的运作情况没有关联。而为了加强监督，他们就要付出努力，可能还得罪医疗机构，所以他们没有动力去全力监督医疗机构（医生）的行为。

（2）因为社会医疗保险的目标是最大化患者福利，所以医疗保险基金收支均衡的约束就是软约束。由于医疗市场存在严重的信息不对称，医疗保险机构在医疗机构资金超支后很难确定哪些是正常的，哪些是违规的，如果约束是硬约束，那么医疗机构就可能"拒载"真正需要医疗服务的患者，使患者的利益受到损害，就会引起患者的不满，所以医疗保险机构只好将约束软化，部分弥补医疗机构的超支。

（3）社会医疗保险机构只能从宏观上起到监督医疗机构（医生）的作用。因为医疗市场供需双方的信息严重不对称，加上社会医疗保险机构的人员有限，所以社会医疗保险机构很难对医疗机构（医生）进行有效的微观层面的监管，只能从宏观上监督医疗机构的行为，但是宏观的监控很容易顾此失彼，给医疗机构以可乘之机。

（4）医保支付制度并没有起到对患者进行分流的作用。虽然在各级医院的报销比例也有所差异，但这种差异非常小。如果各级医院提供的服务差异不大，那么当前报销比例的差别会对患者有一定的引导作用。但是由于当前各级医疗机构的医疗服务水平差异较大，导致报销比例的差异和医疗服务水平的差异相比变得微不足道。因此，实际上社保对居民的就诊引导作用是很弱的。

（5）现在的社会医疗保险机构更多的是追求自身的收支平衡，而不是患者保障水平的最大化，所以社会医疗保险机构会以基金的平衡甚至结余作为自己的目标；而且为了控制支出，社会医疗保险机构在选择定点医疗机构的时候，会把私立医疗机构排除在外，这使营利性医疗机构的发展乃至生存都很难。因此，营利性医疗机构难以与非营利性医疗机构竞争，结果自然减少了公立医疗机构的外部竞争约束。

同样，对式（3-6）各个变量求偏导，可以得到：

$$\frac{\partial \pi^{HI}}{\partial z_i} > 0, \ \frac{\partial \pi^{HI}}{\partial p_i} < 0, \ \frac{\partial \pi^{HI}}{\partial q_i} < 0, \ \frac{\partial \pi^{HI}}{\partial \eta} > 0, \ \frac{\partial \pi^{HI}}{\partial c} < 0 \qquad (3-19)$$

由式(3-19)可知,商业医疗保险机构为了实现利润最大化的目标可以通过提高保费 z_i 和共付率 η,或者降低自己的成本和医疗理赔费用支出来实现。但是商业医疗保险之间的竞争很激烈,所以商业医疗保险机构很难在保费 z_i 和共付率 η 方面谋求高价,同时由于医疗机构处于强势地位,商业医疗保险机构很难控制医疗机构的行为,也就很难控制理赔的费用,要赢利只能通过降低自己的运作成本来获得利润,但是成本的下降是极其有限的,如果不能控制支出,商业医疗保险发展将难以为继,这也正是我国商业医疗保险发展有巨大空间但难以大力推进的原因。

第四章

我国社区卫生服务机构与医院
协同改革模式现状分析

一、强制首诊＋松散型整合探索模式

（一）武汉青山区

2006 年 3 月,武汉市青山区率先试点社区首诊制,迈出社区卫生建设的重要一步。青山区试点社区首诊有其得天独厚的优势。首先,青山试点首诊制,是因为有大型企业在支撑,武钢和一冶两大企业有职工及其家属 27 万人,保证了医保制度的高覆盖率。其次,因为有职工医院做后盾,社区卫生服务机构普遍受信任,为首诊制的实施提供了条件。一方面职工医院都建立了社区卫生服务中心(站),另一方面武钢总医院、普仁医院的许多退休专家都被社区医疗机构重新聘用,增强了社区医疗机构的技术力量。

1. **核心机制**

1) 首诊环节

青山区"社区首诊"的试点办法规定,辖区内的 1.5 万特困群众和武钢等大型企业参加基本医疗保险的 20 多万职工及其家属,就医必须首先到社区卫生服务机构,通过社区卫生服务机构转诊到医院;对到社区首诊的患者免收普通门诊挂号、诊疗、注射服务、住院诊疗、护理服务费用五项医疗服务费用,对特困群众还按 20％的比例减免血常规、尿常规、大便常规、肝功能、胸透、心电图六项检查费用,并实施药品零差率销售,因政策减免部分,由政府予以补偿。

青山区通过探索社区首诊工作,方便了居民就医,合理分流了到大医院的患者,提高了社区卫生服务资源的利用率,为全市推进社区首诊改革打下了良好的基础。据统计,2006 年特困群众和参保职工的社区首诊率分别达到 85％和 62％,双向转诊的下转率达到 32％,全区社区卫生服务机构门诊量比 2005年同期增长了 42％,每位门诊患者和每位住院患者平均费用分别比 2005 年同期下降 13％和 16％①。

2）双向转诊环节

社区首诊制与双向转诊密不可分。青山区在试行社区首诊时，也在探索双向转诊制，以该辖区内的二级以上公立医院为社区定点转诊医院，制定了明确的社区常见疾病双向转诊标准，确定转诊流程，完善转诊制度，明确转诊责任。社区全科医生根据双向转诊标准和首诊患者的病情，向患者提出转诊建议，指导患者选择上级医院和就诊科室，必要时陪同护送患者转诊。上级医院对社区转诊的患者给予部分医疗服务费减免优惠，住院医师在患者出院时填写康复计划，并通知社区全科医生对患者进行康复治疗。

2. 配套机制

（1）武汉市社区卫生服务机构的来源和服务模式。武汉市以"合理布局、便民利民"原则，科学制订并实施了社区卫生服务机构设置规划，截至 2017 年 10 月，已建设社区卫生服务中心 135 个、社区卫生服务站 316 个②，居民步行 15 分钟可到达最近的社区卫生服务中心。在建设社区卫生服务机构时，首先鼓励街道卫生院转制和政府办的大医院举办；其次采取公开招标的方式，鼓励企业医院、大学医院和民营医院竞争提供基本医疗服务，政府部门择优审批；最后鼓励大医院托管社区卫生服务机构③。

在服务模式上，各社区卫生服务机构以居民需求为导向，变被动"坐堂行医"为主动"上门服务"，组建了由全科医生、公共卫生医生和社区护士组成的"家庭医生服务团队"，划分服务责任社区，在社区居民楼悬挂家庭医生公示牌，发放联系卡，与家庭签订协议，提供连续性、规范化的基本医疗和公共卫生服务；发挥中医药简、便、效、廉的优势，为社区居民提供特色服务。同时，以妇女、儿童、老年人、慢性病患者、残疾人、贫困居民、外来人口等为重点服务对象，开展上门访视、家庭出诊、家庭病床、家庭护理、家庭健康指导、家庭康复指导"六上门"服务。

（2）加强人才队伍建设，提高服务水平。首先，为加强队伍建设，提高社区卫生服务水平，武汉市实施了"社区卫生技术人员培训计划"，截至 2007 年底，全

① 刘毅俊，李滔，朱宏斌. 对武汉市社区卫生服务中心医药分开改革的情况分析与思考[J]. 中国卫生事业管理，2007(3)：204－205.

② 武汉：135 家社区卫生服务中心提供家庭医生服务[EB/OL]. (2017-10-29)[2019-08-11]. http://www.xinhuanet.com/2017/10/29/c_1121872979.htm.

③ 武汉市人民政府. 湖北省武汉市人民政府关于深入推进社区卫生服务体系建设的意见[EB/OL]. (2007-08-29)[2015-07-30]. http://govinfo.nlc.gov.cn/search/htmlflash4Radar? docid=3155694.

科医生、社区护士和其他卫生技术人员岗位培训率达100%。其次,利用大医院优势资源,开展"对口支援"和"千名医生下基层"活动。从2005年起,全市58家二级以上的公立医院每家对口支援2~3个社区卫生服务中心,对社区医务人员进行"传、帮、带",具体做法是:安排社区医务人员到大医院免费进修;向每个社区卫生服务中心派出以管理、医疗、护理和医技人员为成员的服务团队,在中心工作1年。3年来,共有1 012名大医院医务人员到社区工作,既解决了居民的"看病难"问题,又提高了社区卫生服务中心的医疗技术水平。截至2010年底,中心城区103家社区卫生服务中心与38家公立医院通过直接举办、托管、直管、对口支援等模式"结亲"[①]。再次,引导与鼓励有经验的老医生老有所为,进社区发挥余热[②]。2006年,武汉市制定并实施了鼓励离退休卫生技术人员到社区卫生服务机构工作(简称"老医生进社区")的计划。通过社会公开招聘,对原在二级以上医院工作、具有执业医师资格、中级以上职称、70岁以下、身体健康和自愿到社区工作的老医生,按主任医师1 000元/月、副主任医师800元/月、主治医师600元/月的标准由市政府给予津贴补助,社区卫生服务机构结合工作情况发放工资。目前,全市共招聘了152名老医生到社区卫生服务站工作。最后,引导大学生进社区,初步形成人才的长效补充机制。中高层次人才的缺乏和年龄结构的老化是目前武汉市社区卫生机构所面临的重要挑战,如果没有新鲜血液的补充,社区卫生服务中心的人才断层现象将会持续并给整个社区卫生的可持续发展造成威胁。为此,武汉市从2005年开始实施"引进大学生"工程,各区出台了一系列吸引大学生到社区卫生服务机构工作的优惠政策。对到社区卫生服务机构工作的大学生,由财政部门负责为其缴纳养老、医疗和失业保险金,工资按高于所在单位职工平均工资的水平发放,安排刚毕业大学生带薪到大医院免费进修学习1年。截至2010年,全市社区卫生服务中心共引进了600余名大学生,初步缓解了社区卫生服务队伍后继乏人的问题[③]。

(3) 持续增加投入。首先,实施经费补助政策。在机构建设上,按每个社区卫生服务中心20万元、每个服务站2万元的标准实施经费补助,对全市社区卫生服务机构的房屋进行维修和改造。在设备配置上,政府投入近2 000万元,使社区卫生服务站全部达到国家规定的医疗设备配置标准,改善了社区卫生服务

① 张勇.武汉市社区卫生服务的发展现状及就诊居民满意度调查[J].今日湖北(中旬刊),2013(9):98-99.

② 新华网.武汉构建社区卫生服务体系的经验介绍[EB/OL].(2007-09-14)[2015-08-01]. www. hb. xinhuanet. com/newscenter/2007-09/14/content_11148001. htm.

③ 王铮,龚勋,陈瑶,等.武汉市社区卫生服务的现状分析[J].中国卫生经济,2008,27(2):45-47.

信息化设施。从 2005 年起,武汉市、区两级政府给每一个常住人口下拨公共卫生专项经费,3 年共拨专款 1.15 亿元。同时,各区政府共投入近亿元,为街道卫生院转制机构的职工(包括退休人员)购买了养老保险。其次,实施医保引导政策。优先确定社区卫生服务机构为医保定点机构,并按每个机构 7 500 元的标准给予设备费补贴。最后,实施机构用房保障政策。武汉市在制定城市建设规划时,将社区卫生服务机构业务用房纳入城市公共设施建设规划、审批、建设的三个环节。在新建居民区和旧城改造时,开发商必须配套建设社区卫生服务机构业务用房。各区政府以分批购买、各街道办事处以免费提供的方式为社区卫生服务机构解决业务用房问题。对租用公房的社区卫生服务机构由房管部门减免租金 40%～50%;对租用私房的社区卫生服务站由所在区政府分别按每站每月 500～1 000 元的标准予以补助。

(4) 界定社区卫生服务的功能。2006 年,武汉市通过在全市社区卫生服务中心建设标准化公共卫生科,对社区公共卫生服务工作进行整合,探索了社区公共卫生服务的新模式。首先是职能的整合,各社区卫生服务中心建设标准化公共卫生科,将各级疾控、妇幼保健机构实施的建立家庭健康档案、传染病防治、慢性病防治、妇幼保健和健康教育的 5 大类 20 项公共卫生服务职能统一移交给社区卫生服务中心承担。公共卫生科设置传染病管理室、免疫预防室、妇幼保健室(计划生育指导室)、卫生监督室、健康教育与慢性病防治室,让市民免费享受到 5 大类 20 项公共卫生服务。其次是资源的整合,通过竞争上岗,选拔了一批具有预防保健工作经验的专业技术人才,安排到公共卫生科工作。通过政策倾斜,对公共卫生科优先保障经费、配置设备、改善环境,保证其业务用房总面积不小于 80 平方米。最后是管理的整合,建立了全市社区公共卫生工作统一规范、统一培训、统一指导、统一考核、统一核拨经费的集中管理模式,按照费随事走和政府购买服务的原则,完善了社区公共卫生服务专项经费补助办法,制定了社区公共卫生服务项目考核与经费补助标准,在对完成工作的数量和质量全面考核的基础上,核拨社区公共卫生服务专项经费[1]。

(5) 机制创新,体现公益性。第一,改革药品管理办法。从 2005 年起,武汉实施了药品统一配送制,各区卫生局通过招标选择一级市场药品批发商,按本地市场最低供货价格向社区卫生服务机构直接配送药品,在确保药品(耗材)质量

---

① 武汉市卫生局.市卫生局关于创建社区卫生服务中心和乡镇卫生院标准化公共卫生科的意见[EB/OL].(2013 - 07 - 26)[2015 - 08 - 01]. http://www.med126.com/rencai/2013/20130726160135_690638.shtml.

的前提下,最大限度地压缩中间环节的价格差额,使社区卫生服务机构药品零售价降低了 20% 左右。第二,探索"医药分开"改革,取消社区卫生服务中心的药房,将用于医疗服务的药品、医用器械、耗材的经营权、药房管理权交给医药公司。全市已有 24 家社区卫生服务中心开展了"医药分开"改革,药品价格平均下降了 40% 左右。第三,试行"社区首诊",建立"双向转诊"机制。从 2006 年起,武汉市在青山区开展社区首诊和双向转诊试点,探索"小病放心进社区,大病顺利进医院,康复平安回社区"的分级医疗服务新模式。全区 14 家社区卫生服务中心和 40 家社区卫生服务站分别与 3 家大医院签订了"双向转诊"合同,制定社区常见疾病双向转诊标准,确定转诊流程,完善转诊制度。制度实施当年,特困群众和参保职工的社区首诊率分别达到 85% 和 62%,双向转诊的下转率达到 32%。第四,实施社区基本医疗服务"5 免 6 减"优惠政策。对到社区卫生服务机构就诊的人员免收普通门诊挂号、注射服务、住院诊疗等 5 项费用,低保人员的血常规、肝功能、心电图等 6 项检查费用减免 20%。从 2005 年起到 2007 年 6 月底,共有 1 780 多万人次享受了"5 免 6 减",共计少花 3 900 万元。第五,探索建立社区卫生服务第三方评价机制。2006 年,武汉市通过开展创建群众满意社区卫生服务机构活动,发挥社区居民的民主监督作用,由第三方评价社区卫生服务工作,将居民的满意度作为考核社区卫生服务机构的重要标准,建立了一套科学合理的民主监督机制。全市统一印制居民意见反馈表,通过民政部门将意见反馈表分发到居民群众手中,对辖区社区卫生服务机构的服务项目、服务流程、服务态度等内容进行评价。居民通过"邮资总付"专用邮件反馈意见表反馈意见和建议,邮政部门负责统计、计算满意度。对无违法违规行为,专业考核和群众满意度达标的机构,在媒体公示后授予"群众满意社区卫生服务机构"荣誉称号;对群众不满意的机构,在限期整改后群众仍不满意的予以淘汰。2007 年,武汉市居民对社区卫生服务的满意度达 80%[①]。2012 年,武汉市居民对社区卫生服务的总体满意度达 84.1%[②]。

(6) 二级以上公立医院托管社区卫生服务中心。2008 年 2 月 28 日,武汉市卫生局出台文件鼓励所有具备条件的二级以上公立医院,参与托管社区卫生服务中心(俗称"社区医院")的工作。社区医院被托管后,人、财、物以及经营管理权将全部交给大医院管理。与此同时,大医院派出一批经验丰富的管理骨干和

---

① 四大举措 三项政策 五项改革——武汉市全力构建社区卫生服务体系[N].中国医药报,2007 - 09 - 25.

② 周瑾,刘文杰,谢舒,陶红兵.武汉市社区卫生服务患者满意度及影响因素[J].中国妇幼保健,2012,27 (36):5985 - 5988.

专家、教授到社区卫生服务中心工作或坐诊,并对社区医院的管理骨干和医务人员进行业务培训。

武汉市的托管并非兼并。因为被托管后的社区医院,仍是独立法人单位,仍隶属区卫生局领导。其非营利性医疗机构的性质不变,公共卫生和基本医疗服务的职能不变,职工隶属关系及性质不变,收费标准和相关减免政策均不改变。

(二)深圳模式

1. 核心机制

1)首诊环节

深圳作为改革开放的先锋城市,在医疗体制改革方面亦有诸多创新。1996年,深圳作为全国第一批社区卫生服务工作试点城市,启动了社区卫生服务网络的建设工作,为社区首诊制的建设做了充分的准备。2006年3月3日,深圳市宝安区公明街道成为卫生部社区首诊制和双向转诊制的首家试点基地。这是全国首个社区卫生服务体系建设的综合研究基地,全面启动了社区首诊制的试点工作。与此同时,医疗保险的配套政策也在不断推出,针对深圳市属新建城市、外来务工人员占比较高的社会发展实际,2005年3月1日,深圳市劳务工合作医疗试点工作正式启动,在全国率先提出了"绑定社区"的就医理念,即所谓的社区首诊制,参保的对象首诊先到社区健康服务机构,在第三方付费的引导下,根据需要逐级转诊。经过一年多的试点,2006年5月12日,深圳市政府常务会议讨论通过并正式颁布了《深圳市劳务工医疗保险暂行办法》,于2006年6月1日起正式实施,从而使深圳市劳务工的医疗保险及其核心内容之一的"社区首诊制"步入了制度化发展的轨道。

《深圳市劳务工医疗保险暂行办法》规定参保单位选定一家定点医疗机构作为本单位参保人的就医点,即为该单位选定的定点医疗机构,简称为绑定社康中心。劳务工医疗保险缴费标准为每人每月12元,其中用人单位缴交8元,劳务工个人缴交4元,劳务工个人缴交部分由用人单位代扣代缴。缴交的劳务工医疗保险费,6元作为门诊基金,用于支付门诊医疗费用;5元作为住院统筹基金,用于支付住院医疗费用;1元用于调剂。患者就诊时,使用药品目录内药品所发生的费用,属于《国家基本医疗保险药品目录》中甲类药品和乙类药品的,门诊基金分别支付80%和60%;使用《深圳市劳务工医疗保险诊疗项目录》内诊疗项目或医用材料所发生的费用,单项价格在90元以下的,门诊基金全额支付;单项价格在90元以上的,门诊基金支付90元。门诊大病发生的医疗费用属于药品目录、诊疗目录范围内的,由住院统筹基金支付 50%①。

一般情况下,劳务工医疗保险参保人凭"深圳市劳动保障卡"在其绑定的社康中心就医,特殊情况下,可以在与其绑定社康中心同属于一家结算医院下设的其他定点社康中心或医疗服务站就医,到结算医院本部及结算医院外就医的应办理转诊手续。在急诊情况下,可以不在绑定社康中心就医,但所发生的费用,由参保人先垫付,报销的比例也比在绑定社康中心就诊时低②。

社区首诊制度的建立,有效地促进了深圳社区卫生服务的发展。2006 年,社区卫生服务次均门诊诊疗费用为 52.63 元,仅为全市门诊次均诊疗费的 42.14%,为大型医院的 28.97%,为民营医疗机构的 33.18%。社会卫生服务的方便性与经济性特征明显,深受广大市民的欢迎,在门/急诊人次达到 1 290 万的情况下,相应的投诉不到 10 宗,可见深圳市民对社区卫生服务高度认同。2008 年,深圳市社区卫生服务量占全市医疗服务总量的 32.6%。据最新统计,深圳市共有签订农民工医疗保险及住院医保门诊统筹人数 851.3 万人,实现社康首诊的市民比例达到 63.7%。也就是说,首诊绑定在社康中心的市民已经超过了 850 万人③。2011 年,深圳市社区卫生服务机构的门诊服务提供量达到 32 303 400 人次,分别较 2009 年和 2010 年增长了 26.17% 和 14.92%,占所有医疗机构门诊提供量的比重达到 36.39%④。据最新统计,深圳市选择在社区首诊的医保参保人为 863 万人,占参保人总数的 70%,次均费用约为 63 元⑤。社区首诊制度从根本上改变了居民原有的就诊模式,降低了总体费用,有效缓解了"看病难、看病贵"的问题。

2) 双向转诊环节

为了实现"小病在社区、大病进医院、康复回社区"的医疗服务模式,深圳市从 2008 年已经开始实行《深圳市医院与社区健康服务中心双向转诊管理办法(试行)》。按照规定,首诊绑定社康的市民如果出现了社康中心难以实施有效救治的病例、不能确诊的疑难复杂病例或者其他因技术、设备条件限制不能处置的

---

① 赖光强,陈皞璘,张校辉.深圳市实施家庭医生责任制项目路径的分析与思考[J].中华全科医师杂志,2009,8(11):813-816.

② 深圳市政府.深圳市劳务工医疗保险暂行办法[EB/OL].(2006-05-26)[2015-08-02].http://www.sznews.com/news/content/2006-05/26/content_131401.htm.

③ 深圳商报.三甲医院必须接收上转患者[EB/OL].(2013-02-01)[2015-08-07].http://www.g-medon.com/Item.aspx?id=24819.

④ 范明宽.深圳市社区卫生服务现状研究[D].武汉:华中科技大学,2013.

⑤ 未来三年深圳再增 600 家社康中心[EB/OL].(2018-01-12)[2019-08-10].http://sz.people.com.cn/n2/2018/0112/c202846-31134161.html.

病例都可以向上级医院转诊。而经医院诊治后病情稳定的病例,一般常见病、多发病病例或其他应当转诊且社区健康服务中心(简称"社康中心")有能力处置的病例,都可以从医院向社康中心转诊。

为了保证深圳市市民都能享受到均等的优质医疗资源,"十二五"期间,深圳市卫人委制定了《深圳市医疗机构联网组团运用实施方案(试行)》,将全市划分为 13 个功能组团,所有功能组团都有一家三级综合医院作为龙头医院,实现组团内医疗机构的联网运营。龙头医院必须预留部分应急病床,接收联网组团内各医疗机构上转的患者,500 家社康中心可提供家庭病床服务为市民提供便利。

2012 年,深圳市共有 50 多万人次使用了双向转诊服务。目前,深圳市已经建立了"社康中心—举办医院—龙头医院"的双向转诊模式。2013 年,深圳市福田区试点家庭医生与专科医生之间的新型转诊模式,实行医生"点对点"转诊,转诊的针对性和有效性将大幅提高。2012 年,深圳市从社康中心转诊到上级医院的有 30 多万人次,而从医院转回社康中心的至少有 20 万人次,双向转诊取得了较好的实践效果[①]。

关于转诊的程序规定,患者因病情需要转诊到非结算医院,必须由结算医院出具转诊证明。一般转诊程序为,市内一级医院向市内二级医院转诊,市内二级医院向市内三级医院转诊,市内三级医院向市外三级医院转诊。因病情需要,可以由结算医院直接转诊到市内同级或上一级有专科特长的医院或专科医院。每级转出医院都应向转入医院出具转诊证明。因病情需要,经结算医院批准转诊到非结算医院发生的门诊医疗费用,按《深圳市劳务工医疗保险暂行办法》规定应由门诊基金支付的费用报销 90%,即报销比例较在绑定社康中心就诊时低 10 个百分点。在非结算医院及其下设的医疗机构发生的急诊医疗费用,按《深圳市劳务工医疗保险暂行办法》规定应由门诊基金支付的费用报销 70%。

社区卫生服务机构院办院管,是深圳市的一个特色。社区卫生服务中心由全市统一规划设置,由现有医疗机构具体承办,即医疗机构作为法人机构举办社区健康服务中心,成为社康中心人力资源、技术资源、设备资源、财力资源配置的后盾,对社康中心实施一体化的管理;卫生监督机构实施监督管理,预防保健机构进行业务指导。这一管理模式凸显了医疗机构资源优势、管理优势、保障优势、转诊优势、服务政策优势,增强了患者在社区卫生服务机构就诊的放心度、信赖度。在这种模式下,双向转诊基本是在医院科室内(社区健康服务中心大体相

① 深圳商报.三甲医院必须接收上转患者[EB/OL].(2013-02-01)[2015-08-07]. http://www.g-medon.com/Item.aspx?id=24819.

当于医院的独立科室)完成的,与院内会诊或转科类似,因此双向转诊比较容易实现①。

2. 配套机制

(1)深圳社区卫生服务机构的来源和服务模式。深圳市卫生服务提供体系为"二级网",由医院服务层与社区卫生服务层两级组成。社区卫生服务的主体是社区健康服务中心,是最基层的综合性卫生服务机构,不存在任何形式的分支机构和服务网点。社区健康服务中心由各级医疗保健机构承办,拥有3家及以上的社康中心的医院设立社区卫生服务部,管理社区服务工作,并负责医院周围社区居民的社区卫生服务工作(见图4-1)。

城市社区健康服务中心主要有两种类型:第一,已建立街道医院的办事处,在医院内建立和健全健康服务办公室,按规划在所辖地段依托居委,建立相应的社区健康服务中心,形成街道医院领导下的街道、居委一体化管理的"城市社区健康服务体系"。第二,尚未建立街道医院的办事处,辖区卫生主管部门成立社区健康服务办公室,按规划和合理布局的要求,指定辖区的医疗保健机构在分管地段内设立社康服务中心,形成过渡型的"城市社区健康服务体系"。

经过近10年的努力,深圳已经建立起了全市性的社区卫生服务网络体系和双向卫生服务网框架。截至2005年9月,深圳市共设立了332家社区健康服务中心,这些中心以69家医疗机构为依托,全部根植于居民生活或工作社区,直接服务覆盖人口达到652万,居民可以步行10~15分钟到达最近的社区健康服务中心接受治疗。2013年,深圳市共有549家社康中心、2024名家庭医生为社区居民提供家庭医生服务,累计有23.2万户家庭、70.4万名居民签订家庭医生服务协议,已为245万人次提供家庭医生服务。社康中心一体化管理取得积极进展。截至2013年底,深圳市共成立28家医院社管中心,在此基础上推行建立区级、街道级社区健康服务管理机构,对辖区内社康中心人、财、物及技术服务进行统一管理。截至2017年9月,深圳市共设立了610家社区健康服务中心。参加家庭医生服务的社康医生有3018名,签订家庭医生服务协议的居民累计有401万名②。福田区、龙岗区已经建立区级社区健康服务管理中心,宝安区西乡街道对本街道内社康中心进行统一管理③。

---

① 胡筱蕾.双向转诊制度的有效性和可行性研究—以深圳观澜街道为例[D].广东:广州医学院,2010.

② 未来三年深圳再增600家社康中心[EB/OL].(2018-01-12)[2019-08-10].http://sz.people.com.cn/n2/2018/0112/c202846-31134161.html.

③ 深圳市卫生健康委员会,2014年全市卫生计生工作会议报告[EB/OL].(2014-02-27)[2015-08-07].http://www.sz.gov.cn/szhpfpc/xxgk/ghjh/ndgzjh/201402/t20140227_2316221.htm.

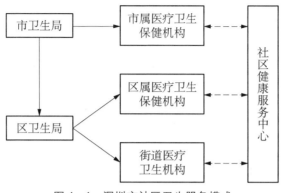

图 4-1　深圳市社区卫生服务模式

（2）加强人才队伍建设，提高服务水平。深圳市在提高社区卫生服务队伍水平方面，提出社区卫生服务机构的卫生技术人员须具有法定执业资格；社区卫生服务机构应根据国家有关规定招聘符合规定条件的卫生技术人员，全面实行聘用制，达不到岗位要求的，一律转岗；加快正规化全科医师和社区护士队伍的建设步伐。鼓励大中型医疗机构的卫生技术人员向社区流动；大中型医疗机构可根据社区卫生服务需要，安排本单位的卫生技术人员到社区卫生服务机构工作，或利用业余时间作为社区卫生服务机构的挂牌医生、护士为居民提供服务。退休卫生技术人员应聘在社区卫生服务机构工作的，原单位保持其退休待遇不变。

（3）持续增加投入。深圳市建立了政府主导的责任机制。深圳市不断探索创新，从 1996 年开始，市政府出台了一系列地方规章，明确了各级政府的职责，建立了稳定的筹资机制。将启动经费、维持经费和重点专项经费纳入市、区两级财政预算，保障了社区卫生服务数量和质量在稳步增长的同时，服务价格保持在较低的水平，社区卫生服务的公益性得到充分的体现。

深圳市财政局、计划局和卫生局联合制定了《深圳市社区健康服务维持经费补助办法》，建立了政府以购买卫生服务为形式的投入机制，明确了对社区健康服务实行定额补助的政策，根据完成的社区人群基本医疗服务和预防保健等任务的数量和质量核定财政补助金额；建设经费由市财政按每个中心 15 万元一次性补助，不足部分由区、镇、村解决；业务发展经费按照每服务人口每年 10 元纳入年度预算安排，市、区财政各负担 50%；对医疗保险投保居民比较集中的社区，一旦社区健康服务中心被市卫生局批准设立，社保部门就将其纳入约定记账单位。

97

深圳市国土局出台了"社区规划要配套社区健康服务中心并与卫生局联合审批"的政策,有效解决了社区健康服务机构业务用房困难的难题。市、区政府等有关职能部门分别结合自身职能,大力支持社区健康服务工作,不少街道(镇)、居委(村)也积极参与社区健康服务中心的兴办工作。

(4) 界定社区卫生服务机构的功能。社区卫生服务机构属公益事业单位,不以营利为目的,不向医院模式发展。社区卫生服务中心以社区居民为服务对象,以主动服务、上门服务、跟踪服务为服务方式,以预、保、康、健、计和一般常见病、多发病的首诊以及大病发现、转诊为服务职能,最终实现"小病诊治在社区、防病在社区、健康在社区"的目标。

社区卫生服务具有公共卫生属性,但各服务项目的内容、对象、产出、供给及补偿方式存在区别,必须根据不同时期、不同地区的社区人群的健康需求,结合当地的经济发展水平和财政补助的能力,明确社区卫生服务中的基本公共卫生服务项目。

以深圳市福田区社区卫生服务项目开展情况为例。福田区社区卫生服务机构一般设有全科诊室、规范化计划免疫接种室、儿童保健室、妇女保健室、健康教育室等专业科室。社区卫生服务业务主要分为 10 大类,即社区诊断、健康促进、卫生防病、慢病管理、妇女保健、儿童保健、老年保健、社区医疗、社区康复和计划生育技术服务[1];具体业务项目共计 76 项,其中 76.3% 的服务项目在 60% 的社区卫生服务中心开展,96% 的服务项目在 30%~60% 的社区卫生服务中心开展,100% 的服务项目仅在条件较好的但不足 30% 的社区卫生服务中心开展。2004 年,福田区社区卫生服务中心门/急诊量达 73 万人次,2005 年达 103 万人次。2018 年,福田区社康中心总诊疗量为 374.9 万人次(同比增长 11.23%)[2]。

这 76 个社区卫生服务项目分为 3 类:公共项目(39 项)、准公共项目(20 项)、私人项目(17 项),如表 4-1 所示。这样的界定,既为确定福田区社区公共卫生财政补助范围打下了基础,也能更好地保证社区卫生服务机构的可持续发展[3]。

① 范明宽. 深圳市社区卫生服务现状研究[D]. 武汉:华中科技大学,2013.

② 社区养老机构上门服务已实现全覆盖[EB/OL]. (2019 - 07 - 04)[2019 - 08 - 10]. http://epaper. oeeee. com/epaper/H/html/2019-07/04/content_22931. htm.

③ 罗乐宣,王跃平,张亮,等. 深圳市福田区社区基本公共卫生服务项目界定[J]. 中国全科医学,2008,11 (19):1813-1815.

表4-1　福田区社区卫生服务项目分类界定

序号	类别	服务项目名称	属性分类		
			公共项目	准公共项目	私人项目
1	社区诊断	掌握社区基本情况	√		
2		掌握社区人口状况	√		
3		掌握社区老年人健康状况	√		
4		掌握社区儿童健康状况	√		
5		掌握社区妇女健康状况	√		
6		描述居民就医习惯	√		
7		建立个人健康档案	√		
8		数据分析,形成报告	√		
9	健康促进	宣传栏	√		
10		播放录像	√		
11		健教讲座	√		
12		健康咨询		√	
13		上门培训		√	
14		发放健教资料	√		
15		发放健康处方	√		
16		周期性体检		√	
17	卫生防病	传染病登记报告	√		
18		传染病疫点处理	√		
19		传染病流行病学调查	√		
20		应对突发公共卫生事件演练	√		
21		冷链管理	√		
22		计划疫苗接种	√		
23		有偿疫苗接种		√	
24	慢病管理	首诊测血压(高血压筛查)	√		
25		指尖血测血糖(糖尿病筛查)	√		
26		建立两病专案	√		
27		两病患者访视		√	
28		精神病患者登记	√		
29		精神病患者转诊		√	
30		精神病患者专案管理		√	
31	妇女保健	建立孕产妇系统管理档案	√		
32		育龄妇女普查		√	
33		产前检查		√	
34		孕期家庭访视	√		
35		产后访视	√		
36		高危孕妇筛查	√		

（续表）

序号	类别	服务项目名称	属性分类		
			公共项目	准公共项目	私人项目
37	儿童保健	建立 3 岁以下儿童系统管理档案	√		
38		体弱儿专案管理	√		
39		儿童普查体检		√	
40	老年保健	建立老年人动态登记卡	√		
41		更新老年人动态登记卡	√		
42		建立特殊老年人专案	√		
43		特殊老年人体检	√		
44		特殊老年人家访		√	
45	社区医疗	全科诊疗	√		
46		急诊		√	
47		转诊	√		
48		上门诊疗			√
49		上门急救			√
50		家庭护理			√
51		配药送药			√
52		中医诊疗		√	
53		理疗			√
54		针灸			√
55		推拿			√
56		火罐			√
57		敷贴			√
58		刮痧			√
59		熏洗			√
60		穴位注射			√
61		小学生龋齿填充	√		
62		口腔门诊		√	
63		洗牙			√
64		拔牙			√
65		临终关怀			√
66	社区康复	建立家庭病床			√
67		家庭病床护理			√
68		残疾者功能康复		√	
69		急性伤病及术后康复		√	
70		精神病患者康复		√	

序号	类别	服务项目名称	属性分类		
			公共项目	准公共项目	私人项目
71	计划生育	计划生育药具发放	√		
72	技术服务	避孕节育技术指导	√		
73		宫内节育器随访		√	
74		外来人员计划生育检查	√		
75		流产			√
76		节育手术			√

（5）机制创新，体现公益性。首先，建立投入与量化绩效结合的激励机制。将社区卫生服务机构的核心功能即"六位一体"服务量化成 1 000 分，将社区卫生服务机构"六位一体"的服务功能任务分别赋予相应权重的分数，在自评、区评以及市随机抽样复核后，将社区卫生服务机构分成优秀、一般和落后三个档次，评测结果属落后档的机构因其功能实现不理想，将扣减 50% 的维持经费，用于奖励优秀的社区卫生服务机构。社区卫生服务中心实际得到的政府补助经费直接取决于其功能实现情况。这种绩效考核与经费分配相结合的机制，将政府有限的投入与机构内部机制完善和功能实现直接挂钩，促进了社区卫生服务健康发展。其次，建立"五位一体"的立体监管机制。深圳市建立了"承诺—披露—分析—发布—奖罚"的综合监督体系，各社区卫生服务机构根据自身的条件、居民和政府的要求，每年年初以书面形式向辖区居民承诺服务目标，年底对所做承诺项目进行自评，并将结果对社区居民进行披露。卫生行政部门对各社区卫生服务机构进行系统评估，并将结果对外进行发布，对违背社区卫生服务宗旨、偏离方向及违法行为进行处罚。这样尽可能地将社区卫生服务机构的专业服务信息披露给社会，使外部监管成为可能，外部的监管又反过来推动社区卫生服务机构改进管理水平，提高服务质量，形成了良性互动，保障了社区卫生服务工作健康发展。最后，健全信息化机制。信息化是社区卫生服务的重要基础。1998 年，深圳市开始进行社区卫生服务信息化以及业务标准数字化、连续化和一体化服务建设，将业务标准数字化。目前，深圳市在三个层面上开展社区卫生服务信息化：一是所有社区卫生服务中心建立局域网，使用统一的计算机软件建立起以居民健康档案为基础，将"六位一体"服务和中心药品、财务、人员、各项报表等各项管理内容高度整合的网络信息系统。二是建立全市范围的数字化综合评估系统，将社区卫生服务各项功能与任务进行了量化，社区卫生服务中心随时、准确地找出实际进展与工作目标间的差距，及早纠偏；业务和行政管理机构可以通过

网络对中心的服务和收支情况进行实时监督,改变了卫生行政部门的监管模式,使定期评估变成抽样复核,节省了大量的时间。三是建立全市社区卫生信息平台,全市所有社区卫生服务机构进行大联网,实现数据的集中管理,实现社区卫生服务中心与医院、妇幼保健院和 CDC 等机构的数据交换与信息共享,加快了将妇幼保健、计划免疫、慢病管理、健康教育、老年保健等业务下移到社区的步伐,加速了全市卫生服务流程的调整和优化,在保证服务对象自由择医的同时,又落实了连续跟踪、随访管理制度。信息化工程促进社区卫生服务快速发展,为建立"以社区卫生服务为基础、社区卫生服务机构与医院和预防保健机构分工合理、协作密切的新型城市卫生服务体系"打下坚实的基础①。

(6)切实降低社区药品零售价格,社区卫生机构实行药品零差率销售。医疗服务价格直接关系到老百姓"看病贵"问题,新医改方案要求非营利性医疗机构提供的基本医疗服务实行政府指导价。政府举办的社区卫生机构实行药品零差率销售,药品收入不再作为社区卫生机构经费的补偿渠道。

二、经济引导＋紧密型整合探索模式

(一)大庆油田总医院集团模式

在大庆油田总医院集团组建以前,大庆油田总医院和其所属院所卫生资源重复配置、内部无序竞争和文化差异等问题,严重阻碍了集团的整体发展。为此,2003 年 7 月,大庆石油管理局进行了卫生资源重组,成立紧密型的大庆油田总医院集团,采取人财物垂直管理方式。2005 年,龙南医院也并入该集团。至 2006 年,该集团包含大庆油田总医院、大庆龙南医院、9 个成员医院、1 个成员企业康达服务总公司和大庆医学高等专科学校(大庆卫生学校)。其中,9 个成员医院下辖 5 所国家一级医院和 13 个社区卫生服务中心,成为集医疗护理、教学科研、预防保健、康复于一体的全国最大的医疗集团②。

1. 核心机制

1)首诊环节

为了减轻患者负担,引导患者使用社区卫生服务,在社区医疗中心(站)内,挂号费、测量血压、2 公里以内的出诊费、计划免疫、保健讲座和俱乐部活动等,都是免费的。

① 卫生部妇社司. 深圳市开拓创新 不断推进社区卫生服务体系建设[EB/OL]. (2007－07－04)[2015－08－11]. http://www.39.net/focus/hydt/253130.html.
② 胡少勇. 组建中国首个区域性医疗集团的案例研究[D]. 北京：对外经济贸易大学,2006.

为提高社区卫生服务的质量,大庆油田总医院集团规定:油田总医院和龙南医院的专家定期要到社区卫生服务中心出诊;晋升副高职称的医生必须到社区卫生服务中心(站)工作 3 个月;双休日休息的医生都要到社区会诊或开设健康教育讲座。这些措施极大地推动了社区卫生服务的发展,吸引了更多的居民到社区卫生服务机构就诊①。

2) 双向转诊环节

大庆油田总医院集团成立后,为了促进资源的合理和优化配置,增强医院内部运行的活力,总医院集团制定了《集团医疗资源共享》等制度,明确流程,落实责任,统一核算,在总院与院所间、院所与院所间实现人才、技术和设备等资源的共享。首先是实现了人才共享。针对某些院所医疗技术相对薄弱的现状,集团派了总院专家长期到院所兼职,全力以赴支持院所发展,不断加强总院与院所间日常的人才交流,还在急诊急救方面给予院所大力支持。其次,实现技术共享。总院定期派专家到院所出诊、做手术、向院所传授技术,并请来国内知名专家、教授为总院和各院所医护人员进行培训,并开展讲座、联合义诊等活动,大大促进了医护人员医技水平的广泛提高。最后,实现设备和信息共享。为了科学、合理地利用集团现有医疗设备,实现总院和院所之间的互惠互利、合作双赢,集团公布了总院和院所的所有医疗设备,出台了有关设备共享使用的规定。特别是集团在为油田职工健康体检过程中,将数据纳入微机管理、集团内信息共享的做法,为职工患病诊疗提供了前期健康依据,为实现对病患的早诊断、早治疗、早康复提供了保证②。

大庆油田总医院集团建立前,拥有 900 张病床的大庆油田总医院,患者多,床位紧,康复患者出不去,急症患者进不来,大量的压床病号加剧了医疗资源的短缺。医院集团成立后,通过建立"手术在医院、康复进社区"的就医路径,排除了医疗资源和患者资源合理流动的体制和机制上的障碍。医院集团内部开通了"社区中心—基层医院—核心医院(大庆油田总医院和龙南医院)"之间患者互转的"绿色通道",患者在社区卫生服务中心经过初步诊断后,如果需要去上级医院治疗,可以在社区开单、交费,再去上级医院直接做检查或住院,免除了患者排队挂号、等候之苦;患者从上级医院出院后,可以回到社区卫生服务站继续后期的康复治疗,患者平均住院日大幅减少,患者的住院费用明显下降,在提高医疗服

---

① 大庆探索社区卫生服务新模式双向转诊转起来[EB/OL]. (2009 - 03 - 14)[2015 - 08 - 12]. http://news. pharmnet. com. cn/news/2009/03/14/251010. html.

② 关昕. 基于区域性医疗集团下的双向转诊模式探讨——以"北京复兴模式"与"大庆模式"为例[J]. 中国社会医学杂志,2009,26(5):303 - 305.

务便捷性的同时控制了医疗成本①。

2. 配套机制

（1）社区卫生服务机构的来源和服务模式。2000 年，大庆油田总医院集团开设了第一个社区卫生服务中心——龙南社区卫生服务中心。2003 年 7 月，大庆石油管理局进行了卫生资源重组，将其所属的技术水平低、竞争能力差、生存难以为继的 6 个二级医院、12 个一级医院和 8 个企业卫生所等 26 家医疗机构并入大庆油田总医院，成立大庆油田总医院集团。大庆油田总医院集团根据实际情况，为了克服医院和社区卫生机构的利益之争，更好地整合医疗资源，创建了三级医院领办社区卫生服务中心（站）的模式。至今集团已领办的 13 个社区卫生服务中心、59 个社区卫生服务站，覆盖大庆市 86 个居民社区，服务人口达 55 万，相当于市区一半的人口，大庆油田总医院集团的构成如图 4-2 所示②。

大庆市政府从 2011 年开始，投入 3.3 亿元，按照"一乡一院、一村一所、一街道一中心"的要求，全面启动基层卫生机构标准化建设，计划用三年时间，完成 14 所乡镇卫生院、485 所村卫生所、97 所社区卫生服务机构新改扩建任务，并为基层卫生服务机构配备必要的设备。

大庆市卫生部门在全市推行了社区卫生服务"321"工程，以满足社区居民需求。"三百覆盖"：社区卫生服务 100％延伸至辖区内每一个角落，辖区居民 100％享受社区卫生服务，辖区居民 100％有指定的家庭医生；"二进家庭"：让医患联系卡走进家庭，让医疗、保健、康复、宣教走进家庭；"一个绿色通道"：双向转诊绿色通道。这一工程的实施，为推进社区规范化建设奠定了基础③。

（2）加强人才队伍建设，提高服务水平。大庆油田总医院集团通过出台《医疗资源共享》《集团业务指导》等内部规章，让三级医院的专家、主任医师名正言顺地到社区卫生服务中心去巡诊、会诊和坐诊。为打通"塔尖"和"塔座"之间人力资源的上下对流，集团开展了"金桥工程"，要求总医院的主任医师、各专业的专家直接到社区医疗机构定期开办讲座，对社区医护人员进行业务培训，组织社区医生到上级医院锻炼学习，开展全科医生"一帮一"的活动。另外，集团还邀请国内、省内知名专家到社区讲学。几年来，大庆医院集团为社区共培训全科医生 500 余名。在全国普遍缺少全科医生的情况下，他们依靠自己的力量较好地解决了这一问题。

---

① 刘湘彬. 发挥大型医院集团优势 促进社区医疗服务建设[J]. 医院院长论坛，2006(5)：42-47.

② 辛家财. 大庆油田总医院集团三级管理模式的效果评价[D]. 长春：吉林大学，2009.

③ 新华网. 大庆模式：三级医院领办社区医院[EB/OL]. (2010-09-08)[2015-08-14]. http://www.hlj. xinhuanet. com/xw/2010-09/08/content_20841599. htm.

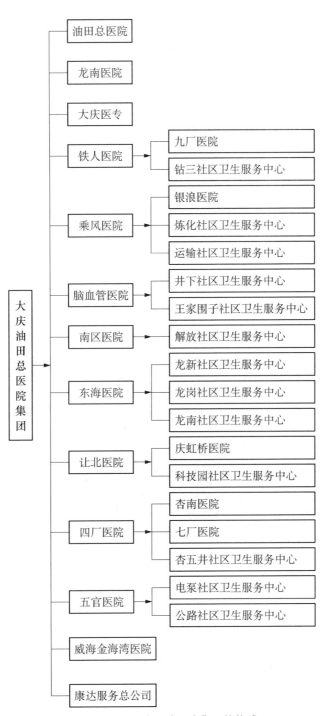

图4-2　大庆油田总医院集团的构成

（3）持续增加投入。大庆油田总医院集团的投入给予社区卫生服务完全的补偿，避免了社区卫生服务机构靠向患者收费进行补偿导致的趋利性。为了维持社区医护人员每月应有的工资收入和相应开支以及社区医疗机构的挂号费、测量血压、2 公里以内的出诊、计划免疫、保健讲座和俱乐部活动等众多免费服务项目，大庆石油管理局给社区医护人员每年人均 2.3 万～2.7 万元的补贴。社区卫生服务机构承担着基本医疗和公共卫生服务，不以营利为目的，目前有 80％的社区卫生服务站依靠集团拨款维持运转。

（4）界定社区卫生服务机构的功能。社区卫生服务站负责常见病、慢性病和患者康复，"走社区路"是总医院集团在社区卫生服务方面所取得的成就之一。重组后的总医院集团，充分吸收各个院所的社区服务先进经验，转变社区医生角色，创建家庭服务模式，使疾病预防、康复治疗、健康咨询、健康宣教真正走进了家庭，拓宽了社区医疗服务范围，受到油田职工和家属的普遍欢迎。通过发挥社区—成员医院—总医院三级医疗保健网络的优势以及总医院集团所属 13 个社区中心和 44 个社区网点快速、便捷的优势，2006 年，为集团所覆盖的 55 万居民提供"片医"服务，先后为居民开办科普讲座 1 400 多期，创建各类康复俱乐部 20 余个，定期为 60 岁以上的老同志进行免费健康体检，共计 3 000 余人次受益，使 100 多名危重患者转危为安，200 多名患者在集团内转诊后得到更好的治疗和恢复，集团一体化的服务优势和协同效应得到了充分的显现。

"病有良医"固然是社会进步的表现，但如果能防患于未然无疑是"棋高一着"。大庆市在全国率先建立"健康小屋"服务模式。截至 2017 年，大庆已建了 32 个"健康小屋"，累计为 28 万人次体检，面向 35 岁以上居民提供 11 项免费自助式服务①。"健康小屋"不但免费为符合要求的居民体检，还给百姓建立健康档案。为了扩大服务人群，大庆市还将过去面向 65 岁以上居民开放的公共卫生服务的年龄标准调低到了 35 岁，使更多居民享受到了公共卫生服务。百姓健康档案的建立，消除了百姓健康管理的盲区，对疾病"早预防、早诊断、早治疗"，将大多数疾病消灭在了萌芽状态。

针对 65 岁以上的老年人，大庆市卫生局在全市各社区医疗卫生机构逐步推行"六五品牌社区"模式，即五个统一、五个优先、五个公开、五项免费服务、五星级全科医生及护士。其中，五项免费服务即免费建立健康档案、免费为 65 岁以上老年人体检、免费量血压、免费提供孕产妇和婴幼儿保健咨询、免费提供健康

---

① 大庆 32 个健康小屋已投用，超 35 岁居民可免费做体检[EB/OL].（2015 - 02 - 11）[2019 - 08 - 10].http://hlj.people.com.cn/n/2015/0211/c220075-23874901.html.

讲座。老年人免费体检项目包括体温、脉搏、呼吸、血压、身高、体重、腰围、视力、听力、运动功能、心肺听诊等。此外,还包括血常规、尿常规、空腹血糖、心电图、胸部 X 光片、B 超检查①。

(5) 机制创新,体现公益性。医院集团内的社区卫生中心和服务站,全部实行人、财、物的垂直管理,实行收支两条线。在社区医疗中心(站)内,挂号、测量血压、2 公里以内的出诊费、计划免疫、保健讲座和俱乐部活动等都是免费的②。

(二) 安徽(天长)医共体模式

县域医疗卫生服务共同体简称医共体。有别于"医联体"形成的区域内医疗资源互助共享系统,医共体是一种区域内医院与其他医疗机构重新组合,整合成为拥有统一法人代表的医疗集团组织的医疗服务联合体形式。2019 年,全国基层卫生健康工作会议明确要求,"每个县都要建立以县级医院为龙头的紧密型医疗集团"。截至 2018 年底,全国已成立县域医共体 2 000 余个,典型案例包括安徽天长、浙江德清、广东南雄等。安徽省较早开始医共体建设的摸索尝试,2016年天长市以天长市人民医院、中医院和天康医院牵头,与乡镇、村卫生院/所结对形成紧密型医共体,以医保基金预算包干机制为核心,促进区域内基层首诊、双向转诊、急慢分治、上下联动,初步形成"小病基层首诊、大病县内就诊、重症向上转诊、基层康复治疗"的良性就医格局(见图 4 - 3)。

1. 核心机制

1) 首诊环节

天长市通过远程医疗、结对帮扶等方式,全面推进优质医疗资源纵向流动,提升基层医疗机构水平,发挥乡镇卫生院、村卫生室的优势,开展基层首诊;通过人对人、科对科的师徒式高针对帮扶,切实让基层医疗机构能够"接住"患者。医保资金结余按 6∶3∶1 分配给牵头医院、乡镇卫生院、卫村生室,提高了基层医疗机构推广基层首诊的动力。此外,基层卫生机构的健康职能也得到发挥,能够在上级医生的协助下,开展早期疾病筛查等健康管理工作,全市家庭医生签约人数达到 30.01 万人。此外,2016 年天长市财政投入 400 万元为高血压、Ⅱ型糖尿病患者提供基本诊察与药物;2017 年,天长市糖尿病控制率提升至 50.3%。

2017 年全年,天长市乡镇卫生院就诊人次达 84.26 万,环比增长 47.54%,县域内就诊率从 2011 年的 88.76% 上升到 2017 年的 92.34%,医疗收入增加了

① 大庆社区医疗卫生机构让百姓享贴心服务[EB/OL]. (2011 - 05 - 23)[2015 - 08 - 18]. http://www. chinamsr.com/2011/0523/29085.shtml.

② 李建辉,于洪新. 构筑大庆特色的社区卫生服务文化[J]. 大庆社会科学,2008(12):85 - 86.

10.29%①。

2）双向转诊环节

医共体内部成员间、医共体与外部医疗机构间实施有序的双向转诊机制。在医共体推行双向转诊、急慢分治，规范双向转诊服务流程。在病种分级管理下，医共体牵头医院主要负责"100＋N"病种以及重症患者收治，对基层提供技术帮扶，对县外实行集中转诊。乡镇卫生院主要负责"50＋N"种常见病住院、急诊转诊、接收下转患者康复，并继续做好公共卫生、协助卫生执法、管理村卫生室等工作。

乡镇卫生院确需转诊的患者，由县级医院为其提供优先接诊、优先检查、优先住院等服务。患者在县级医院已完成难度较大的诊治且病情平稳后，转回乡镇卫生院，由县级医院派原经治医生跟踪指导后续诊治工作。

县级医院要根据本县住院患者主要流向及县外医院对口支援情况，选择若干家县外专科医院或三级医院作为转诊合作医院，签订合作协议，以购买服务的方式结算医疗费用。对具备在县级医疗机构诊疗条件的患者，合作医院则及时转回，并通过医生跟踪等方式继续治疗。

2016 年前 10 个月，天长全市医共体内上转患者 2 732 人，下转患者 6 321 人②。与 2015 年同期相比，县域外就诊患者减少 2％，占用医保基金的比例从 28％下降到 22％；其中普通疾病、重大疾病市外就诊实现"双降"，减少基金支出 1 370 万元③④。

2. 配套机制

1）医保基金包干促进医疗效率提升

医共体内部实行"统一预算、总额预付"的医保和公共卫生服务及基本医疗补助经费包干机制；新农合当年筹集资金全部纳入预算，按人头总额拨付给牵头医院，预拨医共体牵头单位资金的计算方法为：按人头预算资金（510 元/人）－大病保险资金（18 元/人）－市外就医补偿资金（30％）－调节奖惩基金（5％）。年底结算时，实行"超支不补、结余留用"机制，资金结余部分按 6∶3∶1 的比例

① 张磊. 安徽天长：从打造紧密型医共体切入[J]. 中国卫生，2018(10)：23.

② 赵慧童，代涛，杨越涵. 天长市县域医共体新农合按人头总额预付制 ROCCIPI 分析[J]. 中国医院管理，2018,38(5)：42-44.

③ 天长医共体：以医保基金为纽带实行分级诊疗[EB/OL]. (2017-03-03)[2019-08-11]. https://www.cn-healthcare.com/article/20170303/content-490173.html.

④ 天长医改：开出"好药方"共享改革实惠[EB/OL]. (2017-02-11)[2019-08-11]. http://www.ahtv.cn/c/2017/0211/00957812.html.

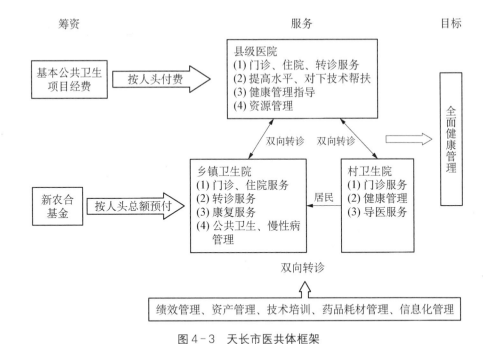

筹资　　　　　　　　　　服务　　　　　　　　目标

图 4-3　天长市医共体框架

资料来源：申丽君,黄成凤,李乐乐,等.县域医共体模式的探索与实践——以安徽省天长市为例[J].卫生经济研究,2018(12)：7-11.

分给牵头医院、辖区内的乡镇卫生院和村卫生室,通过经济引导加速医疗效率提升。仍以安徽天长市为例。对于天长市的三个医共体,每年年初新农合和城镇居民医保资金各预留 10% 的风险金后,其余按各辖区人口数划归牵头医院管理,超支不补、结余留用;而医共体之间和医共体之外的县内其他定点医疗机构收治的医保患者,由医共体以"购买服务"方式相互结算。由于患者就医自由并未受到限制,患者外流后治疗费用报销部分仍需所属医共体买单,各医共体有充足意愿提高医疗质量,留住患者的同时控制费用。

同时,由于医保患者的同一治疗项目在乡镇卫生院和县级医院就诊的费用相差较大,且由医共体账面支付,为将患者"留"在乡镇级卫生机构就诊,医共体也有动力推进基层卫生能力提升,具体方式包括远程影像中心、心电诊断中心等远程医疗中心对基层卫生机构开放使用,以及专家坐诊、一对一结对培养、重点学科帮扶等技术支持。如天长市医院医共体在 2016 年共下派专家 840 人次,专家门诊、查房、手术、授课 3 019 次,检验、心电分析、摄片诊断 4 065 次,远程会诊20 次。

此外,同样出于经济效益角度考虑,各医共体能够投入更多资源在健康管理和疾病预防工作中,通过预防阶段的投入减少患者在治疗、抢救过程中造成的医共体账面支出。

2) 健全管理体制与考核机制

首先,天长市创新管理体制。天长市成立以市委书记、市长任双组长的医改领导小组,组建公立医院管理委员会(以下简称"医管会"),将相关职能部门(市卫生计生委、市编办、市发改委、市财政局、市人社局、市场监督管理局、市委宣传部、市公立医院)的办医权收归医管会统一管理,改变过去"多龙治水"的弊端。在市医管会的领导下,县域医联体牵头单位与各成员单位签订协议,成立医联体理事会作为决策机构,决定县域医联体内医疗机构的总体规划、运营方针、资产调配、财务预决算、收入分配、人力资源管理等重大事项。县域医联体实行医联体理事会领导下的分院院长负责制,由 1 名理事长和若干名理事组成。医联体理事长由牵头的县级公立医院院长担任,基层医疗卫生机构负责人任理事。医管会将用人招人、内部机构设置、收入分配等 6 项权力下放给医疗卫生机构,实行医管会领导下的院长负责制。

其次,健全医共体治理体系与内部管理制度。牵头医院对医共体内部的基层医疗卫生机构享有管理权、经营权与分配权,包括医保基金的审核、补偿与结算工作。

最后,建立统一的医共体内部考核机制。由牵头医院统一制定对基层医疗卫生机构的考核方案,考核结果与其财政补助和基本公共卫生服务经费挂钩;医管会将医共体的考核结果与财政拨款挂钩。医共体牵头医院院长实行年薪制收入模式,医管会将医共体的考核结果与牵头医院院长年薪挂钩。

3) 改进支付方式、保证医疗质量

天长市在医共体内推行按病种收费支付方式,根据病种收治比重实施医保的浮动定额支付,从而促进各医疗单位规范自身医疗行为,按实际需求合理上转、下转患者,并积极主动地控制医疗成本。同时,为了防止治疗水平因成本控制打折扣,天长市还大力推行临床路径管理,对 393 个病种明确了治疗流程,并实行表单式管理。以天长市人民医院为例,截至 2016 年 11 月,该院已实施路径病种 241 个,实施临床路径占出院病例的比例为 56.3%;路径表单 251 条,入径率 74.5%[①]。此外,天长市于 2016 年先后 3 次调整公立医院 3 028 个医疗项目的服务价格,提高了医生的治疗、手术和专项护理费,降低了患者的检查、检

---

① 天长市创新制度拉直百姓看病"问号"[EB/OL]. (2017 - 02 - 16)[2019 - 08 - 11]. http://epaper. ahwang.cn/xawb/20170216/html/page_02_content_000.htm.

验费。

天长市在 2015 年实施县域医共体改革后,门诊次均费用开始下降,2016 年为 148.65 元,2017 年 1—6 月下降为 144.95 元;住院均次费用方面,2016 年为 5 035.1 元,2017 年 1—6 月下降为 4 984.75 元。截至 2017 年底,新农合基金县域内实际补偿比为 70.48%,居民就医成本明显下降[1]。居民对县级公立医院医疗服务满意度不降反升,达到 98%[2]。

4) 推进人员建设,调整收入分配

天长市医共体通过建立统一、灵活的人才管理机制,由理事会统筹安排内部人员的培训、进修、考核、晋升、调薪等事宜,逐步推行医联体内部编制岗位"县管乡用""县招乡用",促进人才向基层流动。一方面在县级医院的备案制人员中设置 3% 左右的流动岗位,用于县级医院援派到基层医疗卫生机构进行锻炼、技术帮扶;另一方面也在基层医疗卫生机构中设置占编制人员 5% 左右的流动岗位,用于派送到县级医院进行培训、挂职锻炼。为进一步解决人才短缺问题,天长市统筹全市的编制存量,收集闲置编制,建立"编制池"。2017 年,天长市已确定市人民医院与市中医院的事业编制周转池规模为 932 名,基层医疗卫生机构编制周转池规模为 42 名。

同时,天长市还对基层医疗卫生机构内部收入分配机制进行调整,通过加大财政投入力度,实行财政经费定项补助政策,按照编制数全额核拨人员经费,包括基本工资、绩效工资、离退休人员经费、社会保障经费、住房公积金;基层医疗卫生机构的医疗服务收入在扣除医疗成本并按规定提取 30% 的各项基金后,剩余 70% 的收入结余可用于对医务人员的奖励。为合理拉开收入差距,天长市还建立了与医务人员劳动价值、医改目标一致的岗位目标绩效工资分配制度。目前,天长市两家公立医院医护人员基础性绩效工资与奖励性绩效工资比达 4∶6,绩效工资差距保持在 1 000～3 000 元/月,激发了医护人员的工作积极性。

改革措施落地后,天长市人民医院、中医院医务人员收入明显提高,两院人均年收入分别由 7.1 万元、5.8 万元增加到 12.6 万元、11 万元。医务团队人才结构也得到优化,截至 2017 年 6 月底,天长市人民医院和中医院拥有本科及以上学历的有 570 人,占比为 38%,较改革前增长了 3%;拥有中级及以上职称的

① 于亚敏,代涛,杨越涵,等.天长市县域医共体内医保预付制对医疗费用控制研究[J].中国医院管理,2018,38(4):55-57.

② 林伟龙,代涛,朱晓丽.安徽省天长市县域医联体改革实践分析[J].中国卫生经济,2017,36(4):74-77.

有 537 人，占比为 36％，较改革前增长了 2％。

5）建设信息平台、促进医疗资源共享

"信息一体""服务一体"是天长市医共体"六个一体"的重要组成部分。天长市建立统一的信息平台管理县乡村全民健康信息，推进医共体成员间院务公告、诊疗信息、电子病历等的互联互通，同时要求各级医疗机构为医共体成员预留号源、床位，使开展预约诊疗、双向转诊流程更便捷。在此基础上，天长市还探索医共体集团与城市医疗服务的衔接作用，要求医共体根据实际情况与城市二级以上医院建立上下转诊关系。

县级公立医院、基层医疗卫生机构和专业公共卫生机构立足健康管理网络，提供一体化卫生服务。县级公立医院设置健康管理中心，在为居民提供体检服务的同时，利用信息化手段采集健康信息，评估健康风险，干预健康行为；公共卫生机构通过基本公共卫生信息管理平台，强化健康档案的建立和管理，制定健康评估报告和防治意见，提高健康管理水平。基层医疗卫生机构以家庭医生团队签约服务为依托，开展健康人群、重点人群等形式多样、个性化的健康教育、咨询活动。

为实现优质医疗资源共享，医共体内部信息互通，医学检查结果互认，天长市还建立了五大信息中心：区域信息系统、影像中心、检验中心、心电中心与病理中心。借助远程系统，医共体牵头医院的专家可以开展远程医疗服务，第一时间为基层提供指导，加强医共体内部的交流。

三、经济引导＋松散型整合探索模式

（一）上海医疗联合体模式

上海市开展医疗资源的整合工作也有十余年的历史，尤其是近年来的医疗联合体改革，使得医疗资源的纵向整合程度逐步加深，医疗资源的利用率也有所提高[①]。上海地区的医联体整合模式可以根据带头医院的等级不同、各级别医疗机构间合作方式以及医疗资源分布特征的区别，主要分为以下三种。

（1）"3＋2＋1"模式。该模式为紧密型联合体，以一家三级医院为龙头，整合该区域内若干二级医院及社区卫生服务中心，有利于医联体内部人力资源、医疗资源的流通与技术支持，可以为居民提供完整的病例管理服务，也可以提升患者对该医联体以及社区卫生服务中心的信任度，缓解三级医院的医疗压力。但

---

① 夏云，袁青，姜昌斌．上海市"瑞金—卢湾医疗联合体"运行模式的现状调查和对策研究[J]．中国全科医学，2012，15（22）：2515－2517．

由于这一模式的整合范围较大,操作难度也较高,比较适合相对独立、医疗机构规划配置合理的地区。

(2)"3＋2"＋1模式。与前一种纯粹的紧密型联合不同,"3＋2"＋1模式是一家三级医院与若干家二级医院构成紧密型联合体,同时通过协议与社区卫生服务中心形成松散型合作的模式。该模式可以有效提升二级医院的服务效率与医疗水平,但由于松散结合社区卫生服务中心,并不利于患者的病历追踪与后续康复,对社区医院的医疗水平提高程度也有限,所以较适合于二、三级医院已达成紧密关系的地区。

(3)3＋"2＋1"模式。与以上两个模式中以三级医院为主体有所区别,该模式下的医疗联合体以二级医院为核心,整合若干社区卫生服务中心形成紧密型联合体,同时与三级医院协作形成松散型合作关系。这种模式比较适合于二级医院与社区卫生服务中心已达成密切关系的地区。由于一、二级医疗机构均由区县政府管辖,使得人员编制、财政拨款等问题较前两种模式更容易解决,居民的跟踪服务也可以在一定程度上有所保证,但缺少三级医院的人力、医疗辅助与品牌效应的带动作用,不利于一、二级医院医疗水平的提高,也难以发挥三级医院的作用。

作为上海首家区域性医疗联合体,"瑞金—卢湾"区域医疗联合体不仅是上海执行"新医改"的创新典范,更是上海开展后续医疗改革工作的重点研究对象。

在上海市,瑞金医院始终走在医疗改革的前列,在十余年间也经历了由跨区域横向整合的医院集团到纵向整合的区域性医联体龙头的角色转变。20世纪90年代末,瑞金医院开始着手于医院集团的建立,通过资产重组等形式与上海市部分医院以及浙江省台州市中心医院进行跨区域合作,有效推动医疗资源的联合。从2011年开始,瑞金医院在已有的医疗资源整合经验的基础上,作为带头医院成立了"瑞金—卢湾"区域医疗联合体。

"瑞金—卢湾"医联体由7家不同级别的医疗机构组成,以三级医院瑞金医院为龙头,二级医院包括卢湾区中心医院、卢湾区东南医院,一级医院为五里桥街道社区卫生服务中心、打浦桥街道社区卫生服务中心、淮海中路街道社区卫生服务中心以及瑞金二路街道社区卫生服务中心,是典型的"3＋2＋1"紧密型联合体模式(见图4-4)[①]。

"瑞金—卢湾"医疗联合体所整合的两家二级医院分别为瑞金医院卢湾分院以及黄浦区东南医院。瑞金医院卢湾分院为二级甲等综合性医院,其前身卢湾

---

① 陈钧.上海医改探索区域医疗联合体[J].中国信息界医疗,2011(3):18.

区中心医院已于 1999 年 8 月在瑞金医院进行医疗集团整合阶段,在保证"四个不变"(即行政隶属关系不变、资产权属不变、功能定位不变和承担义务不变)的前提下加入瑞金医院集团。瑞金医院卢湾分院现有核定床位 426 张,在编员工 700 余人。其消化肿瘤和康复专科是原卢湾区重点专科,放射免疫检验科是上海市医学领先学科,后来发展为"瑞金—卢湾"影像诊断中心的中坚力量。黄浦区东南医院为二级乙等综合性医院,在加入医联体以后已经逐步向康复专科医院转型,承载医联体康复科计划的重要任务。

为了直接达到医疗联合体提高医疗资源配置效率以及提高居民预防水平的目的,社区卫生服务中心是医疗联合体中必不可少的部分。"瑞金—卢湾"医联体在该地区选取四个街道卫生服务中心承担现黄浦区社区卫生保健的任务,分别为淮海中路街道卫生服务中心、瑞金二路街道卫生服务中心、五里桥街道卫生服务中心以及打浦桥街道卫生服务中心四家一级甲等医疗机构。

其中,淮海中路街道社区卫生服务中心由济南、吉安、嵩山三家地段医院合并而成,其下包括济南、黄陂、浏河以及复三四个社区卫生服务站。该中心推出全科医生与中医药技术相结合的特色服务,且具备以老年人脑血管意外后遗症为主要治疗对象的康复治疗中心、痤疮门诊、以推拿配合整骨复位手法等中医适宜技术治疗中风后遗症等。

瑞金二路街道社区卫生服务中心下设明德里、香山、陕建三个卫生服务站,其住院部主要收治内科范畴内的老年多发病和常见病。

五里桥街道社区卫生服务中心于 2007 年 2 月 1 日正式挂牌成立。中心下设有南园、江南、新南、浦南四个社区卫生服务站,各站点以全科医师为主,辅以公共卫生医师、中医医师、社区护士组成的医疗团队,对于老年慢性疾病具有较丰富的诊治经验。

打浦桥街道社区卫生服务中心于 1998 年成立,中心下设有中汇、中泰、中顺三个社区卫生服务站,主要承担打浦街道约 8 万居民的医疗、预防、保健、康复任务。在全科诊治基础上,具有冠心病专科,应用敷贴疗法治疗哮喘,开设电话咨询、电话预约出诊等特色上门医疗服务①。

1. 核心机制

1)首诊环节

"瑞金—卢湾"医疗联合体在成立之后即着手建立"守门人"制度(即社区医院首诊制),与区域内居民签约,初步建立社区"守门人"制度。2012 年 9 月底,

① 朱凡,等.新医改背景下瑞金—卢湾医疗联合体实践与思考[J].中国医院管理,2013,33(5):10-12.

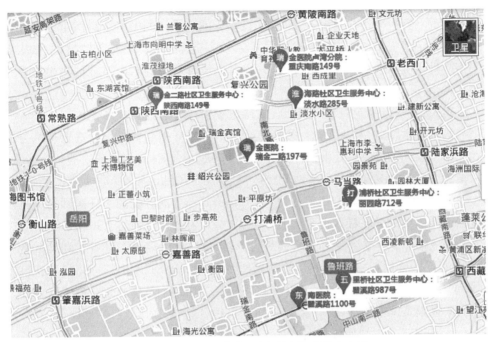

图4-4　"瑞金—卢湾"医疗联合体成员分布图

原卢湾区100户居民与"瑞金—卢湾"医联体进行签约。在合约中,医联体给予患者享受在社区预约三级医院专家诊疗、优先转诊、优先入院,医联体内就医检查项目结果互认的优惠,以减少检查费用,并且签约居民可以享受实时更新医疗档案等优惠条件,同时规定签约居民要遵守常见病社区首诊,再由医生进行转诊。这样不仅使得居民能够得到更优质的医疗服务,并做到了医疗资源的优化配置,在一定程度上缓解了三级医院的医疗压力,同时也使得签约居民逐渐建立起分级治疗的意识,便于医院分级制度的实际执行。

"守门人"制度实际上与双向转诊相辅相成。"守门人"制度是双向转诊制向上转诊的基础,为上级医院分流医疗压力;双向转诊则为"守门人"——社区卫生服务中心输送技术、人才等医疗资源便利,使得社区卫生服务水平有所提升。

"守门人"制度中比较重要的工作是全科医生的培养。三级医院难以做到对居民的健康进行全程维护,居民的健康情况跟踪必须由社区卫生中心医生实现。居民的健康情况跟踪包括居民从出生到死亡涉及的新生儿疫苗注射、入学体检、成年后医疗档案的实时更新、老年期的康复与护理、临终关怀等,均需要社区医生具备全科医生的资格,合格的全科医生才可以有效执行"守门人"的职责,分流三级医院的医疗压力。因此,自"瑞金—卢湾"医联体建立之初,瑞金医院即对医联体内的社区医生进行了统一培训,并在每年的工作计划中将全科医生的培训作为重点项目提出:一方面增加培训名额;另一方面提高培训标准。以上做法不但有助于提高社区医疗的服务水平,也有助于提高签约居民对社区卫生服务中心的信任度[①]。

邀请二、三级医院的专家到社区出诊是吸引居民选择去社区卫生服务中心就诊的重要手段。在医联体形成之前,社区卫生服务中心也可以通过合作的方式邀请专家到一级医院提供诊疗服务,但由于缺少医联体等组织形式的约束,经常出现专家门诊空缺或者合作时间较短,难以满足居民日常持续性需求的问题。在"瑞金—卢湾"医疗联合体成立之后,瑞金医院与卢湾分院的主任医师每周将有两个半天的时间在社区卫生服务中心工作,负责转诊认定、门诊带教等工作;签约居民不但能享受到专家门诊预留服务,也可以接受瑞金医院专家到社区进行的健康宣传教育。其宣传内容会跟随时令、新闻动态有所变化,并将宣教安排陈列在网站上方便居民查看。比如,2013年的"瑞金医院专家到新黄浦区各社区健康宣教安排表"即包括了老年健康保养,糖尿病、高血压等疾病的防控,并在2013年4月 H7N9 流感出现时开展了相关疾病的防治宣传,在12月份安排冬令进补与老人防滑宣传等活动。

2) 双向转诊环节

双向转诊是医疗联合体运行的基础,也是社区居民能从医联体改革中得到的最切实服务。

"瑞金—卢湾"医疗联合体采取与居民签约的形式建立双向转诊制度。医联体为在社区卫生服务中心事先挂号的签约居民开通优先就诊的绿色通道。比如,在疾病治疗前期,居民可在社区卫生服务中心挂号,通过预诊及中心医师确认转诊后自下而上进行转院;居民可凭借医保卡与预约单在上级医院"瑞金—卢湾医疗联合体"专用窗口挂号,且相对优先候诊、付费,如需住院也可在专用窗口住院。在患者病情稳定之后,由上级医院出具转院证明进行下转,在二级医院或者社区医院继续接受康复治疗,持有转院单与医保卡则同样具有在专用窗口优先办理的资格。

传统的自下及上的单向转诊制度,虽然可以保证大病得到较为快捷的转诊医治,但实际上如果不存在医院间的协作,单向转诊则具有迟滞性,而缺乏下转的单向转诊使得在大医院接受治疗之后的患者难以回归社区接受康复治

---

① 张天晔.上海家庭医生首诊制研究[D].上海:复旦大学,2012.

疗,对大医院的病床资源是种极大的浪费。同时,大医院的医疗费用较高,对患者而言经济负担也较重。而双向转诊不但能减少对大医院资源的浪费,而且能有效帮助社区建立"守门人"制度。"瑞金—卢湾"医联体的双向转诊制度如图4-5所示。

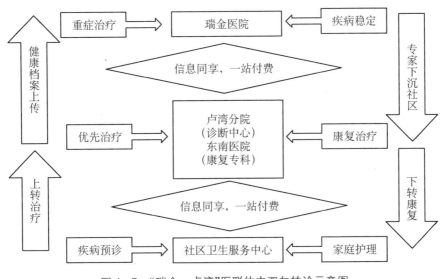

图4-5 "瑞金—卢湾"医联体内双向转诊示意图

资料来源:瑞金卢湾医疗联合体.瑞金—卢湾医疗联合体内转诊流程图[EB/OL].(2012-07-26)[2015-08-24]. http://www.rjh.com.cn/pages/rjyllh/yltzc/sxzz/105194.shtml.

2. 配套措施

1)建立了较为完善的法人治理结构

"瑞金—卢湾"医疗联合体实行理事会领导下的总监负责制,形成所有权、决策权、监督权和运营权之间的制衡机制,不同级别的医院整合形成典型的"3+2+1"模式。如前所阐述,该模式为紧密型联合体,适用于医疗机构规划配置合理的地区。瑞金医院在前期医院集团的基础上已经具备了较为丰富的医疗资源流动经验与相应的电子信息平台,这促进了新医改方案颁布之后该区域医联体的形成。

在医疗联合体的运行过程中,除了考虑到整合不同级别的医院所提供的医疗服务以外,也建立了较为完善的法人治理结构,对该医联体的各项决策、权责配置进行管理。"瑞金—卢湾"模式医联体的组织架构则如图4-6所示。

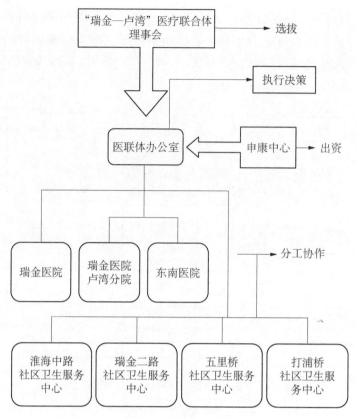

图4-6 "瑞金—卢湾"医疗联合体的组织架构

资料来源：俞立巍，徐卫国. 对区域性医疗联合体中法人治理结构模式的分析[J]. 中国医院，2010
(12)：21-24.

"瑞金—卢湾"医疗联合体主要由以下几部分构成。

（1）医疗联合体理事会。医疗联合体理事会作为整个医联体的决策方，其成员应由不同利益相关方的代表组成，以便能够客观公允地对医联体的发展及制度建立进行决策。现阶段，"瑞金—卢湾"医联体的理事会成员包括医疗行业主管代表、法律界等社会代表，以及申康中心、交大医学院、医院与社区卫生服务中心管理层代表等。理事会一方面代表整个医疗联合体参与对外的沟通合作，另一方面则须负责医联体内部的管理与选拔办公室成员等职责。

（2）医疗联合体办公室。理事会下设医联体办公室，已于2012年5月设于瑞金医院。办公室成员由理事会选拔，包括瑞金医院、区卫生局以及医联体成员单位代表，作为医联体的经营者以及相关各项工作与决策的执行者。

（3）上海申康医院发展中心。上海申康医院发展中心（以下简称申康中心）

作为国有资产出资人,有权利及义务对上海市公立医疗机构进行监管,以承担国有资产保值增效的责任。作为上海市履行新医改的重点试点机构,"瑞金—卢湾"医联体的组织架构中必然需要申康中心对医联体办公室的职能进行监管,监管一方面履行了其国有出资人的职责,另一方面起到了对"瑞金—卢湾"模式医疗联合体与上海市总体医疗的发展进行宏观把控的作用。

(4)各级医疗机构。在该医联体中,不同级别的医院在执行区域医疗保健工作中的职能也有所不同。①三级医院:瑞金医院。瑞金医院在整个医疗联合体中主要负责承担整个医联体覆盖区域内居民的疾病管理方案设计与统筹;对下级医院的专科诊室进行支援,培训社区全科医生;负责统一设计与管理医联体内的信息平台,对患者以及医疗资源信息进行管理与维护;建立统一的医联体内转诊制度细则与管理规范等。②二级医院:卢湾分院、东南医院。二级医院是医联体区域内慢性病管理的中坚力量,应配合瑞金医院对本院的科室进行改革并调配医疗资源;在此基础上,应注重社区全科医生的培养,帮助社区建立"守门人"制度。③社区卫生服务中心。四个社区卫生服务中心虽然医疗资源比较短缺,但在整个医疗联合体当中承载着最重要的执行作用。由于街道卫生服务中心直接接触社区区民,它们在社区居民的医疗档案建立、管理,慢性病的预防、健康知识的普及,家庭病房的开展以及康复、护理服务的落实方面都具有重要的作用。

2)信息平台建设与共享

双向转诊制度的落实,离不开数字化信息平台的建设。如果没有医疗档案信息的共享,那么医疗联合体的转诊制度将存在诸多不便;数字化医疗档案平台也为医联体内的转诊与病历检索提供了更为方便的途径。该平台的建设,除了保证居民诊疗信息、电子健康档案信息、医院管理信息的联通,以帮助医生对患者进行诊疗以外,还要满足医院之间的资源调配信息共享的功能。其基本内容至少包括以下几点[①]:

第一,医疗资源数据共享标准统一。如药品、医用材料、临床诊断等重点编码标准统一,患者信息编码统一,医联体内部所有医院的诊疗数据、电子健康档案同步更新等。

第二,患者可直接在医联体网上联合预约平台进行专家预约、检查报告查询等操作,节省患者排队时间,缓解医院的医疗压力。

---

① 谢冰,林婧,蒋莹,等.医疗联合体内继续医学教育共享平台的建立[J].上海交通大学学报(医学版),2013,33(4):497-501.

第三，建立统一的财务结算与医保管理平台，方便患者在医联体内的不同医院统计与支付治疗费用。

　　第四，建立医联体内部人力资源、医疗资源的信息共享，方便不同医院医生的交流与转诊操作，以及医联体内部药品、医疗设备的统一采购与分配。

　　除医院之间的电子信息平台以外，患者与医院之间也可以进行信息沟通。比如，签约居民可以通过与社区卫生服务中心联网的血压、血糖测试仪器对自己的生理指标进行检测，测量数据将直接与医联体网络联网，进行数据共享，一方面方便居民建立并更新电子医疗档案，另一方面也便于医生对居民的身体情况进行实时监控。

　　3) 建立区域临床诊断中心

　　临床诊断中心由影像诊断中心和检验检查中心组成。其中，影像诊断中心是信息平台建设的一种实际应用，利用卢湾分院原重点学科放射免疫检验科的良好资源，将医联体内各级医疗机构（特别是社区卫生服务中心）所拍摄的 X 光片等影像资料通过信息平台上传至卢湾分院放射科，由专家进行读片结果审核并反馈回原医院，提高了医疗诊断的准确率，也减少了重复检查，降低了居民与医院的医疗成本[①]。

　　影像诊断中心从 2012 年 12 月到 2013 年 1 月，对各社区卫生服务中心的放射检查数据汇总如表 4-2 所示。

表 4-2　影像诊断中心数据汇总（2012.12—2013.1）

社区卫生服务中心	放射检查就诊人数	报告审核数量	平均等待时间
五里桥	97	97	15～20 分钟
打浦桥	166	166	
瑞金二路	94	94	
淮海中路	64	64	

资料来源：《"瑞金—卢湾医疗联合体"工作进展汇报》。

　　同时，统一的临床诊断中心的建立，对于整个医联体内各级医院的检验质量有着"统一平台、统一水准、统一管理模式"的要求，社区除了基本的尿检、血常规，其他生化检查都可以在诊断中心进行，社区卫生服务中心可以不必配备相应的检测设备，而是由诊断中心将检查结果通过统一信息平台发送回社区，而且该

---

① 夏云，袁青，姜昌斌. 上海市"瑞金—卢湾医疗联合体"运行模式的现状调查和对策研究[J]. 中国全科医学，2012，15(22)：2515-2517.

诊断结果在整个医联体内各级医院均可被承认,使得信息平台的利用率进一步提升。

4)医疗保险及支付方式突破

经与上海市医保局协商,"瑞金—卢湾"医疗联合体内各级医院的医保总额将会统一预付给医联体理事会,再经由理事会统一分配。在医保总额以人头为准发放的制度下,医生没有了多开处方的经济利益激励,以往的按照医疗项目收费所造成的过度医疗问题将有所改善。

同时,医联体办公室将对医联体内的社区卫生服务中心适当放宽医药管理限制,对于医联体内签约的居民给予超出社区卫生服务中心药品目录的上级医院药物供给,这实际上也是对双向转诊制度与"守门人"制度实施的有力支持。在当下药品目录存在差异的前提下,居民即便具有分级治疗的意识,出于对社区医院药品短缺的实际情况的考虑,也会选择去大医院就诊。如果医药管理限制有所放宽,将可以对这部分患者执行"守门人"制度。

同时,卢湾分院也率先推出了一站式付费项目,医联体内部转诊可以通过该系统进行一站式费用结算,节省了患者结算医疗费用的时间。

(二)上海协议转诊模式

2005年,上海市在33家社区卫生服务中心实行约定服务,凡与定点社区卫生服务中心签约的居民,看病可省1元挂号费,此举收到了一定的效果。为了提高政策的吸引力,2006年12月,上海市出台《本市市民社区就诊和定向转诊普通门(急)诊诊查费减免试行办法》,试图让更多居民在社区首诊。在这种模式下,推动就医重心下沉主要依靠的是经济引导,故将其称为上海市居民就医经济引导模式。该模式的核心机制和配套机制如下。

1. 核心机制

1)首诊环节

上海市的《本市市民社区就诊和定向转诊普通门(急)诊诊查费减免试行办法》规定,自2007年4月1日起,本市市民可按照自愿原则,选择户籍地、居住地或工作地所在的一个区(县)内的全部社区卫生服务中心作为社区门诊和定向转诊诊查费减免的约定单位。从2007年4月1日起,约定对象持社区卫生服务中心开具的定向转诊单,在有效期内至定向转诊单所指定的二、三级医疗机构挂号,可享受一次由该接诊医疗机构给予的普通门(急)诊诊查费减免50%的优惠。从2007年7月1日起,市民持已经办理约定服务的社会保障卡,在约定区(县)内的社区卫生服务中心门诊就诊,可减免门诊诊查费(7元)。此外,二、三级医疗机构应当建立接收定向转诊患者的"绿色通道",为定向转诊患者在挂号、检查、住院等方面提供适当的优先服务,安排本院主治及以上专业技术职称的医师接诊,做好接诊患者的院内分诊。非约定对象也可至各社区卫生服务中心和二、三级医疗机构就诊,但不享受诊查费减免优惠。

凡在社区卫生服务中心享受约定服务的市民,可免除社区卫生服务门诊诊查费个人自付部分,医保对象发生的减免费用由医保基金承担,其余市民由市、区(县)两级财政按1:1比例分担。截至2007年11月,上海市共有578.70万市民前往社区卫生服务中心办理签约服务,平均每个社区卫生服务中心办理签约服务的市民为2.53万人,全市228家社区卫生服务中心门/急诊费减免人次数已高达2 100万,共减免门诊诊查费逾亿元①。截至2018年,上海市家庭医生"1+1+1"医疗机构组合共签约居民666万人,常住居民签约率达到30%。国家卫健委规定的十类重点人群(65岁以上老年人、孕产妇、儿童、高血压患者、糖尿病患者、结核病患者、残疾人、贫困人口、计划生育特殊家庭和严重精神障碍患者)签约率达54%,其中,高血压患者、糖尿病患者签约率超过84%,残疾人和计划生育特殊家庭签约率分别超过和达到70%②。

为了配合居民首诊到社区,《上海市职工基本医疗保险办法》第二十四条、第二十五条分别规定了差异化的门诊支付待遇。以第二十四条(在职职工门诊急诊医疗费用)为例:

"在职职工一年内门诊急诊就医或者到定点零售药店配药所发生的除本办法第二十六条、第二十七条规定以外的费用,先由其个人医疗账户当年计入资金支付。不足部分由个人支付至门急诊自负段标准计1 500元,超过部分按照下列规定支付(不含到定点零售药店配药所发生的费用):

"(一)44岁以下人员,在一级医疗机构门诊急诊的,由附加基金支付65%;在二级医疗机构门诊急诊的,由附加基金支付60%;在三级医疗机构门诊急诊的,由附加基金支付50%。

"(二)45岁以上人员,在一级医疗机构门诊急诊的,由附加基金支付75%;在二级医疗机构门诊急诊的,由附加基金支付70%;在三级医疗机构门诊急诊的,由附加基金支付60%。"③

① 上海市总工会.全市578万居民签约社区就诊[EB/OL].(2007-11-12)[2015-08-16].http://shwomen.eastday.com/renda/node6797/node6799/userobject1ai1438723.html.

② 上海家医签约666万人[EB/OL].(2019-01-19)[2019-08-11].https://www.jfdaily.com/news/detail?id=126376.

③ 上海市人民政府.上海市职工基本医疗保险办法[EB/OL].(2013-11-12)[2015-08-16].http://www.shyb.gov.cn/ybzc/zcfg/01/201311/t20131112_1153587.shtml.

同样,《上海市城镇居民基本医疗保险试行办法》也有相关规定:

"第十一条(参保人员门诊急诊医疗待遇)参保人员门诊急诊(含家庭病床)所发生的医疗费用设起付标准,一年内医疗费用累计超过起付标准的部分,由居民医保基金按照一定比例支付,剩余部分由个人自负。

"起付标准为:60周岁及以上人员、城镇重残人员以及中小学生和婴幼儿为300元;超过18周岁、不满60周岁人员为1 000元。

"居民医保基金支付比例为:在社区卫生服务中心(或者一级医疗机构)门诊急诊的,支付65%;在二级医疗机构门诊急诊的,支付55%;在三级医疗机构门诊急诊的,支付50%。

"第十二条(参保人员住院医疗待遇)对参保人员每次住院(含急诊观察室留院观察)所发生的医疗费用设起付标准。超过起付标准的部分,由居民医保基金按照一定比例支付,剩余部分由个人自负。

"起付标准为:一级医疗机构50元,二级医疗机构100元,三级医疗机构300元。

"居民医保基金支付比例为:60周岁及以上人员以及城镇重残人员,在社区卫生服务中心(或者一级医疗机构)住院的支付85%,在二级医疗机构住院的支付75%,在三级医疗机构住院的支付65%;60周岁以下人员,在社区卫生服务中心(或者一级医疗机构)住院的支付75%,在二级医疗机构住院的支付65%,在三级医疗机构住院的支付55%。"①

2) 双向转诊环节

上海早在2005年初就开始了社区卫生服务机构与医院之间的双向转诊探索。经过几年的发展,上海的双向转诊网络已在全市范围内铺设开来。已经签订双向转诊协议的各级医疗单位之间,除了明确转诊的标准、患者指征外,还在转诊患者挂号、收费、检查、取药、入院等环节给予不同程度的优惠;大医院还有义务为社区卫生服务机构的医生提供进修、学习、参观、带教查房等方面的便利。

2006年4月,华东医院与长宁区8家社区卫生服务中心签署双向转诊协议,为长宁区居民提供更便捷、更优质的医疗服务。今后,社区卫生服务中心可将诊断不明、急重症、手术等超出自身技术控制范围的患者及时转至华东医院治疗。华东医院还将为社区医护人员提供进修、培训机会;选派高年资医护人员在社区卫生服务中心开设技术讲座;抽调副高以上职称医师去基层,加强社区卫生

---

① 上海市人民政府.上海市城镇居民基本医疗保险试行办法[EB/OL].(2012-12-19)[2015-08-17].
　http://www.shyb.gov.cn/ybzc/zcfg/03/201212/t20121219_1143767.shtml.

服务中心的诊疗力量；组建"长宁区社区首诊制华东医院专家库""华东医院临床诊疗技术社区推广基地"等①。

2005年，上海市第六人民医院与徐汇区11家社区卫生服务中心开展"双向转诊"尝试。由于社区卫生服务中心缺乏检查戊肝等技术设备，实施"双向转诊"后，社区卫生服务中心采集血样后送到市第六人民医院，化验结果出来后再派人去取，为患者省去了往返周折之苦。癌症患者在上海市第六人民医院做完切除手术，待病情稳定后转入社区卫生服务中心接受化疗，治疗方案都是由六院肿瘤科医师制订的②。

对于上海市第六人民医院来说，一边是急危重患者住不进医院，一边是康复期患者和慢性病患者出不来，实施"双向转诊"后，六院在社区卫生服务中心建立康复基地，由此增加了372张床位；同时患者在六院住院的天数大大减少。2004年上海市第六人民医院患者平均住院天数为15.77天，2006年降到12.15天，缩短了3.62天。这意味着两年时间上海市第六人民医院多收治了1万多名患者。而对口的社区卫生服务中心的使用率从此前的65%～70%，提高到现在的95%。

截至2007年底，上海市228个社区卫生服务中心已全部与二、三级医院建立对口联系、约定转诊关系，建立了绿色"双向转诊通道"。如新华医院已与杨浦区卫生局签约，专门派遣副主任以上专家担任区域内16个社区卫生服务中心的首席社区医生。市一、市六、瑞金、岳阳、曙光等市级大医院也纷纷与所在区域的各社区服务中心挂钩。截至2017年底，上海已组建以区域医联体、专科医联体为主要形式的40余个医联体，本市所有三级医院及社区卫生服务中心均参加了各种形式的医联体建设，参加医联体建设的二级医院达到83家，占二级医疗机构总数的79%，推动了卫生工作重心下移和资源下沉，基层医疗服务能力明显改善，整体医疗服务效能得到优化③。2018年，上海市签约居民中由社区卫生服务中心向上级医院转诊的超过80万人次，由上级医院向社区卫生服务中心转诊

① 新浪网. 华东医院牵手长宁社区卫生中心[EB/OL]. (2006-04-11)[2015-08-17]. http://news. sina. com. cn/o/2006-04-11/09308665968s. shtml.

② 上海市级医院和社区医院建立"双向转诊"制[EB/OL]. (2005-04-01)[2015-08-17]. http:// www. zjol. com. cn/05delta/system/2005/04/01/006083724. shtml.

③ 上海已组建40余个医联体所有三级医院及社区卫生服务中心都参加[EB/OL]. (2018-04-25)[2019-08-11]. http://www. shanghai. gov. cn/nw2/nw2314/nw2315/nw17239/nw17244/u21aw1306136. html.

的有 6.9 万人次,转诊更及时、更畅通,让居民有了真切实在的获得感[①]。

2. 配套机制

1)完善社区卫生服务体系

(1)上海社区卫生服务机构的来源和服务模式。上海的社区卫生服务中心是由地段医院(乡镇医院,部分由二级乙等医院)转型而来,社区卫生服务中心根据需要在居委会下设社区卫生服务站,通过站点进入家庭,形成"区医疗中心—街道社区卫生服务中心—居民委员会社区卫生服务站—家庭"的四级网络模式。

2000—2005 年上海市总计投资 1 413 亿元,完成了将 227 所基层医院(113 所城市地段医院和 114 所乡镇卫生院)转换为社区卫生服务中心的任务,并进行标准化建设,启动了对首批 300 家郊区农村卫生室的改造工程,旨在 2010 年前建立并完善社区卫生服务体系。每个街道、乡镇至少有 1 所政府主办的社区卫生服务中心,在中心城区按每 3~5 个居委会(1 万~2 万名居民)的标准,设置了 422 个服务站(点),作为社区卫生服务的延伸,方便群众。上海市郊区设立了 525 个中心村卫生室、1 335 个一般村卫生室,并实行镇村卫生机构一体化管理。上海的社区卫生服务全部是医保定点医疗机构,村卫生室是农民合作医疗的主要服务基地。在市区社区卫生服务的服务对象中,医保人员约占 90%;郊区社区卫生服务对象多数是参加合作医疗的农民[②]。

上海市 227 个社区卫生服务中心已全面实施了改造,城区基本做到 10 万~15 万人的街道(乡镇)设有一个社区卫生服务中心,每 1 万~2 万人的地方建有一个社区卫生服务站,中心城区市民步行 15 分钟就能找到一个社区卫生服务站,而且在社区卫生服务中心就可以接受大医院医生的治疗。

同时,为提高服务质量,在全市 227 家社区卫生服务机构中,建设全科服务团队。全科服务团队实行分区域、网格化的"健康服务责任制",开展社区卫生服务、服务站及家庭"三站式"服务。医务人员定期上门,有针对性地为居民提供简易门诊、家庭病床、健康指导、计划生育、建立家庭健康档案等服务,探索以家庭为单位的健康服务,另外还指导病情复杂的患者的转院事宜。

(2)加强人才队伍建设,提高服务水平。上海市已经建立了多元化的全科医师培养途径,分类进行全覆盖的全科医学知识培训,更新专业知识、转变服务理念,逐步建立起一支社区全科医师队伍,有效地推进了社区卫生服务队

① 上海家医签约 666 万人[EB/OL]. (2019 - 01 - 19)[2019 - 08 - 11]. https://www.jfdaily.com/news/detail? id=126376.

② 王忠壮,张理功,尤本明,等.关于上海城区社区卫生服务和社区药学服务发展的调研[J].药学服务与研究,2007(1):1-7.

伍建设。

第一,正规教育。对新分配到社区卫生服务中心工作的临床医师和2000年以后毕业、具有本科以上学历的青年医师,实行四年制全科医师规范化培训,以达到正规全科主治医师标准。

第二,岗位培训。全市中心城区的社区临床医师已全部完成全科医师岗位培训,郊区也已基本完成。对2000年以前毕业、具有大专以上医学学历的临床医师,追加200学时的技能培训,转换成同级或晋升上一级全科医师,计划分6期培训3 000名学员。

第三,系统开放。对本市二级、三级医院在职及退休5年内的中高级医师、其他地方的全科医学人才,凡取得全科医师资格的,通过政策引导,向社区卫生服务中心流动。

第四,人员交流。规定本市二级、三级医院主治医师在晋升副高职称前,必须到社区卫生服务中心参与一定时间的社区卫生服务工作。

(3)持续增加投入。为了让社区卫生服务体现公共、公益、基本医疗保障三个基本特性,上海市各级政府建立了稳定的财政投入机制,逐步实施人头费、设备更新费等日常运行经费由政府下拨。“十五”初期,上海市社区卫生预防保健经费为每万人口9 168元,2006年这一费用提高到50万元;2006年,各区、县政府对人均预防保健等公共卫生服务投入经费不低于30元,2008年增加到40元,2011年增加到50元。

(4)界定社区卫生服务的功能。明确社区卫生服务的功能定位,比如长宁区建立了社区卫生服务基本服务包,将社区卫生工作界定为5大类10小类66个项目,由社区卫生服务中心承担,政府买单;为防止向医院化发展,社区卫生服务不设专家门诊和联合病房;同时,通过规范社区卫生服务项目,推广部分检查、检验项目结果互认制度等;颁布新版《上海市医疗服务价格汇编》,明确社区卫生服务中心的功能定位,规范社区卫生服务中心的收费项目,使社区卫生服务中心的收费更加规范,并且保持较低的收费水平;推进以区(县)为单位组织医疗机构实行药品联合采购,实行药品销售“低进低出”,逐步降低药品加价零售差率,积极推广临床疗效好的廉价药品的使用。

(5)机制创新,体现公益性。全市社区卫生服务中心全面倡导合理检查、合理治疗、合理用药。2006年,上海社区卫生服务综合改革试点在长宁区和松江区启动,率先建立了收支两条线管理,实施医保预付制,成立社区卫生管理中心,通过医疗、医保、医药“三医联动”,致力于形成“基本医疗服务由医保购买,公共卫生服务由政府购买,延伸服务由社会购买”的格局,在取得阶段性成果后,改革逐步扩大到静安、卢湾、黄浦、徐汇、宝山、浦东、闵行、嘉定和闸北9个区。2007年则推向上海市19个区县,227家社区卫生服务中心都将实行医保总额预付制度和收支两条线管理。改革社区卫生服务的收入分配机制,切断医务人员收入与药品、检查收入之间的直接联系;采取措施确保医务人员收入不低于区域内同类型事业单位职工平均收入水平。这些措施从机制上克服社区卫生服务的趋利性行为,对医务人员提供了正向激励[①]。

以社区卫生服务平台、全科服务团队责任制为核心的社区卫生服务模式改革,已在中心城区和郊区部分有条件的社区卫生服务中心推开,通过实行中心、服务站和家庭"三站式"服务,确保了"六位一体"功能落实到位。

此外,长宁区综合改革试点还有如下的机制创新[②]:①确定标准成本,全区统一实行社区卫生服务项目成本弥补的单位价格;②数量核准,由社区卫生管理中心通过督查和报表核对,对社区卫生服务中心的工作数量进行核准,解决干多干少一个样的问题和上报工作量准确性、真实性的问题;③质量控制,长宁区建立了4个公共卫生质控专家组和21个基本医疗专家组,通过专家组的质控,提高社区卫生服务水平,质控结果与收支两条线管理激励机制相挂钩;④社会反响和满意度测评,由复旦大学社会发展与公共政策学院、零点公司等第三方进行评估,评估结果与返还资金量挂钩。这几种机制环环相扣,共同决定了对社区卫生服务中心运行成本的弥补总额和可分配总额。

(6)切实降低社区药品零售价格,逐步将药品加价率控制在15%以内。长宁区社区卫生服务中心统一实行药品降价,门诊和住院所有品种、不同规格的药品,由原来执行约33%的最高进价加价率,改为一律按实际购进价加价15%出售。长宁区8个社区卫生服务中心一年可减少居民药品支出2 000万元,患者每月可节省100~300元药费。2006年,全市社区卫生服务门/急诊均次医疗费用由2005年的122.95元下降为111.49元,同比减少9.32%,比二级医院和三级医院的门诊次均费用分别低49元和132元。到2013年,社区卫生服务门/急诊均次医疗费用为118.87元,比二级医院和三级医院的门诊均次费用分别低114.74元和201.86元[③]。

————————

① 坚持政府主导大力推动社区卫生服务改革与发展[EB/OL].(2006-02-24)[2015-08-18].http://www.nhc.gov.cn/jws/s6462/200602/7c481334173e4bf4bab68f7b831060b9.shtml.

② 梁鸿,曲大维.上海市长宁区社区卫生服务综合配套改革的评价[J].中国卫生经济,2007,26(8):44-47.

③ 上海本地宝.城乡居民医疗保健水平节节高[EB/OL].(2007-10-13)[2015-08-20].http://sh.bendibao.com/news/20071013/27844.shtm.

2) 市级医院"管办分离"的试点

2005 年 9 月 9 日,上海市成立了上海申康医院发展中心,正式启动了上海市市级公立医疗机构的"管办分离"改革工作。新成立的上海申康医院发展中心是市政府设立的国有非营利性的事业法人,是市级公立医疗机构国有资产投资、管理、运营的责任主体和政府办医的责任主体。一方面,申康医院发展中心受市国资委委托,承担投资举办市级公立医疗机构的职能,对市级公立医疗机构的国有资产实施监督管理,履行出资人职责,承担国有资产保值增效的责任;另一方面,作为市政府的办医主体,申康医院发展中心将根据市政府的要求,坚持正确的办医方向,办好市级公立医疗机构,进一步提高市级医疗机构的整体水平,为患者提供质优、价廉的医疗服务。

改革后,市卫生局作为主管全市卫生工作的政府组成部门,除继续全面履行公共卫生管理职能(包括直接举办部分公共卫生机构),还将进一步全面强化对全市医疗卫生行业管理的职能,其今后的工作重点也将放在加强宏观调控、规划管理、政策制定、准入管理、质量监控、信息发布、监督执法和为本市卫生改革及医院发展创造公平、规范的良好环境上。因此,在申康医院发展中心成立后,上海市卫生行政部门的"管""办"职能逐渐清晰,但是这一阶段的"管办分离"仅限于市级医疗机构,尚未将全部医疗机构纳入,且新成立的申康医院发展中心现在还难以真正对"人财物"实现统一管理[①]。

四、我国社区卫生服务机构与医院协同改革模式总结

由以上六个典型城市社区卫生发展与医院改革互动的分析可知,目前为了更好地实现卫生资源的优化配置,各个地区都采取了一些相应的措施来发展社区卫生事业。比如,将一定数量的二级医疗机构和一些企业所属的医疗机构转型为社区卫生医疗机构,从而提高社区医疗卫生机构的数目,增强社区卫生服务的可及性。为了能让社区卫生机构可持续发展,并能够吸引患者到社区就诊,各地比较普遍地实现了社区卫生服务机构的收支两条线、协议转诊、费用减免甚至社区首诊等措施;而在医院层面,除了将一定数量的医院转型为社区卫生服务机构之外,还进行了"管办分离"、集团化、托管等改革尝试,从而能够为医院更好地参与到与社区卫生服务机构的互动中来奠定制度基础。

但是,从以上的分析也不难看出,虽然采取的这些措施已经取得了一定的进展和成效,但是医院的强势地位没有从根本上发生改变,它们和社区卫生服务机

---

① 李敏.公立医院管办分离改革研究——以上海申康医院发展中心为例[D].上海:复旦大学,2009.

构之间竞争的成分要远远高于互补合作的成分。这也彰显了深化改革的必要性和紧迫性，以及改革的复杂性。为了能够加快改革的进程，需要进一步厘清目前改革中的主要问题，对制约社区卫生服务机构发展和医院改革的因素进行识别，方能有的放矢地增强改革成效。

第五章

我国社区卫生服务机构与医院协同改革效果及实证分析

一、研究设计

（一）研究方案设计

第一阶段：确定衡量社区卫生服务机构和医院协同改革的评价要素。这一阶段包括对已有文献的综合研究，选择具有代表性的社区卫生服务机构和医院的相关工作人员进行面对面访谈，对他们所提及的影响因素加以抽取和整理等，结合安德森居民卫生服务利用理论模型中的因素框架确定调查内容。

第二阶段：问卷的开发与预测试。在整合文献研究、访谈内容和专家意见的基础上，编制初步的问卷。在问卷设计完成后，在上海选择一家医院和社区卫生服务中心进行预调查，根据预调查的情况，对问卷进行最后的修改、优化。

第三阶段：正式调查。选择样本城市，按照抽样计划，对居民、医护人员、患者进行问卷调查，同时对若干对象进行访谈。

第四阶段：对回收的问卷进行筛选，剔除无效问卷。

第五阶段：对数据进行分析，基于分析结果对社区卫生服务与医院协同改革的效果进行分析，并以此作为社区卫生服务和医院协同改革模式研究的依据。

（二）抽样方法设计与问卷设计

1. 调查时间和调查区域

本次调查的时间是从 2014 年 5 月 1 日到 9 月 30 日；调查的样本城市是上海、武汉、大庆和太仓，分别涵盖了大、中、小型城市。在每个城市，选择相应的医院和社区卫生服务中心进行调查。抽样地点和群体选择如表 5-1 所示。

表 5–1 抽样地点和群体选择

	上海	武汉	大庆	太仓	汇总
医院					
数量	3	2	1	2	
患者	185	147	98	172	602
医护人员	54	37	25	48	164
社区卫生服务中心					
数量	2	2	2	2	
患者	51	50	58	44	203
医护人员	53	42	48	50	193
普通居民	119	38	45		202
					1 364

2. 调查对象与调查方法

调查对象分为三类,分别采用以下调查方法:

(1)普通居民:我们利用在线网络调查的方式,通过在线问卷进行了调查。

(2)患者:我们采用了当面作答的方式。由访问员使用统一的问卷对就诊结束的患者进行一对一访谈并当场填写问卷。

(3)医护人员:在对医生进行简单培训的基础上,由他们独立完成问卷的填写。

3. 抽样方法

1)患者抽样

由于调查对象的特殊情况,我们很难进行随机抽样,考虑到可行性,我们采用了偶遇抽样的办法。具体的方法是,在医院的门诊药房,选取诊疗已经结束的患者进行访问,直到访问到所需的数量后结束。

2)医务人员的抽样

(1)社区卫生服务机构医护人员。由于一般社区卫生服务机构的卫生服务人员不是很多,所以对医务人员进行了整群抽样。先根据意向,选择所需的卫生服务机构,然后对其从业人员进行全面调查。

(2)医院医护人员。由于人员较多,由门诊办公室根据科室服务患者的人数,对几个主要的科室进行抽样。

4. 问卷设计

(1)问卷设计。课题组自行设计了调查问卷。问卷内容结合了我国的社会经济背景、医疗保健服务状况及医院服务的流程等信息。问卷满意度调查中各个条目采用李克特(Likert)5级标度法,直接测量患者对各个条目的满意程度,分为非常不满意、不太满意、一般满意、比较满意、很满意5个等级。在计算满意度时,相应赋值为1、2、3、4、5。

(2)信度分析。本调查问卷经过了约50人的预调查,然后进行了定性和定量分析,最后修改成为正式的调查问卷。本研究采用Cronbach's Alpha系数来评价问卷的信度。结果表明,总的Cronbach's Alpha系数为0.875。因此,本研究的问卷均具有较好的信度。

(3)数据统计与分析。采用EPidata 3.0建立数据库,将以上问卷数据由双人双份录入后进行数据一致性和逻辑性核查,并随机抽取10%的问卷进行录入复查,严格控制数据录入质量,以保证数据库的准确性。数据分析应用SPSS 17.0统计软件包,进行一般性统计描述、交叉分析、相关性分析、理论模型验证等。被调查患者的基本特征如表5-2所示。

(三)样本基本情况

1. 普通居民及患者的描述性分析

如表5-2所示,从年龄上来看,"≤25"的普通居民占比为43.56%,"26~44"的普通居民占比为47.52%,">60"的普通居民仅占3.47%,可见被调查对象以青年人和中年人为主。在被调查的社区卫生服务机构患者中,仅有13.68%的患者年龄"≤25",有28.42%的患者年龄处于"26~44",31.58%的患者年龄">60",可见社区卫生服务机构的患者以中老年人为主。在被调查的医院患者中,年龄"≤25"的占比为22.65%,年龄在"26~44"的占比为48.02%,年龄在"45~60"的占比为20.60%,年龄">60"的占比为8.73%,可见医院患者的年龄分布比较均衡。从性别来看,医院患者的性别基本上比较均衡,男性患者占50.14%,女性患者占49.86%;而社区卫生服务机构女性患者的比例(63.68%)明显高于男性(36.32%)。从文化程度来看,社区卫生服务机构患者拥有高中及以下学历的占比为70.65%,大专及以上学历的占比为29.35%;而医院患者的学历主要是高中及以上,大专及以上的患者合计占了54.03%,可见医院患者的文化程度普遍高于社区卫生服务机构患者。从职业类型来看,社区卫生服务机构就诊患者中的工人占比为41.54%,将近一半,而医院就诊患者职业分布较为均匀,工人和事业单位职员分别占20.45%和24.72%。从月平均收入来看,社区卫生服务机构就诊者月收入主要集中在"2 001~3 000元"(占比为34.85%)及"3 001~5 000元"(占比为28.79%),而医院患者收入水平在"3 001~5 000元"的占比为24.23%,"5 001~10 000元"的患者占比为16.43%,医院患者的收入水平明显高于社区卫生服务机构患者。

表 5-2　普通居民及患者的基本特征描述性统计

变量名称		普通居民占比/%	社区卫生服务机构患者占比/%	医院患者占比/%
年龄	≤25	43.56	13.68	22.65
	26～44	47.52	28.42	48.02
	45～60	5.45	26.32	20.60
	>60	3.47	31.58	8.73
性别	男	43.07	36.32	50.14
	女	56.93	63.68	49.86
文化程度	初中	0.99	35.82	21.56
	高中/中专	3.96	34.83	24.42
	大专	8.91	17.91	22.92
	大学	86.14	11.44	31.11
工作状态	在职	95.05	46.19	78.98
	失业	1.49	6.09	7.33
	离退休	3.47	47.21	13.69
职业类型	工人	4.95	41.54	20.45
	农民	0.99	8.72	4.26
	公务员	13.86	3.59	7.53
	事业单位职员	25.25	20.51	24.72
	商业/服务业	16.34	6.15	13.78
	个体经商	0.99	4.62	9.52
	其他	37.62	14.87	19.74
月平均收入	小于 1 000 元	28.22	11.62	14.90
	1 001～2 000 元	7.43	11.62	14.90
	2 001～3 000 元	6.44	34.85	24.79
	3 001～5 000 元	15.35	28.79	24.23
	5 001～10 000 元	28.71	8.59	16.43
	10 000 元以上	13.86	2.02	2.92

2. 医护人员的描述性分析

如表 5-3 所示,从性别来看,社区卫生服务机构医护人员中女性明显多于男性,其中女性占比为 67.2%,男性占比为 32.8%;而医院医护人员的性别分布较均衡,男性与女性比例分别为 53.0% 和 47.0%。从年龄来看,社区卫生服务机构和医院的医护人员的年龄段均以"31～40"为主,这一年龄段的医护人员在两个机构的占比分别为 40.0% 和 40.1%,相差不大,但社区卫生服务机构 50 岁

表5-3　医护人员基本特征的描述性统计

变量名称		社区卫生服务机构医护人员占比/%	医院医护人员占比/%
性别	男	32.8	53.0
	女	67.2	47.0
年龄	≤30	25.3	44.4
	31~40	40.0	40.1
	41~50	25.8	11.7
	>50	8.9	3.7
职称	初级	51.1	49.4
	中级	40.0	37.8
	高级	8.9	12.8
文化程度	初中	0.6	1.2
	高中/中专	16.8	1.2
	大专	28.9	9.1
	大学	52.6	53.0
	研究生	1.1	35.4
职务	医护人员	96.3	90.2
	管理人员	3.7	9.8

以上的医生的比例(8.9%)明显高于医院(3.7%)。在医护人员职称方面,二者均以初级和中级职称为主,社区医护人员中拥有初级和中级职称的人员占比分别为51.1%和40.0%,医院医护人员中拥有初级和中级职称的人员占比分别为49.4%和37.8%,医院拥有高级职称的医护人员比例(12.8%)略高于社区卫生服务机构(8.9%),由此看来,社区卫生服务机构和医院医护人员的职称并没有显著差异。从文化程度来看,大学文化程度的医护人员在社区卫生服务机构和医院的占比分别为52.6%和53.0%,但医院研究生文化程度的医护人员比例(35.4%)远远高于社区卫生服务机构(1.1%),可见医院医护人员总体文化程度高于社区卫生服务机构。从职务来看,社区卫生服务机构和医院均以医护人员为主,医护人员在两个机构中的占比分别为96.3%和90.2%,而医院管理人员的比例(9.8%)略高于社区卫生服务机构(3.7%)。

二、社区卫生机构和医院协同改革的效果分析

(一)社区首诊效果分析

1. 患者就诊时首选的医疗机构

在社区卫生服务机构就诊的患者中,将社区卫生服务机构作为首选的比例

为 43.2％；在医院就诊的患者中，将医院作为首选的比例为 67.1％（见图 5-1），医院的这一比例明显高于社区卫生服务机构。通过卡方检验，Sig<0.05，说明在医院和社区卫生服务机构就诊的患者在首选医疗机构方面是存在显著差异的，医院的患者比社区卫生服务机构的患者更加愿意在就诊的时候首选医院。

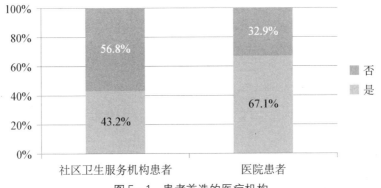

图 5-1　患者首选的医疗机构

对各个城市患者的分析也发现，不同城市中社区卫生服务机构和医院患者的选择比例和来源比例有显著差异，如表 5-4 所示。即社区卫生服务机构的患者相对更喜欢去社区卫生服务机构，医院的患者更喜欢去医院就诊。

表 5-4　不同城市的患者就医选择情况

		首选医院的占比/%	首选社区卫生服务机构的占比/%	合计/%
上海	社区卫生服务机构患者	54.9	45.1	100.0
	医院患者	89.5	10.5	100.0
武汉	社区卫生服务机构患者	50.0	50.0	100.0
	医院患者	76.0	24.0	100.0
大庆	社区卫生服务机构患者	43.2	56.8	100.0
	医院患者	86.7	13.3	100.0

社区卫生服务机构的就诊患者在首诊选择上也没有统计学差异，不同城市患者首诊选择去社区卫生服务机构的比重都维持在 50％左右。医院就诊患者在首诊选择上有统计学差异（Sig<0.05）。武汉市的患者选择去社区卫生服务机构的比重达到了 24％，显著高于上海和大庆两个城市（见图 5-2）。

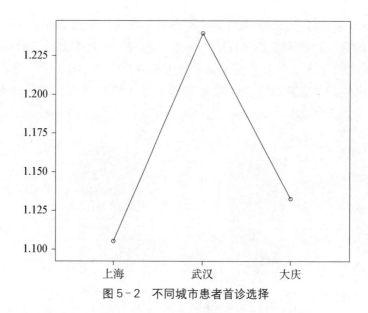

图5-2　不同城市患者首诊选择

2. 医院就诊患者去社区卫生服务机构就诊的意愿

当在医院就诊的患者被问到"您愿不愿意到社区卫生服务机构(地段医院)进行就诊"时,仅 4.13% 的患者选择了"非常愿意",27.45% 的患者选择了"比较愿意",29.02% 的患者选择"无所谓",而 31.58% 和 7.82% 的患者分别选择了"比较不愿意"和"非常不愿意"。可见,去社区卫生服务机构就诊的支持率还是比较低的(见图 5-3)。

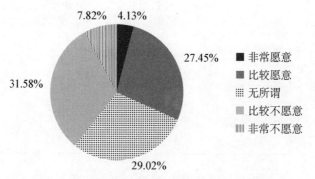

图5-3　医院患者去社区卫生服务机构的意愿

3. 医护人员接诊现状

1) 社区卫生服务机构和医院的日均接待量

通过对不同机构医护人员日均接待量的调查发现,社区卫生服务机构当前日均接待量为 35.21 人次,医护人员认为合适的日均接待量为 28.28 人次;医院当前的日均接待量为 38.10 人次,医院医护人员认为合适的日均接待量为24.20 人次。医院当前的日均接待人数要略高于社区卫生服务机构,但二者相差并不大(见图 5-4)。社区卫生服务机构和医院的医护人员均认为应适当减少当前日均接待量,而医院的减少比例要高于社区卫生服务机构,这也反映了医院医护人员当前日均接待量过大的现状。

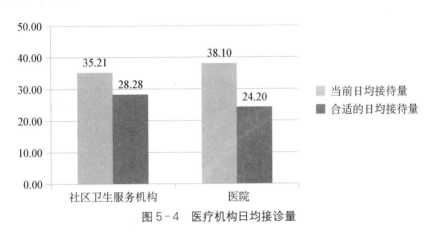

图 5-4　医疗机构日均接诊量

2) 医护人员的工作量

关于医护人员工作量的调查,社区卫生服务机构的医护人员中有 18.7% 的人认为目前的工作量"较少",39.0% 的人认为目前的工作量"合适",27.8% 的人认为目前的工作量"较多";而医院的医护人员中仅有 17.9% 的人认为目前的工作量"合适",49.4% 的人认为目前的工作量"较多",还有 29.6% 的人认为目前的工作量"太多"。对比来看,医院医护人员的工作负担明显高于社区卫生服务机构医护人员(见图 5-5)。通过卡方检验,Sig<0.05,可知不同医疗机构的医护人员工作量存在显著差异。

3) 医护人员的工作强度

如图 5-6 所示,关于工作强度的调查,29.8% 的社区卫生服务机构医护人员认为目前的工作强度"一般",39.9% 的社区卫生服务机构医护人员认为目前的工作强度"比较忙",还有 28.7% 的社区卫生服务机构医护人员认为目前"非常忙";而 45.3% 的医院医护人员认为目前"比较忙",还有 40.9% 的医护人员认为目前"非常忙",仅 13.8% 的医护人员认为目前的工作强度"一般"。通过卡方检验,Sig<0.05,可知社区卫生服务机构的医护人员和医院的医护人员工作强度是存在显著差异的,这与医疗机构日均接待量不无关系。

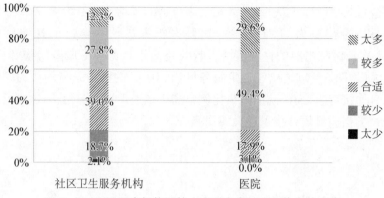

图5-5 不同医疗机构医护人员对自身日均工作量的态度

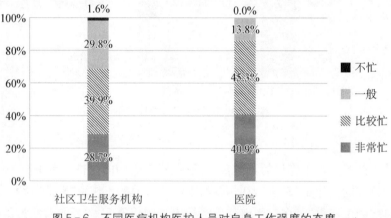

图5-6 不同医疗机构医护人员对自身工作强度的态度

比较发现,医院的医护人员的日均接待量、工作量、工作强度都远远高于社区卫生服务机构的医护人员。暂且不说医护人员合理的工作量和工作强度应当是多少,推行社区首诊,是一种引导资源配置,充分利用社区卫生资源(人力资源及设施等),平衡社区卫生服务机构医护人员与医院医护人员工作量和工作强度的有效手段。

4. 强制社区首诊的态度

1)普通居民和患者对强制社区首诊的态度

如图5-7所示,关于强制社区首诊的看法,持"非常赞同"态度的社区卫生服务机构患者占比为11.7%,持"比较赞同"态度的社区卫生服务机构患者占比为22.3%;医院患者中仅有7.5%"非常赞同",有17.6%的医院患者"比较赞同";6.9%的普通居民"非常赞同"社区首诊,20.3%的普通居民"比较赞同"社区首诊。在调查中,社区卫生服务机构患者对社区首诊的态度明显比普通居民和医院患者积极。对于强制推行社区首诊,医院患者中对这一做法持"比较反对"态度的占比为 34.6%,还有 21.2% 的患者持"非常反对"的态度;而普通居民中有 34.2% 的人持"比较反对"态度,17.3% 的人持"非常反对"态度;有 27.9% 的社区卫生服务机构患者"比较反对"社区首诊,有 16.2% 的社区卫生服务机构患者"非常反对"社区首诊。总的来说,强制社区首诊的支持率并不高,持反对观点的人数多于持赞同观点的。通过卡方检验发现,Sig>0.05,说明普通居民、社区卫生服务机构患者和医院患者对强制社区首诊的看法并没有显著差异。

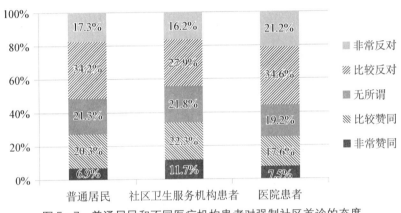

图 5-7 普通居民和不同医疗机构患者对强制社区首诊的态度

从不同城市的比较来看,武汉市的患者更加支持社区首诊,而大庆和上海的患者更加反对社区首诊,这与就医重心下沉的模式存在一定关系。武汉作为强制社区首诊政策实施的代表,其患者对社区首诊的认同度较高(见图 5-8),而大庆和上海作为医院集团和医疗联合体的代表,在社区首诊方面更多的是进行经济引导,成效并不明显,而患者仍倾向在医院就诊,所以他们对于强制社区首诊的认同度并不高。

2) 医护人员对强制社区首诊的态度

关于医护人员对强制社区首诊的看法,社区卫生服务机构医护人员对此持"非常赞同"和"比较赞同"的分别占 34.6% 和 36.7%,医院医护人员对此持"非常赞同"和"比较赞同"的分别占 42.0% 和 40.7%(见图 5-9),可以看出不管是社区卫生服务机构医护人员还是医院医护人员对社区首诊的支持度均比较高,而医院医护人员对强制社区首诊的支持率还要高于社区卫生服务机构医护人员。通过卡方检验,Sig<0.05,可发现社区卫生服务机构和医院医护人员对于

强制社区首诊的看法是存在显著差异的。

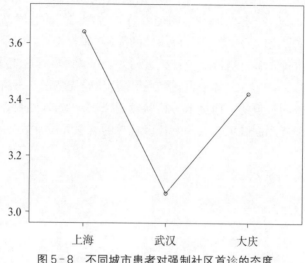

图5-8 不同城市患者对强制社区首诊的态度

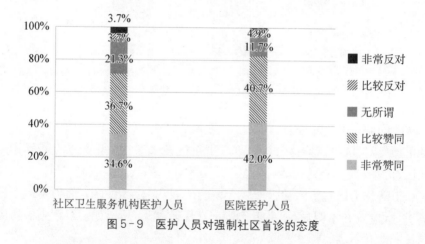

图5-9 医护人员对强制社区首诊的态度

（二）双向转诊效果分析

1. 普通居民和患者双向转诊知晓度

在双向转诊制度的知晓度调查中,普通居民、社区卫生服务机构患者、医院患者听说过双向转诊制度的分别占39.1％、48.8％和33.5％(见图5-10),均不足一半,而社区卫生服务机构患者对双向转诊的知晓度要高于普通居民和医院患者。卡方检验显示,Sig<0.05,也检验了双向转诊知晓度在普通居民、社区卫生服务机构患者和医院患者中存在显著差异。

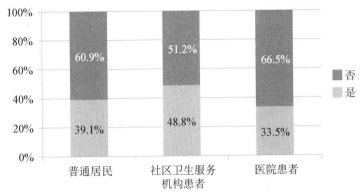

图 5-10　普通居民和患者对双向转诊的知晓度

　　将三个城市进行相互比较可以发现,上海和武汉的居民在双向转诊的知晓度上并没有显著差异,但是大庆和上海、武汉相比,是存在显著差异的,大庆的居民对双向转诊的知晓度要高于武汉和上海的居民(见图 5-11)。不难看出,以大庆为代表的医院集团模式在医疗机构进行协同改革后,居民对双向转诊的知晓度有了较大提升。

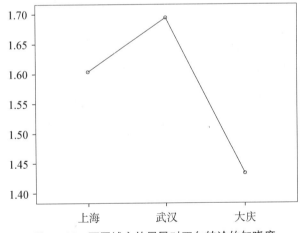

图 5-11　不同城市的居民对双向转诊的知晓度

2. 普通居民和患者双向转诊利用程度

　　调查发现,仅有 8.4％的普通居民、13.1％的社区卫生服务机构患者以及 12.9％的医院患者体验过双向转诊服务(见图 5-12),双向转诊总体实施状况并不佳。而根据卡方检验,Sig＞0.05,双向转诊服务在普通居民、社区卫生服务机构患者和医院患者中并不存在显著差异,体验度均较低,双向转诊制度在实践操作层面并没有得到较好的执行。

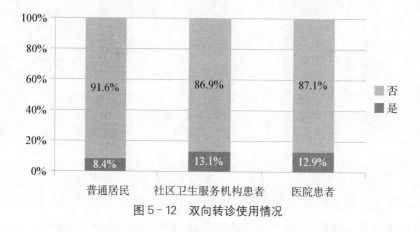

图 5 - 12 双向转诊使用情况

在双向转诊使用情况方面,对上海、武汉、大庆三个城市进行比较后发现,上海和武汉在双向转诊使用情况上没有显著差异,但是大庆与上海、武汉是存在显著差异的,大庆居民在双向转诊的使用率上高于上海和武汉居民(见图 5 - 13)。大庆作为医院集团模式的代表,其集团内部医疗机构之间实行了紧密型整合,社区卫生服务机构和大型综合医院同属于一个医疗集团,存在利益的相关性,因此双向转诊渠道得以打通,建立和推行转诊制度的动力和助力问题都得到相应解决之后,其转诊服务的使用率也就得到了较大提高。

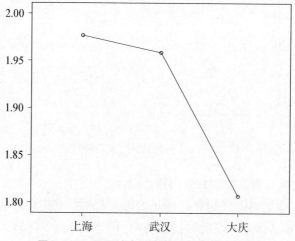

图 5 - 13 不同城市双向转诊使用情况比较

3. 医护人员认为社区卫生服务机构和医院进行合作的必要性

关于社区卫生服务机构和医院进行合作的必要性,社区卫生服务机构医护人员中的90.3%都认为"有必要",仅有4.8%的社区卫生服务机构医护人员认为"没必要";在医院医护人员中,96.3%的人都认为"有必要",仅1.9%的医院医护人员认为"没有必要"。可见,医护人员对社区卫生服务机构和医院进行合作的必要性认同度非常高(见图5-14)。而卡方检验的结果也证实不同机构的医护人员对社区卫生服务机构和医院进行合作的必要性的认同并不存在显著差异,社区卫生服务机构和医院进行合作是众望所归,大势所趋。

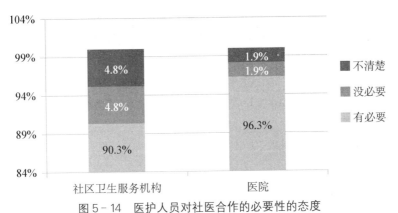

图5-14 医护人员对社医合作的必要性的态度

(三)患者和医护人员满意度

1. 患者满意度

1)对等待时间的满意度

在等待时间的满意度方面,社区卫生服务机构患者中仅有7.9%和3.0%的人认为"不太满意"和"很不满意",36.1%的人认为"比较满意",还有31.7%的人认为"很满意",总体满意度比较高。而医院患者中有32.3%和14.5%的人对等待时间"不太满意"和"很不满意",仅19.5%的人认为"比较满意",3%的人认为"很满意",总体满意度较低,如图5-15所示。通过卡方检验,Sig<0.05,可知社区卫生服务机构患者和医院患者对等待时间的满意程度是存在显著差异的,社区卫生服务机构患者的满意度显著高于医院患者。

在等待时间的满意度上,将上海、武汉、大庆和太仓四个城市进行了两两比较发现,并不存在显著性差异,可见在等待时间的满意度上都感觉"一般",但是从图5-16可知,太仓市的均值要低于大庆、上海、武汉,也就是说在患者对等待时间的满意度上,四个城市由高到低依次为武汉、上海、大庆、太仓。

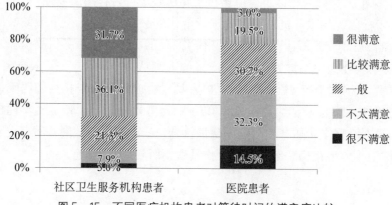

图 5 - 15　不同医疗机构患者对等待时间的满意度比较

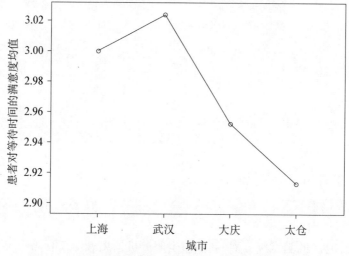

图 5 - 16　不同城市患者对等待时间满意度的均值比较

2) 就诊中花费时间最长的项目

而关于花费时间最长的环节(见图 5 - 17),52.2%的社区卫生服务机构患者和51.1%的医院患者均选择了"候诊",还有25.0%的社区卫生服务机构患者和25.6%的医院患者选择了"检查",12.2%的社区卫生服务机构患者和10.1%的医院患者选择"门诊挂号"。而卡方检验的结果显示,各环节的等候时间在社区卫生服务机构患者和医院患者之间并不存在显著差异,候诊、检查和挂号三个环节的等待时间均较长。

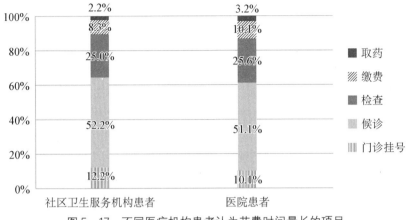

图 5－17　不同医疗机构患者认为花费时间最长的项目

3) 对接诊医生医疗技术(诊断、治疗等)的满意度

对于医生医疗技术的满意度(见图 5－18),在被调查的社区卫生服务机构患者中,有 54.2％的人表示"比较满意",16.9％的人表示"很满意",社区卫生服务机构一半患者对医生医疗技术持满意态度。而在被调查的医院患者中,44.7％的人表示"比较满意",5.7％的人表示"很满意",医院患者中对医生医疗技术满意的不足一半。卡方检验结果也显示,医生医疗技术的满意度在社区卫生服务机构患者和医院患者之间是存在显著差异的,社区卫生服务机构患者对医生医疗技术的满意度高于医院患者对医生医疗技术的满意度。当然,这一满意度调查结果与患者所患病情的严重及复杂程度也是有一定关系的。

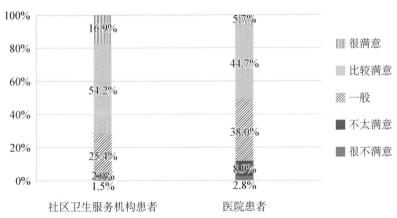

图 5－18　患者对就诊医疗机构医生医疗技术的满意度比较

在对医生技术水平的满意度方面,两两比较后发现不同城市间的差异性并不显著,均值处于"一般"和"比较满意"之间。由图 5-19 可知,均值由低到高依次为武汉、上海、太仓、大庆,可见在医生技术水平的满意度上,大庆的患者满意度最高,其次为太仓、上海的患者,满意度最低的是武汉的患者,这与等待时间的满意度存在较大差异。

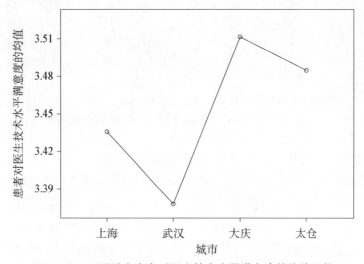

图 5-19　不同城市患者对医生技术水平满意度的均值比较

4) 对诊断和治疗结果的满意度

关于诊断和治疗结果的满意度(见图 5-20),54.8%和 20.3%的社区卫生服务机构患者表示"比较满意"和"很满意",仅 1.0%和 1.5%的患者表示"不太

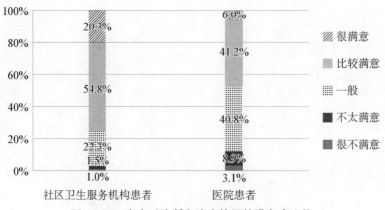

图 5-20　患者对诊断和治疗效果的满意度比较

满意"和"很不满意",社区卫生服务机构患者的总体满意度较高。而在医院患者中有 41.2% 的人表示"比较满意",仅 6.0% 的人表示"很满意",40.8% 的人表示"一般",8.9% 的人表示"不太满意",还有 3.1% 的人表示"很不满意",医院患者的总体满意度并不高。卡方检验结果反映出社区卫生服务机构患者和医院患者在诊断和治疗结果满意度方面存在显著差异,社区卫生服务机构患者的满意度远远高于医院患者的满意度。

由图 5-21 可知,对诊断和治疗结果的满意度均值由低到高依次为武汉、太仓、上海、大庆。相较而言,大庆市的患者对诊断和治疗结果的满意度最高,其次是上海、太仓市的患者,而武汉的患者对诊断和诊疗结果的满意度最低,这与各个城市被调查对象对医生技术水平的满意度具有一致性。

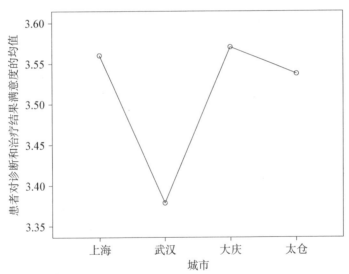

图 5-21 不同城市患者对诊断治疗结果的满意度均值比较

5) 付出的时间和金钱与获得的医疗服务比较后的满意度

关于付出的时间和金钱与获得的医疗服务的满意度评价(见图 5-22),在社区卫生服务机构的患者中,47.0% 和 24.0% 的患者认为"比较满意"和"很满意",26.0% 的患者认为"一般",仅有 2.5% 的患者"不太满意",有 0.5% 的患者认为"很不满意"。总体来看,社区卫生服务机构患者对这一问题的满意度较高。而在医院患者中,仅有 26.4% 和 5.0% 的医院患者认为"比较满意"和"很满意",42.3% 的患者认为"一般",还有 20.7% 的患者认为"不太满意",有 5.7% 的患者认为"很不满意"。总体来看,医院患者对这一问题的满意度较低。通过卡方检验，Sig＜0.05，说明医疗服务性价比的满意度在社区卫生服务机构患者和医院患者之间还是存在差异的，这与医院就诊花费时间多、费用贵有密切关系。

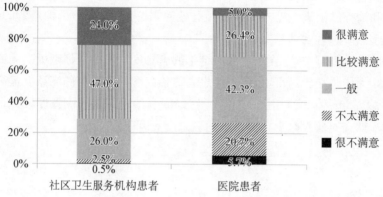

图5-22　患者对付出的时间和金钱与所得的医疗服务的满意度比较

通过多重比较，显著性均大于0.05，可知在"付出的金钱、时间与得到的医疗服务效果比较的满意度"方面，上海、武汉、大庆、太仓四个城市并没有显著差异，均值处于"一般"和"比较满意"之间，但是从图5-23可以看出，太仓的患者对"付出与所得比较的满意度"最高，其次为大庆、上海的患者，武汉的患者对这一问题的满意度最低。

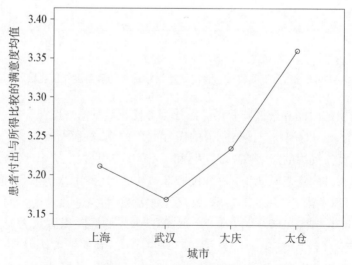

图5-23　不同城市患者对付出与所得的满意度均值比较

6）下次需要看病时继续来该医疗机构的可能性

关于下次是否还会来该医疗机构就诊（见图5-24），在社区卫生服务机构的患者中，38.3%的患者选择"肯定来"，22.4%的患者选择"很可能来"，33.6%的患者选择"可能来"。而在医院患者中，仅19.6%的人选择"肯定来"，26.7%的人选择"很可能来"，38.4%的人"有可能来"。通过卡方检验的结果可看出，社区卫生服务机构患者和医院患者对下次就医选择存在显著差异。

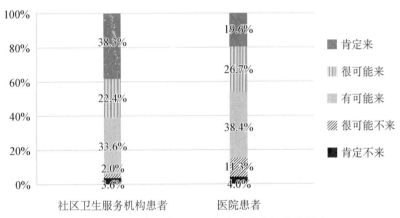

图5-24　患者下次是否还会来该医疗机构的调查

对不同城市患者下次就医选择结果的多重比较显示，上海患者的就医选择与武汉、大庆患者的就医选择存在显著差异，但与太仓患者的就医选择不存在显著差异；武汉患者的就医选择与大庆、太仓的患者均没有显著差异，而大庆与太仓的患者的就医选择存在显著差异。从图5-25可知，下次愿意选择继续去原医疗机构就诊的患者的比例上海最高，其次是太仓、武汉，大庆最低。

7）患者总体满意度

关于获得的医疗服务总体满意度和对医疗机构整体满意度的评价，社区卫生服务机构患者的满意度均值达83.12，高于平均值77.47，而医院患者的满意度均值仅为73.83，低于平均水平。卡方检验结果也显示两个机构的患者在满意度上存在显著差异，显然社区卫生服务机构患者的满意度高于医院患者，说明社区卫生服务机构的服务质量在逐步得到改善并得到患者的认同，但也不能盲目乐观（见表5-5）。

由不同城市患者对医疗机构"总体满意度"的多重比较可知（见图5-26），上海与大庆的患者总体满意度没有显著差异，均比较高；武汉与太仓的总体满意度没有显著差异，均较低；上海、大庆两个城市与武汉、太仓的总体满意度是存在

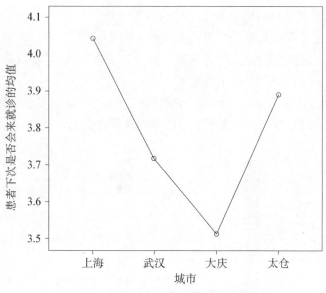

图 5-25　不同城市患者下次就医选择结果

显著差异,明显较高(见表 5-6)。根据总体满意度均值的曲线图 5-27 也可看出,大庆的患者满意度最高,其次是上海的患者,武汉和太仓的患者满意度较低。患者的总体满意度与等待时间满意度、对医生技术水平的满意度和医疗服务性价比满意度大致符合,是各项满意度指标的综合反映。

表 5-5　患者对医疗机构的总体满意度

	均值	标准差	标准误	均值的 95% 置信区间		极小值	极大值
				下限	上限		
社区卫生服务机构患者	83.12	13.227	0.935	81.28	84.96	10	100
医院患者	73.83	15.540	0.881	72.10	75.56	1	100
总数	77.47	15.351	0.679	76.13	78.80	1	100

表 5-6　患者总体满意度的检验

	平方和	df	均方	F	显著性
组间	10 506.063	1	10 506.063	48.755	0.000
组内	109 683.088	509	215.487		
总数	120 189.151	510			

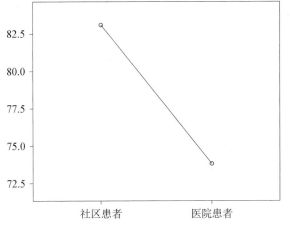

图5-26　不同医疗机构患者对医疗机构的总体满意度

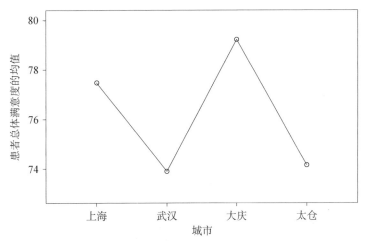

图5-27　不同城市患者对医疗机构的总体满意度

2. 医护人员满意度

1）医护薪资满意度

关于医护人员薪资的满意度,在社区卫生服务机构医护人员中,35.3%的人持"不太满意"态度,19.5%的人持"很不满意"态度,仅11.1%的人认为"比较满意";而在医院医护人员中,29.2%的人持"不太满意"态度,31.7%的人持"很不满意"态度,仅9.3%的人认为"比较满意",医院医护人员中不满意的比例高于满意的比例(见图5-28)。可见,不管是社区卫生服务机构医护人员还是医院医护人员对薪资的满意度均较低。通过卡方检验,Sig<0.05,也验证了不同机构人员对自身薪资满意度的显著差异。

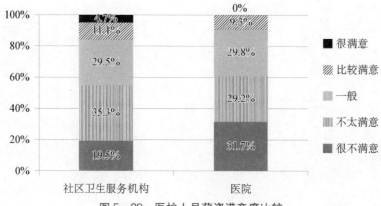

图 5-28 医护人员薪资满意度比较

由医护人员薪酬满意度的多重比较可以看出,武汉的医护人员的薪酬满意度与上海、大庆、太仓的都存在显著差异,上海与大庆、太仓之间的差异性不显著。根据图 5-29 可知,武汉的医护人员对自身薪酬满意度最高,其次是大庆、上海,最低的是太仓。

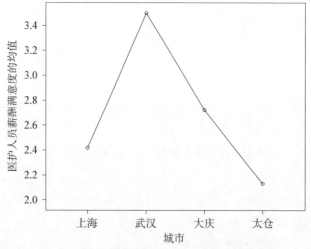

图 5-29 不同城市医护人员薪酬满意度比较

2) 硬件环境满意度

关于医护人员对所在机构硬件的满意度调查显示(见图 5-30),社区卫生服务机构医护人员中"很满意"的占 4.8%,认为"比较满意"的占 22.9%,还有35.1%的人认为"一般",29.3%的人认为"不太满意",8%的人认为"很不满意"。而在医院医护人员中,1.9%的人对医院硬件持"很满意"的态度,37.3%的人持

"比较满意"的态度,35.4%的人认为"一般",19.3%的人"不太满意",还有6.2%的人"很不满意"。不难发现,由于医院的硬件条件胜于社区卫生服务机构,所以医院医护人员对硬件的满意度高于社区卫生服务机构的医护人员。而卡方检验的结果 Sig<0.05 也显示,社区卫生服务机构医护人员和医院医护人员关于各自所在机构的硬件满意度是存在差异的。

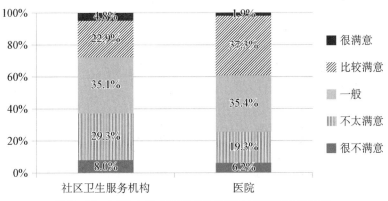

图 5-30　医护人员对医疗机构硬件环境满意度的比较

由"医护人员对硬件环境满意度"的多重比较可以看出,上海、武汉、大庆三个城市的医护人员满意度并不存在显著差异,但是太仓与上海、武汉、大庆相比是存在显著差异的。如图 5-31 所示,武汉的医护人员对硬件环境的满意度最

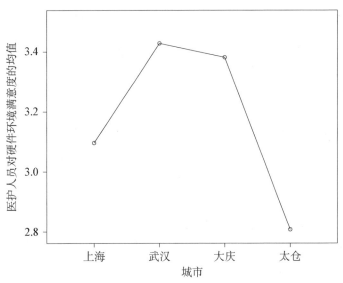

图 5-31　不同城市医护人员对硬件环境满意度的比较

高,其次是大庆、上海,太仓的医护人员对硬件环境的满意度最低,这与城市经济发达水平对医院硬件环境的影响相一致。

3) 对工作时间安排的满意度

关于对工作时间的满意度(见图5-32),在社区卫生服务机构的医护人员中,有39.5%和12.1%的人认为"比较满意"和"很满意",16.3%的人认为"不太满意",3.2%的人认为"很不满意"。而在医院医护人员中,仅有16.8%和2.5%的人认为"比较满意"和"很满意",有26.7%和19.3%的人认为"不太满意"和"很不满意"。卡方检验结果也显示,社区卫生服务机构医护人员和医院医护人员在工作时间安排的满意度上存在差异,社区卫生服务机构医护人员的满意度要高于医院医护人员的满意度。

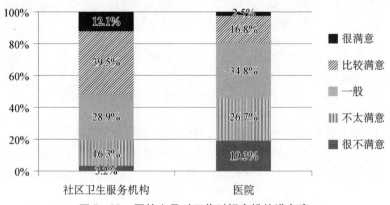

图5-32 医护人员对工作时间安排的满意度

由"医护人员对时间安排的满意度"的多重比较可以看出,太仓与上海、武汉、大庆三个城市医护人员的满意度均存在显著的差异,上海、武汉、大庆的差异性并不显著。观察图5-33可以发现,武汉的医护人员对工作时间安排的满意度最高,其次是大庆、上海,而太仓的医护人员对工作时间安排的满意度最低。

4) 对医疗机构前景的看好程度

在被问及对医疗机构前景是否看好时(见图5-34),社区卫生服务机构和医院的医护人员均对各自所在的机构的发展前景都持有乐观态度。在社区卫生服务机构医护人员中,有33.5%的人"一般看好",31.9%的人"比较看好",还有20.4%的人"非常看好"。而在医院医护人员中,有38.5%的人"一般看好",有34.2%的人"比较看好",还有11.2%的人"非常看好"。卡方检验结果 Sig> 0.05,说明社区卫生服务机构医护人员和医院医护人员对各自医疗机构的前景的态度并没有显著差异,都比较看好。

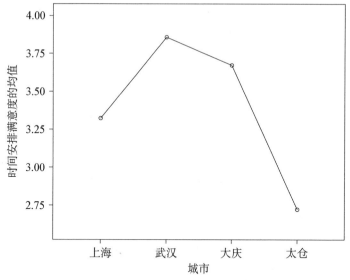

图5-33　不同城市医护人员对工作时间安排的满意度

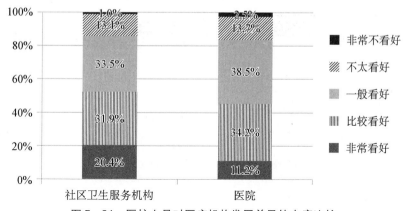

图5-34　医护人员对医疗机构发展前景的态度比较

由"医护人员对所在医疗机构发展前景是否看好"的多重比较可以发现,太仓的医护人员的观点与上海、武汉、大庆的医护人员观点存在显著差异,而上海、武汉、大庆之间的差异性并不显著。从"所在机构发展前景的均值"(见图5-35)可以看出,大庆的医护人员对所在医疗机构发展前景最为看好,其次是武汉、上海,而太仓的医护人员对所在医疗机构的发展前景看好程度一般。

5) 对自身职业前景的看好程度

关于自身职业发展前景(见图5-36),在社区卫生服务机构医护人员中,有34.0%的人持"比较看好"态度,20.4%的人持"非常看好"态度,有11.5%和

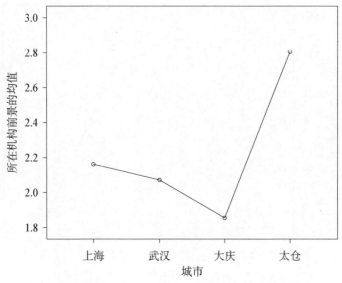

图5-35　不同城市医护人员对医疗机构发展前景的比较

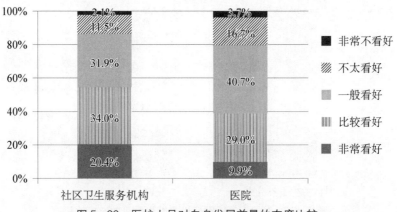

图5-36　医护人员对自身发展前景的态度比较

2.1%的人持"不太看好"和"非常不看好"态度。而在医院医护人员中,有29%的人持"比较看好"态度,9.9%的人持"非常看好"态度,还有16.7%和3.7%的人持"不太看好"和"非常不看好"态度。医院医护人员对自身发展前景的乐观度要低于社区卫生服务机构医护人员。通过卡方检验,Sig<0.05,说明两个机构的医护人员在各自职业发展前景的态度上还是存在差异的。

就"医护人员对个人职业前景看好程度"的多重比较可以发现,太仓的医护人员对个人职业发展前景的观点与上海、武汉、大庆存在显著差异,对个人职业发展前景不大看好,武汉与上海、大庆的差异性并不显著。由"医护人员对个人职业发展前景的态度均值比较"（见图 5-37）可以看出，大庆的医护人员对自身职业发展前景最看好，其次是武汉、上海，太仓的医护人员对自身职业发展前景看好程度一般。医护人员对自身职业发展前景与其对所在医疗机构发展前景看好程度存在较高的一致性。

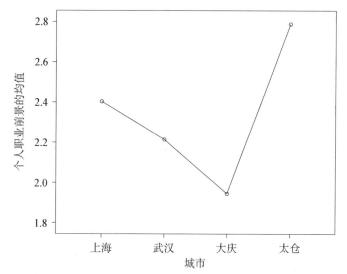

图 5-37　不同城市医护人员对自身发展前景的态度比较

三、社区卫生机构和医院协同改革的影响因素分析

（一）就医选择：总体分析

1. 离家最近的医疗机构分析

在针对普通居民的调查中，如图 5-38 所示，有 45.05% 的居民认为离家最近的医疗机构主要是社区卫生服务机构，另有 34.16% 的居民选择了三级医院。在针对社区卫生服务机构患者的调查中，有 83.5% 的人认为离家最近的医疗机构是社区卫生服务机构。而在针对医院就诊患者的调查中，有 42.56% 和 39.47% 的患者认为离家最近的医疗机构主要是二级医院和三级医院。通过卡方检验，$Sig<0.05$，说明三级医疗机构的分布并不是均匀的，社区卫生服务机构患者更多的是靠近社区卫生服务机构，医院患者更多的靠近医院，而其他居民选择靠近医院和社区卫生服务机构的比例比较接近。

从就诊医疗机构级别与距离家最近的医疗机构的交叉制表我们可以看出，在距离家最近的医疗机构选择中，"三级医院"占比为 32.8%，"二级医院"占比

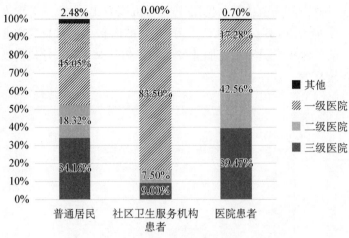

图 5-38　居民及患者离家最近的医疗机构

为 34.9％，"社区卫生服务机构"占比为 31.8％，分布比较均匀。在就诊的医疗机构级别的选择上，"三级医院"占比为 49.8％，"二级医院"占比为 28.3％，"社区卫生服务机构"仅占 21.9％，可见患者选择的差异性较为突出，集中在二、三级医院。其中，39.6％的在三级医院就诊的患者离家最近的医疗机构就是三级医院，55.4％的在二级医院就诊的患者离家最近的医疗机构就是二级医院，83.5％的在社区就诊的患者离家最近的医疗机构就是社区卫生服务机构。不难看出，患者就诊的医疗机构与离家最近的医疗机构具有一致性。通过卡方检验也可发现，Sig＜0.05，因此患者的就医选择与离家最近的医疗机构是显著相关的。

2. 病情严重程度与就医选择关系

如图 5-39 所示，自感病情较轻的患者中有 22.8％和 21.4％的人会选择三

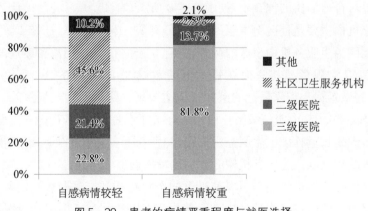

图 5-39　患者的病情严重程度与就医选择

级医院和二级医院,有 45.6% 的患者会选择社区卫生服务机构;而自感病情较重的患者有 81.8% 的人会选择三级医院,患者一般会先对自身病情严重程度进行判断,再选择就诊的医疗机构,但患者在病情较轻的情况下对社区卫生服务机构的支持率也不高。

当病情较轻的时候,患者的就医选择与离家较近的医疗机构高度相关,但病情较重的时候,这种相关性就较低(见表 5 - 7)。

表 5 - 7　病情严重程度与就医选择的相关性

		您自感病情轻时就诊 选择的医疗机构级别是	您自感病情较重时就诊 选择的医疗机构级别是
距离您家最近的 医疗机构级别是	Pearson 相关性	0.449	0.185
	显著性(双侧)	0.000	0.002
	N	202	202

3. 就医选择考虑的因素

1) 选择去社区卫生服务机构就诊的原因

(1) 患者视角。在针对患者就医选择的原因调查中,如图 5 - 40 所示,社区卫生服务机构的患者针对这一问题选择"离家近"的占比为 36.91%,其次是"收费低"和"自感病情轻",占比分别为 12.88% 和 12.00%,"服务态度好"的占比为 11.53%,而选择"社区首诊的要求"的仅占 1.70%,选择"能提供持续治疗"的占比为 2.40%,选择"能提供预防保健、康复、健康咨询"的占比为 2.41%。可见,社区卫生服务机构的基本功能对于患者的吸引作用并不大。

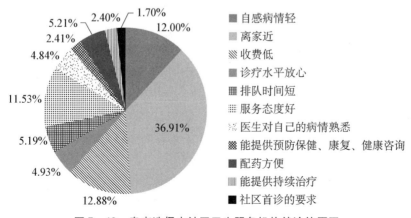

图 5 - 40　患者选择去社区卫生服务机构就诊的原因

159

(2) 医护人员视角。同样是患者就医选择的原因调查,社区卫生服务机构医护人员认为患者选择社区卫生服务机构就诊的原因依次是:"离家近"(占比为29.2%)、"收费低"(占比为13.6%)、"自感病情轻"(占比为11.6%)、"服务态度好"(占比为10.6%)、"能提供预防保健、康复、健康咨询"(占比为4%)、"能提供持续治疗"(占比为3.7%)、"排队时间短"(占比为3.6%)(见图5-41)。社区卫生服务机构基本职能有待强化。

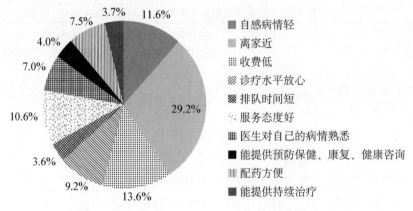

图5-41 医护人员认为患者到社区就诊的原因

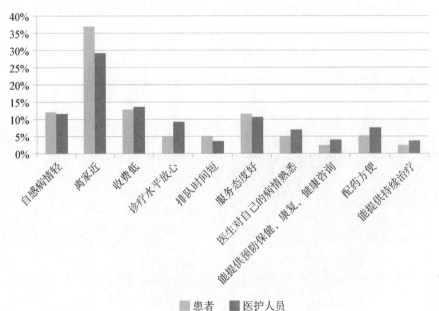

图5-42 不同视角下患者到社区就诊的原因对比

我们将社区卫生服务机构患者和社区卫生服务机构医护人员关于患者就医选择原因进行了对比(见图5-42),发现两者的观点比较吻合,他们均认为选择社区卫生服务机构就诊主要是"离家近",其次是"收费低""自感病情轻""服务态度好",认同度较低的是"提供持续治疗"和"能提供预防保健、康复、健康咨询"。社区卫生服务机构应该利用好这些优势,规避自身劣势,吸引患者前来就诊。

　　2) 选择去医院就诊的原因

　　(1) 患者视角。如图5-43所示,在调查选择医院就诊的患者的原因时,22.95%的人认为"离家近",18.62%的人认为"诊疗水平放心",16.69%的人认为"医院级别高",13.30%的人认为"设备好"。可见患者对医院与家的距离、医院的医疗服务水平以及医院的级别是比较看重的。

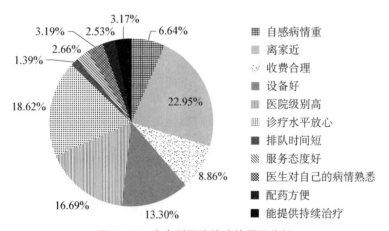

图5-43　患者到医院就诊的原因分析

　　(2) 医护人员视角。在医院医护人员看来,患者选择医院就诊,主要是因为"离家近"(占比为22.8%)、"诊疗水平放心"(占比为21.5%)、"医院级别高"(占比为13.7%)和"自感病情重"(占比为13.6%),认同度较低的选项分别是"排队时间短"(占比为0.3%)、"配药方便"(占比为2.1%)和"收费合理"(占比为3.1%),如图5-44所示。

　　通过对比医院就诊患者和医护人员关于患者选择医院就诊的原因(见图5-45),两者观点大部分观点是一致的,比如"离家近""诊疗水平放心""医院级别高"是患者选择到该医院就诊的主要原因。但是在"设备好""自感病情重""收费合理""能提供持续治疗"方面分歧较大,这反映出了普通居民和医生认知的差异。

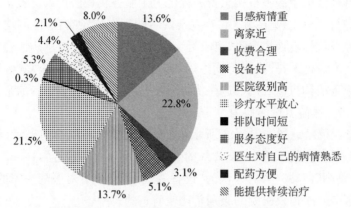

图5-44　医护人员认为患者到医院就诊的原因

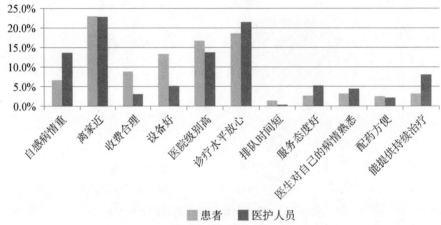

图5-45　不同视角下患者到医院就诊的原因对比

（二）就医选择：安德森模型的应用

第二章对居民卫生服务利用理论做了详细的介绍，其中提到的安德森模型是对民众就医选择影响因素进行分析的重要框架。为了引导就医重心下沉至社区卫生服务机构，下面将潜在的影响因素分类代入安德森模型中，选择医院就诊患者为样本对象，检验这些因素对患者就医选择影响的显著程度。

1. 环境因素对患者就医选择的影响

设定 $P<0.05$ 为检验结果显著，由表5-8可知，环境因素中对患者就医选择有显著影响的因素包括社会经济状况、医技水平、距离远近和路途花费时间等。

表 5 - 8　环境因素对患者就医选择的影响

环境因素		Eta 方	P 值
外部环境	社会经济状况	0.036	0.000
卫生服务体系	医生信任度	0.021	0.165
	等待时间	0.003	0.744
	医技水平	0.032	0.000
	诊疗结果满意度	0.008	0.207
	医疗性价比	0.005	0.462
	距离远近	0.124	0.000
	路途花费时间	0.071	0.002

　　将患者就医选择二分为"医院"和"社区卫生服务机构",赋予"医院"值为"1",赋予"社区卫生服务机构"值为"2"。下面具体分析环境因素中各显著性影响子因素对患者就医选择的影响。

　　1)社会经济状况与患者就医选择

　　根据表 5 - 9 的均值可知,家庭月均收入越高的患者,越偏向于选择医院就诊;家庭月均收入越低的患者,则倾向于选择社区卫生服务机构就诊。这与社区卫生服务机构消费水平较医院低有关。因此,利用经济引导手段可达到引导就医重心下沉的目的,尤其是吸引收入水平相对较低的患者选择社区卫生服务机构就医。

表 5 - 9　社会经济状况对患者就医选择的影响

家庭月均收入	均值	N	标准差
1(1 000 元以下)	1.43	4.22%	0.504
2(1 001～2 000 元)	1.26	15.19%	0.440
3(2 001～3 000 元)	1.17	26.72%	0.380
4(3 001～5 000 元)	1.14	28.41%	0.352
5(5 001～10 000 元)	1.10	16.88%	0.301
6(10 000 元以上)	1.13	8.58%	0.340

　　2)医技水平与患者就医选择

　　根据表 5 - 10,对医院医生技术水平很满意和比较满意的患者偏向于将社区卫生服务机构作为首选就诊机构,对医院医生技术水平很不满意和不太满意的患者则一般将医院作为首选就诊机构。反过来说,也即社区卫生服务机构的医生技术水平较低,将社区卫生服务机构作为首选就医机构的患者间或到医院就诊,对于医技水平较高的医院满意度较高。而基本都在医院就诊的患者反而由于种种原因对医院医生技术水平持不满意态度。因此,社区卫生服务机构的医生技术水平仍有提升空间。

表 5-10　医技水平对患者就医选择的影响

对医生技术水平满意度	均值	N	标准差
很不满意	1.05	2.81%	0.224
不太满意	1.08	8.86%	0.272
一般	1.12	37.83%	0.324
比较满意	1.23	44.73%	0.421
很满意	1.29	5.77%	0.461

3) 距离远近与患者就医选择

根据表 5-11,家距离医院较近的患者选择去医院就医,距离社区卫生服务机构较近的患者选择去社区卫生服务机构就医,也即患者倾向于选择距离较近的医疗机构就医。因此,从引导患者就医重心下沉的角度来看,应合理布局社区卫生服务机构,将社区卫生服务纳入城市建设发展规划之中,打造方便市民就医的 15 分钟服务圈。

表 5-11　距离远近对患者就医选择的影响

离家最近的机构	均值	N	标准差
三级医院	1.06	39.66%	0.247
二级医院	1.17	42.23%	0.372
社区卫生服务机构	1.45	17.55%	0.499
其他	1.25	0.57%	0.500

4) 路途花费时间与患者就医选择

由表 5-12 可知,到达医院的时间在 30 分钟之内的患者普遍倾向于选择去医院就诊,到达医院花费的时间在 60~80 分钟的患者选择到社区卫生服务机构就医,而到达医院花费时间超过 120 分钟的患者又偏向于去医院就诊。这表明,如果患者距离医院很近,他们基本不会考虑去社区卫生服务机构就诊。因此,社区卫生服务机构的合理布局很关键,布局得较好,距离居民住宅区较近,则有助于引导就医重心下沉。如果患者距离医院很远,还选择到医院就诊,那这部分患者的就医偏好就更加明显,他们也一般不会去社区卫生服务机构就诊。

表 5-12　路途花费时间对患者就医选择的影响

花费时间（分钟）	均值	N	标准差
2	1.00	0.15%	.
3	1.00	0.30%	0.000
5	1.07	4.44%	0.254
6	1.00	0.44%	0.000
8	1.00	0.15%	.
10	1.17	18.79%	0.373
15	1.10	12.28%	0.297
20	1.09	17.75%	0.290
25	1.25	2.37%	0.447
30	1.16	22.78%	0.370
35	1.17	0.89%	0.408
40	1.29	3.55%	0.464
45	1.29	1.04%	0.488
50	1.38	1.92%	0.506
60	1.26	7.99%	0.442
70	2.00	0.30%	0.000
75	2.00	0.15%	.
80	2.00	0.15%	.
90	1.20	1.48%	0.422
100	1.50	0.30%	0.707
120	1.29	2.07%	0.469
180	1.00	0.15%	.
240	1.00	0.30%	0.000
300	1.00	0.15%	.
720	1.00	0.15%	.

2. 人群特征因素对患者就医选择的影响

同样设定 $P < 0.05$ 为检验结果显著，由表 5-13 可知，人群特征因素中对患者就医选择有显著影响的因素包括患者的职业类型、文化程度和医保种类。由于样本对象为到医院就诊的患者，"病情严重程度"对患者就医选择的检验无意义，故忽略。下面具体分析人群特征因素中各显著性影响子因素对患者就医选择的影响。

表 5-13　人群特征因素对患者就医选择的影响

人群特征因素		Eta 方	P 值
倾向特征	年龄	0.008	0.132
	性别	0.004	0.105
	工作状态	0.008	0.056
	职业类型	0.026	0.005
	文化程度	0.053	0.000
促进资源	家庭结构	0.006	0.835
	医保种类	0.043	0.000
需要	健康情况	0.004	0.637

1) 职业类型对患者就医选择的影响

根据表 5-14,职业类型为工人和农民的患者比其他职业类型的人群更偏向于选择到社区卫生服务机构就诊,职业类型为公务员的患者则更喜欢选择医院就医。一方面,这与患者的收入水平相关,工人与农民的收入水平相对较低,因此偏向于选择消费水平较低的社区卫生服务机构就诊;另一方面,这也与目前我国医疗保险多轨制相关,公务员的医疗保险支付水平高,因此公务员更喜欢选择医疗条件较好的医院就诊。

表 5-14　职业类型对患者就医选择的影响

职业类型	均值	N	标准差
1(工人)	1.24	20.49%	0.428
2(农民)	1.34	4.18%	0.484
3(公务员)	1.08	7.50%	0.269
4(事业单位)	1.13	24.68%	0.342
5(商业/服务业)	1.11	14.00%	0.319
6(个体工商户)	1.18	9.38%	0.391
7(其他)	1.19	19.77%	0.394

2) 教育程度与患者就医选择

由表 5-15 可知,教育程度越高的患者越倾向于选择医院就医。这与社会经济状况的影响相互佐证。一般情况下,文化程度越高,社会经济状况越好,对自身健康更加关注,因此越易于到医院就诊。

表5-15 教育程度对患者就医选择的影响

文化程度	均值	N	标准差
初中及以下	1.31	21.33%	0.465
高中等	1.22	24.38%	0.417
大专	1.12	22.85%	0.320
大学及以上	1.09	31.44%	0.284

3）医保种类与患者就医选择

根据表5-16，医保类型为新农合和没有医保的患者更愿意到社区卫生服务机构就诊，医保类型为公费医疗、城镇职工和居民基本医疗保险的患者偏向于选择到医院就诊，而医保类型为商业医疗保险的患者基本都选择医院就诊。由此可知，标示着不同支付水平的医保类型对于患者的就医选择有着重要影响。因此，为达到就医重心下沉的目的，应加强不同医疗保障制度的衔接与统筹规划，切实提高整体医疗保障的覆盖面，早日实现全覆盖的多层次医疗保障体系。

表5-16 医保种类对患者就医选择的影响

医保种类	均值	N	标准差
都没有	1.32	11.63%	0.470
城镇职工基本医疗保险	1.19	47.75%	0.394
城镇居民基本医疗保险	1.10	31.78%	0.304
新农合	1.27	3.41%	0.456
商业医疗保险	1.00	2.64%	0.000
公费医疗	1.11	1.40%	0.333
其他	1.44	1.40%	0.527

总的来说，社会经济状况、医技水平、距离远近和医保类型是影响患者就医选择的重要因素。从经济引导的角度看，拉开医院和社区卫生服务机构的消费水平，提高社区卫生服务机构的支付水平有助于吸引患者首选社区卫生服务机构就医，逐渐引导就医重心下沉。而为了提高患者对社区卫生服务机构的忠诚度，应合理布局社区卫生服务机构，且切实提高社区卫生工作人员的技术水平，方便患者就近选择社区卫生服务机构就医。此外，医保类型对患者就医选择也产生了不可忽视的影响，加强不同医疗保障制度的衔接与统筹规划，实现医保全覆盖是必不可少的。

（三）影响社区卫生服务机构与医院协同改革的影响因素

1. 社区卫生服务机构患者视角

1）有无固定的医生

在询问社区卫生服务机构患者是否有固定的就诊医生时，仅37％的社区卫生服务机构患者在社区卫生服务机构有固定就诊医生，而63％的患者在社区卫生服务机构是没有固定就诊医生的（见图5-46），因此推行社区首诊制和家庭医生制有一定必要性。

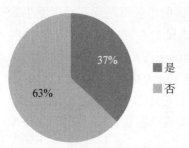

在"是否有固定的就诊医生"的多重比较中，上海、大庆、武汉三个城市并不存在显著差异，但是上海、大庆与太仓存在显著差异。根据图5-47，可以推测在上海、大庆社区卫生服务机构患者选择固定医生就诊的比例要高于武汉、太仓。武汉虽然实行社区首诊制度，但社区卫生服务机构的患者并没有固定的就诊医生，不难发现在制度推行中并没有发挥家庭医生的作用，首诊的强制程度也不明显。

图5-46 是否有固定的就诊医生

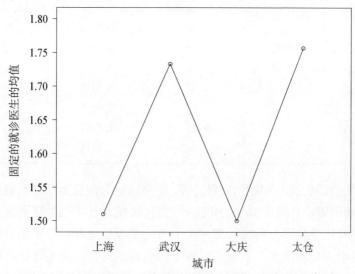

图5-47 不同城市患者到社区就诊是否有固定的医生的比较

2）均次费用的差距

关于在社区卫生服务机构就诊和医院就诊医疗费用的差异，33％的社区卫生服务机构患者认为"两者差不多"，38％的社区卫生服务机构患者认为社区卫生服务机构就诊比医院要"便宜一点"，29％的被调查患者认为社区卫生服务机构要比医院"便宜很多"（见图 5-48），所以在社区卫生服务机构就诊对于降低患者医疗费用负担具有一定作用。

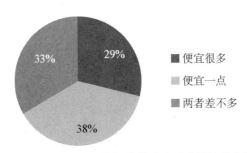

图 5-48　在社区卫生服务机构就诊和医院就诊的费用比较

　　根据患者在社区卫生服务机构就诊和医院就诊均次费用的多城市比较结果显示，上海和大庆的社区卫生服务机构患者认为社区卫生服务机构"便宜很多"，武汉的社区卫生服务机构患者认为社区卫生服务机构"便宜一点"，而太仓的社区卫生服务机构患者认为"两者差不多"（见图 5-49）。不难推测，上海的医疗联合体模式和大庆的医院集团模式在促使就医重心下沉的过程中，通过经济引导发挥了一定的作用，而太仓的模式在促进就医重心下沉时经济引导的作用并不明显。

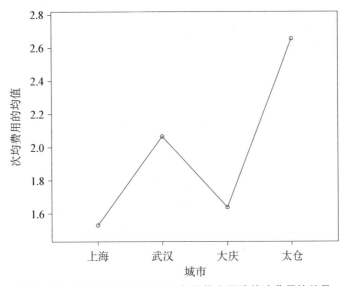

图 5-49　不同城市社区卫生服务机构和医院就诊费用的差异

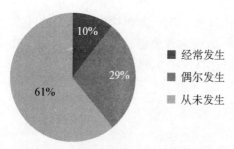

图5-50　在社区卫生服务机构就诊是否有配不到药的情况

3）配药的难易程度

在调查在社区卫生服务机构就诊"是否有配不到药"的情况,61%的患者选择"从未发生",29%的患者选择"偶尔发生",仅10%的患者选择"经常发生"(见图5-50),可见发生配不到药的情况还是比较少的,在社区卫生服务机构就诊的患者应该打消此方面的顾虑。

从"在社区卫生服务机构就诊是否发生配不到药的情况"的多重比较中发现,除了上海与大庆是不存在显著差异的,上海、大庆与武汉、太仓都存在显著差异。上海、大庆发生配不到药的情况较多,而武汉、太仓发生配不到药的情况较少(见图5-51)。

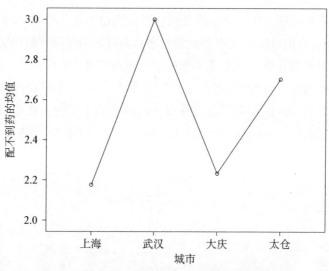

图5-51　就诊中发生配不到药的情况的城市比较

2. 医院患者视角

1）医院患者不愿去社区卫生服务机构就诊的原因

通过询问医院患者不愿意去社区卫生服务机构就诊的原因(见图5-52),36.8%的患者认为社区卫生服务机构"医疗水平不够",30.1%的患者认为社区卫生服务机构"设备不够先进",10.7%的患者认为社区卫生服务机构"药品种类太少"。因此在医院患者看来,社区卫生服务机构提高医疗水平、更新医疗设备十分必要。

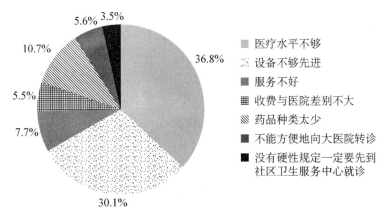

图 5-52 医院患者不愿意去社区卫生服务机构就诊的原因

2) 医院患者对医生的信任度

通过比较患者对所就诊医疗机构医生的信任度发现,社区患者对医生"非常信任"的比例要高于医院患者(见图 5-53),我们可推测医院患者选择去医院就诊并不是出于对医生的信任,更多的可能是出于一种就医习惯和固有的观念,因此推动社医协同改革,转变患者就医观念也是有必要的。

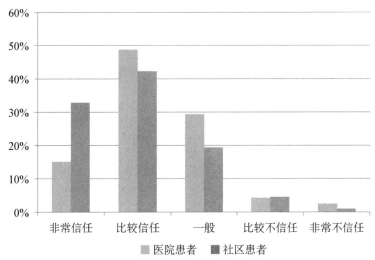

图 5-53 医院患者与社区卫生服务机构患者对医生的信任度比较

3) 对医联体的支持度

通过调查医院患者对医疗联合体的态度,"比较反对"的比例要高于"比较赞同",鉴于强制社区首诊和医疗联合体的群众支持度都不高,患者就医倾向于自由选择(见图 5-54),比较反对政府干预,因此通过政策调整患者的就医选择存在一定困难。

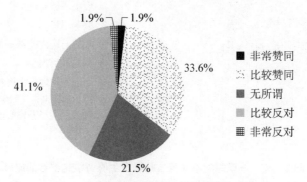

图 5-54　医院患者对医疗联合体的态度

3. 社区卫生服务机构医护人员视角

1) 患者不愿来社区卫生服务机构就诊的原因

通过询问社区卫生服务机构医护人员患者不愿意来社区卫生服务机构就诊的原因(见图 5-55),72.2%的社区卫生服务机构医护人员选择"对诊疗水平不放心",72.7%的社区卫生服务机构医护人员选择"设备不够好",61.5%的社区卫生服务机构医护人员选择"药品不全",36.9%的社区卫生服务机构医护人员选择"附近有医院(二、三级医院)",因此在社区卫生服务机构医护人员看来,社区卫生服务机构需要通过提高医疗技术、更新医疗设备、完善药品种类等措施来吸引患者,这一结果与患者观点有一致性。

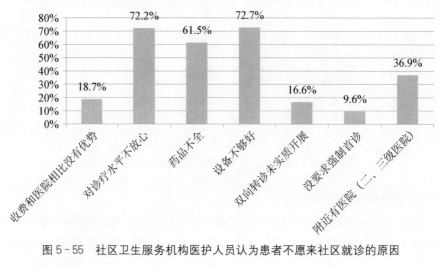

图 5-55　社区卫生服务机构医护人员认为患者不愿来社区就诊的原因

2）对社区卫生服务机构能否胜任患者就医下沉的态度

当被询问社区卫生服务中心是否能够胜任患者下沉时，58.5%的医护人员认为"基本能胜任"，21.8%的人认为"能胜任"，仅19.7%的人认为"不能胜任"（见图5-56）。而社区卫生服务机构的胜任比例平均为58.49%（见图5-57），说明社区卫生服务机构有一定能力分流患者，但也需要提升胜任比例。

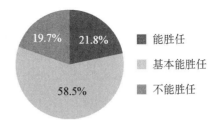

图5-56　对社区卫生服务机构能否胜任患者就医下沉责任的态度

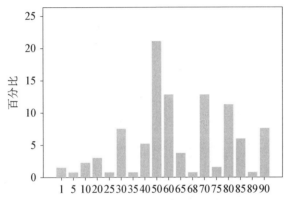

图5-57　社区卫生服务机构能胜任患者就医下沉的比例

在"社区服务中心能否胜任社区首诊"的多重比较中，武汉和大庆的差异性并不显著，太仓和上海的差异性不显著，而武汉、大庆与太仓、上海的差异性却是显著存在的。从图5-58中可以看出，武汉的社区卫生服务机构医护人员认为"能胜任"的比例最高，与其"社区首诊"制度的实行有一定关系，其次是大庆，太仓和上海的医护人员大多认为"基本能胜任"。

3）当前最需要提升的地方

在社区卫生服务机构最需要提升的方面的调查中，37.9%的医护人员认为应该提升"医生水平"，28.2%的医护人员认为应该提升"医疗设备"，22.4%的医护人员认为应该提升"医生动力"（见图5-59），这些需提升之处也恰与患者不愿来社区卫生服务机构就诊的原因相一致。

4）医护人员参加培训的意愿

关于社区卫生服务机构医护人员参加培训的意愿的调查，51.1%的医护人员都"非常愿意"参加培训，37.4%的医护人员"比较愿意"参加，仅不到2%的医

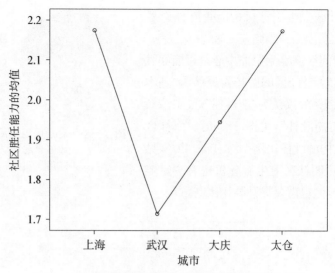

图5-58　不同城市社区卫生服务机构胜任能力比较

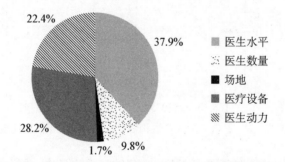

图5-59　社区卫生服务机构当前最需要提升的方面

护人员不愿意参加(见图5-60)。可见社区卫生服务机构医护人员参加培训的积极性比较高,也很有必要性。

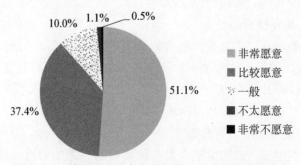

图5-60　社区卫生服务机构医护人员参加培训的意愿

在"社区卫生服务机构医护人员是否愿意参加培训学习"的调查中,武汉、大庆、太仓的医护人员参加培训学习的积极性较高,上海的医护人员的积极性相对较低一些(见图5-61)。

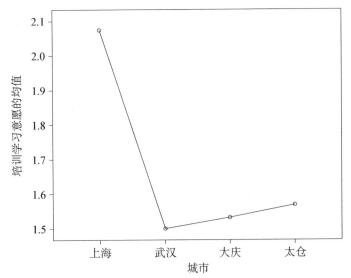

图5-61　不同城市社区卫生服务机构医护人员参加培训的意愿比较

5) 医护人员平常获得培训机会的概率

关于社区卫生服务机构医护人员培训机会的获得频率,"经常获得"的医护人员仅占28.8%,"很少获得"的占63.9%,还有7.3%的医护人员"从未获得"(见图5-62)。可见,医护人员培训机会相对较少,应当有所增加。

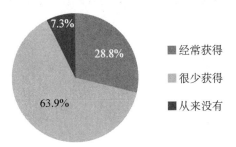

图5-62　社区卫生服务机构医护人员获得培训的机会

在关于"社区卫生服务机构医护人员平时获得培训学习的机会多吗"的调查中,上海和大庆的差异性不显著,武汉和太仓的差异性不显著,而武汉、太仓和上海的差异性却是显著的。从图5-63中可以看出,上海的社区卫生服务机构医护人员获得培训学习的机会最多,其次是大庆,武汉、太仓的社区卫生服务机构医护人员获得培训学习的机会相对较多。这也反映出不同层级的医疗机构整合集中后,有利于医疗资源的流动和共享。

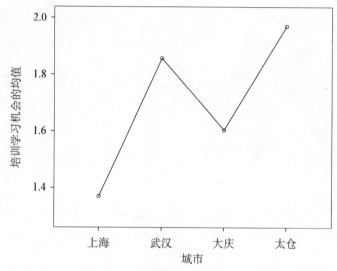

图5-63 不同城市社区卫生服务机构医护人员获得培训的机会

6) 医护人员所获得的主要培训方式及作用

关于社区卫生服务机构医护人员获得培训方式的调查,社区卫生服务机构医护人员获得培训的主要方式"到医院培训或实习"(占比为 43.9%)和"医院专家来培训"(占比为 40.1%),仅 16.0%的医护人员会参加"业余的课程班",如图 5-64 所示。所以,医护人员获得培训的方式还是比较单一的。

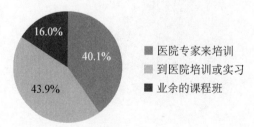

图5-64 社区卫生服务机构医护人员获得培训的方式

针对培训对于社区卫生服务机构医护人员医术提升的作用调查,45.3%的社区卫生服务机构医护人员认为"非常有帮助",53.2%的社区卫生服务机构医护人员认为"有一定帮助",仅 1.6%的医护人员认为"基本没有帮助"(见图 5-

65）。不言而喻,培训对于社区卫生服务机构医护人员的医术提升还是很有帮助的。

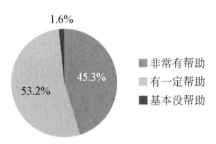

图5-65　社区卫生服务机构医护人员对培训作用的评价

从"培训对医术提升的作用"的多重比较中可以看出,上海与武汉社区卫生服务机构的医护人员对于培训作用的态度没有显著差异,大庆和太仓之间也没有显著差异,但是上海与大庆、太仓存在显著差异。大庆、太仓的社区卫生服务机构医护人员认为培训对自身医术的提升非常有帮助,而武汉、上海的社区卫生服务机构医护人员认为培训对自身医术的提升仅有一定帮助(见图5-66)。

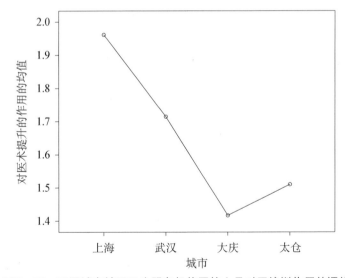

图5-66　不同城市社区卫生服务机构医护人员对于培训作用的评价

4. 医院医护人员视角

1）医院患者能分流到社区卫生服务机构的比例

在询问来医院看病的患者有多少可以在社区卫生服务机构就诊时,医院医护人员认为平均有 37.71％的患者可以在社区卫生服务机构就诊(见图 5 - 67)，因此将患者下沉到社区卫生服务机构,合理配置医疗资源还是很有必要的。

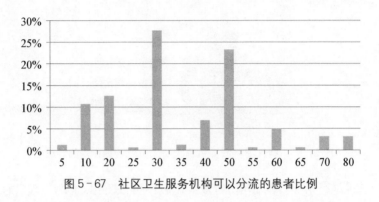

图 5-67　社区卫生服务机构可以分流的患者比例

2) 医院医护人员是否会建议患者到社区卫生服务机构就诊

关于医护人员是否会建议患者到社区卫生服务机构就诊,统计结果如图 5 - 68 所示,19.1％的医院医护人员选择"会",37％的医院医护人员选择"可能会",30.2％的医院医护人员选择"一般不会",还有 4.3％的医院医护人员表示"肯定不会"。可见医院医护人员对于患者就医选择保持中立态度,较少干预。而要推动患者下沉到社区卫生服务机构是需要医院医护人员配合的。

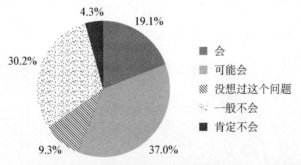

图 5-68　医院医护人员是否会建议患者到社区就诊的调查结果

3) 医院医护人员认为患者不去社区卫生服务机构就诊的原因

在医院医护人员看来,患者不去社区卫生服务机构就诊,主要原因是"医疗水平不够"(占比为 76.5％),其次是"医疗设备不够先进"(占比为 32.7％),"无硬性社区首诊规定"是原因之一,占比为 29.0％,"药品种类太少"占比为 28.4％,如图 5 - 69 所示。

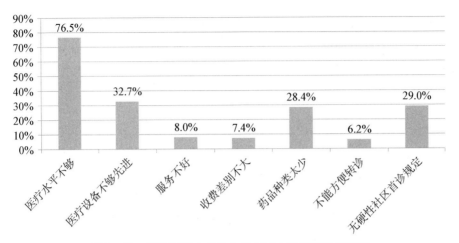

图 5-69 医院医护人员认为患者不去社区就诊的原因

4）医护人员到社区卫生服务机构工作的意愿

当被问到医院医护人员是否愿意到社区卫生服务机构工作时，23.1%的医护人员表示"会"，36.9%的医护人员表示"可能会"，25%的医护人员表示"没想过这个问题"，11.9%的医护人员表示"一般不会"，3.1%的医护人员表示"肯定不会"（见图 5-70）。可见医护人员还是比较愿意到社区卫生服务机构工作的，因此可以通过医护人员建立双向转诊纽带。

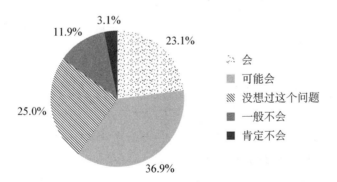

图 5-70 医护人员是否愿意到社区卫生服务机构工作

四、初步总结

（1）社医协同改革的效果尚不明显。从患者的就医选择上来看，患者的就医选择并没有实现"小病到社区、大病去医院"的自我分流，患者的首诊选择与离家最近的医疗机构是相关的。在社区卫生服务机构就诊的患者和其医护人员看来，"离家近""收费低"等因素是患者选择社区卫生服务机构的主要原因，而医院就诊患者和其医护人员认为，"诊疗水平放心""设备好""医院级别高"等因素才是患者选择医院的关键。这说明患者的就医观念存在较大差异。

（2）社区首诊的效果并不明显。到社区卫生服务机构就诊的患者中选择社区首诊的比例不到50％，在医院就诊的患者选择社区卫生服务机构首诊的比例更低。对上海、武汉和大庆三个城市的调查显示，约75％的患者的就医选择是偏好医院，城市间不存在差异，由此也可以看出全国范围内社区首诊执行效果较差。而在医院就诊的患者对社区卫生服务机构的态度更不积极，有四成患者"不愿意"去社区卫生服务机构就诊，以致不能很好地实现患者的自我分流，就医重心下沉政策的落实任重道远。对于强制社区首诊的做法，仅有三四成的患者赞同，可见首诊政策贯彻的阻力不小。尽管如此，在武汉等一些地区已先行实施了强制社区首诊的政策，调查结果显示武汉的患者对社区首诊的支持度要高于上海和大庆的患者。因此，我们可以发现不同的就医模式对患者就医选择会产生潜移默化的影响，强制首诊比经济引导更能促使就医重心下沉。

（3）双向转诊的知晓度和使用率双低。从双向转诊的效果来看，不论是普通居民、社区卫生服务机构患者还是医院患者，他们对双向转诊的知晓度均不高，但社区卫生服务机构患者对双向转诊的知晓程度要略高于普通居民和医院患者，也可推断双向转诊中"上转"是常态，"下转"较难。除了知晓度不足，双向转诊的使用度也较低，通过我们的调查统计，仅13％左右的患者体验过双向转诊服务。双向转诊存在诸多制约因素，仅制定相关制度和政策，却不加以贯彻落实，或者不从根源上联动医疗资源，"治标不治本"，导致政策形同虚设。通过城市间的多重比较，我们也发现，大庆地区双向转诊的知晓度和使用率均高于上海和武汉，这说明大庆"医疗集团"的模式更有利于执行双向转诊制度，这种更加紧密的整合模式，既实现了不同等级医疗机构横向、纵向的整合，也突破了其服务内容和实质利益的整合，从而贯通了双向转诊渠道，盘活了医疗资源，提高了效率。

（4）满意度在不同医疗机构与城市间差别显著。通过对患者和医护人员满意度的调查，可以发现社区卫生服务机构患者在"等待时间""医生医疗技术""诊疗效果""医疗服务的费用""整体满意度"上都要高于医院患者。大医院一号难求、检查项目众多等导致患者等待时间长，这不难揣测。一般去大医院看病的患者因病情较为严重，因此对医生的医疗技术和治疗效果都有较高的期望，而疾病的复杂性与患者想要立竿见影的诊疗结果相违背，导致患者产生心理落差，满意度降低。而在社区卫生服务机构就诊的患者要么"病情较轻"诊断简单、治疗容易见效,要么是常见病、慢性病,患者自己对病情的发展和治疗的效果有合理的预期,因此满意度较高。而通过对以上海为代表的大城市、以武汉和大庆为代表的中等城市以及以太仓为代表的小城市的比较发现,"等待时间"的差异度并不明显,在"医疗技术"和"诊疗效果"上,大庆患者的满意度最高,武汉患者的满意度最低,"医疗服务的价格"的满意度太仓最高,"总体满意度"上,大庆和上海要高于武汉和太仓。在对医护人员的调查中,医院医护人员和社区卫生服务机构医护人员对"薪酬"的满意度均较低,医院相对更低,武汉、大庆、上海的医护人员满意度要高于太仓;对"硬件设施"的满意度,医院较好,社区卫生服务机构较差,太仓的满意度最低;"对工作时间安排"的满意度,社区卫生服务机构医护人员高于医院,太仓的满意度还是最低;"对医疗前景"和"自身发展前景"的满意度,各城市医护人员均比较乐观,大庆和武汉的满意度要高于上海和太仓。满意度受众多因素的影响,但是可以看出城市间的差异比较明显,这与经济发展水平相关。

（5）不同模式的效果已有区别。从纵向来看,尽管社区首诊和双向转诊收效甚微,但是武汉的"强制社区首诊"模式对于社区首诊制度的执行和增加居民支持率均有显著的正向影响,而大庆"医院集团"模式对于提高双向转诊的知晓度和使用率也是颇有效果的,而且城市医疗资源整合越紧密,患者和医护人员的满意度会越高,这体现了资源联动后带来的效率提升。综合来看,为达到就医重心下沉,在社医协同改革中,"首诊"和"转诊"两手都要抓,二者缺一不可,而就医模式的选择也不可以偏概全,而应该在借鉴以往经验的基础上结合地方实情来确定。

第六章

国内外社区卫生机构与医院协同
改革典型模式及机制借鉴

发达国家和地区虽然经济上比较发达，但也面临着类似中国的困境。不管理论还是实践都证明，完善初级医疗服务提供机制，促成初级医疗服务和医院服务的良性互动，是优化卫生资源配置，降低卫生费用，提高医疗服务提供的公平性和效率行之有效的做法。所以世界各国为此做了很多探索和尝试，接下来根据前面模式的划分选择典型的实践模式进行分析。

一、社区卫生机构和医院协同改革的四种模式

（一）A 模式：强制首诊＋纵向整合

1. 模式的运行流程

A 模式以美国凯撒型健康维护组织（Health Maintenance Organization，HMO）为代表。HMO 的概念最早可以追溯到 1933 年，工业家凯撒（Kaiser）要求外科医生 Garfield 博士为其工厂的工人提供一种团体模式的医疗服务。二战期间，Garfield 组织了一些医院和诊所，对 Kaiser 所属船厂的工人提供预付制的整体健康服务，二战结束后，这个组织开始接收其他公众加入，并在 20 世纪 60 年代改名为 HMO。HMO 与传统的私人健康保险组织不同，它有自己的合同医院和开业医生，直接为投保者提供门诊、住院和预防服务。HMO 已受到美国政府的重视和支持，《1973 年保健法案》的颁布，是使健康维护组织最终得到普及的根本转折点。这部联邦法要求，雇主除了为雇员提供常规身体保险计划，还要提供健康维护组织选择权。

传统的医疗保险，只有在被保险人生病时才提供医疗照护，但是 HMO 不仅在会员生病时候提供医疗照护，平常也提供各种服务，维护会员的健康，所以才有健康维护组织的称号。HMO 的运行程序是：投保人向 HMO 提出投保申请，经过 HMO 的调查筛选并予承保后，投保人依据合同定期（一般是按月）交纳

固定的保险费后,即成为 HMO 的保户,其后投保者必须要选择一位定点的医生作为他的初级保健医生(Primary Care Physician,PCP),此后无论何时需要医疗服务,保户必须到初级保健医生处进行首诊。一般普通的疾病将由其保健医生治疗,如需转诊使用专科医生或医院服务也必须经后者许可,否则医疗费用全部由患者自负(急诊除外)。但是专科医生也没有绝对权威决定对某一病例所应进行的各项检查,而须事先经过保险公司同意。投保者使用必需的专科或医院服务后,其后期的康复等非治疗服务也下转回定点的初级保健医生处进行后期的治疗和康复(见图 6-1)。

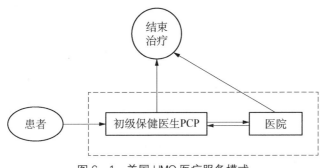

图 6-1　美国 HMO 医疗服务模式

从保险待遇看,当保户生病需要医学治疗的时候,HMO 并非是提供费用的补偿,而是为保户直接提供包括门诊、住院、预防在内的全面的"免费"医疗服务。与 HMO 签约后,保户会得到一张印有身份证号的卡,看病时须出示此卡,不再需要支付额外的任何费用,或者仅支付很低的自负金额。因此,HMO 的保费低廉、医疗保障较高的优势,使其在面对美国众多健康保险公司激烈竞争的情况下市场份额仍然在增加,它已成为美国主流的商业健康保险模式。美国各州都建立了大量的 HMO,目前已有 400 多个,覆盖了 7 270 多万人口。美国 HMO 的数目和注册人数的变化如图 6-2 所示。

从组织结构上审视,虽然 HMO 总体上是一种医疗保险机构和医疗服务提供者的整合,但在具体操作上,HMO 和医疗服务提供者有多种合作模式,主要包括:雇员模式、团体模式、网络模式、具体开业协会模式、直接订约模式以及混合模式。凯撒型 HMO 模式是一种私立医疗保险公司与各级医疗服务提供者全面紧密整合的模式[①]。它采取垂直式管理,其业务目前覆盖了 9 个州和哥伦比亚特区,并按照区域划分成不同的业务单元。它不仅经营医疗保险业务,而且每

① 顾昕. 全球性医疗体制改革的大趋势[J]. 中国社会科学,2005(6):121-128.

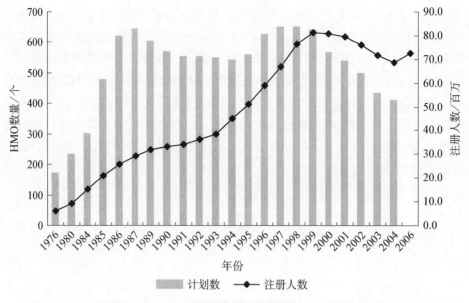

图 6-2 1976—2006 年美国 HMO 计划的数目和注册人数

资料来源：U. S. Department of Health and Human Services. Health, United States, 2005, 2007 [DB/OL]. www. cdc. gov.

个地区的业务单元拥有自己的医院和诊所，雇用护士和行政人员。在 Kaiser 系统内部，医生靠薪酬来获得收入，而医院费用则以总额预算的方式支付。

在这种模式下，HMO 对医师有着极大的管控权，能对投保者提供一站式便利服务。其缺点是固定薪资的费用比较高，因此必须吸引大量的会员以分担费用，开办者需要有雄厚的资本。

2. 保障措施

为了能够控制日益上涨的医疗费用，并确保为客户提供的医疗服务的质量，HMO 对需方和供方采取了多样化的控制措施。

1) 对需方的控制措施

（1）采用"守门员"审查和监督制度。在 HMO 中，"守门员（Gate Keeper）"的审查和监督是控制费用和医药服务使用的一个重要手段。HMO 要求会员从医疗服务网络中挑选一名全科医生作为自己的初级保健医生。患者需要医疗服务时，必须经过作为"守门员"的初级保健医生的诊断，一般普通的疾病将在初级保健医生处得到治疗；如果病情比较复杂，初级保健医生认为需要专科治疗，由其推荐到该 HMO 系统的其他专科医院（医生）处就诊，最大限度地有效利用医疗资源，避免不管大病、小病一律去专家门诊而造成的医疗资源配置的低效率。

（2）限制保户对医疗服务提供者的选择权。传统的医疗保险允许保户自由选择医疗服务提供者,这会导致医疗服务过度消费。HMO 则就被保险人对医院和医生的选择做出了某些限制,实行定点医生或医院制度,会员就诊只能到指定的与 HMO 签约的医院或医生那里,不能随便选择医生和医院（急诊可例外）。如果会员要到与 HMO 无签约关系的医生那里就诊,事先要经得 HMO 的批准,经同意后需自负部分费用（如 50%）,若未获 HMO 同意,费用则需会员全部自负。

HMO 的会员在医疗机构的选择上一般没有太大的余地,为了弥补这一缺点,后来又实行了一种改良型的计划,即被保险人只要多支付 10%～15% 的保费和 30% 的医疗费,就可以到任何地点自行寻找专科医生。

（3）适当的费用分担机制。需方控制一般指费用分担,也就是说增加患者的自付费用或减少费用报销比例,以此增加需方的费用意识和需方弹性,减少道德损害,限制不必要的需求。HMO 设定固定数额的共赔额由被保险人自己承担,通过这种方法让会员承担一定的费用,从而增强他们的费用控制意识。

如前所述,受到医疗服务市场信息不对称的限制,患者在医疗服务市场上属于信息劣势方,处于被动的地位,而医疗服务提供者则处于主动的地位,医生对医疗费用的影响力远远强于患者,且患者的过度消费也必须通过医生的配合才能实现。因此,关键还在于对医疗服务提供者诱导需求的控制。只有对医方有了行之有效的约束机制,才可以从根本上实现控制医疗费用的目标。

2）对供方的控制措施

（1）按绩效支付薪酬。几乎所有雇员模式的 HMO 对医生的偿付都是以薪金为基础的。此外,医生还可以得到与服务质量和医疗费用控制业绩相关的奖金和津贴。服务的质量、医疗服务的使用和盈利目标是否完成,经常会对医生的薪金产生影响。一些医生与 HMO 计划之间有某种风险分摊的安排,他们自己和其他医生的表现及整个计划的表现直接影响到他们的收入。有时门诊主治医生薪金的一部分（通常为 20%）暂时不发给他们,到年底对医疗计划的表现进行评审时,如果门诊主治医生的工作是有效率的,并且 HMO 的财务目标已经达到,此前暂予扣留的薪金则发还给他们;如果医疗成本超出收入,暂予扣留的薪金则用来抵消计划的财务损失。

（2）广泛采用预付制。预付制可以较好地控制费用上涨,但可能出现医疗机构为控制成本而减少必要的服务提供或降低服务质量的做法,因此在实行预付制的同时,HMO 对医疗服务质量进行有效监督,以加强对服务的规范性管理。

（3）对医疗服务使用情况进行全过程审核。对医疗服务使用审核是控制医疗费用并保障医疗服务质量的一个重要手段。保险机构通过对医疗服务提供者提供给患者的医疗服务的审核,可以减少保险机构与医疗服务提供者之间的信息不对称程度,增进保险机构对医疗服务提供者提供医疗服务全过程的了解,可以在一定程度上抑制医疗服务提供者道德风险的产生。

与传统医疗保险对已发生索赔所进行的回顾性审核不同,HMO 对医疗服务的审核贯穿于医疗服务提供的整个过程,包括预先审核、同步审核、出院计划、事后审核、病例管理等,对医疗服务的恰当性和合理性进行评价,其主要目的是通过评估确定每个病例需要什么样的服务,由什么机构提供服务,提供服务最节省的方法,以及下一步治疗的计划,以避免医疗资源的浪费。

(4) 建立管理信息系统。医疗服务的管理人员要依靠数据与信息来制定计划、解决问题、控制费用和医疗服务的使用以及进行质量管理。能够获得及时、正确、完整的信息对他们来说是极其重要的。HMO 的管理信息系统往往具有强大的数据收集能力和处理能力,从多个方面发挥着控制费用的作用:①为医疗服务提供者提供医学的最新进展、分析最佳治疗方案,帮助他们改善医疗水平;②通过电脑网络进行数据传输、财务往来,从而提高工作效率,降低管理成本;③随时进行医疗费用监测,以便当医疗费用发生大的波动时能及时采取相应的行动;④使用电子医疗档案的记录和查阅系统,避免对患者做不必要的重复检查和诊断,通过电脑网络还可进行远程专家会诊,充分利用医学人才资源,提高疾病的诊断和治疗效率,可以节省巨额的医疗费用。

(5) 在医疗服务提供者之间引入竞争。缺乏竞争是医疗服务提供者产生道德风险的重要原因。在竞争不足的情况下,难以形成对医院的成本倒逼机制,医院没有压力,也就没有动力去减少消耗、降低费用,诸多费用控制措施也很难奏效。如果能够通过机制设计将竞争引入医疗市场,将保险机构控制费用的被动做法变为医疗服务提供者自我主动的约束,就可以最低的成本达到抑制费用不合理过快增长的目的。

首先,HMO 有完善的信息披露机制,获取充分的信息是保险机构和患者行使选择权的基础。HMO 有正式的规定接受患者的投诉,并经常复查医疗服务的使用状况。其次是 HMO 拥有众多客户(被保险人),在医疗服务提供者的服务人数中占有相当大的比例,因此获得 HMO 系统内的签约医院的资格对医疗服务提供者具有足够的吸引力。而 HMO 就是根据医疗服务提供者在费用控制、服务质量等方面的表现来挑选医疗服务提供者并决定是否与其续约的。医生费用控制的程度和服务质量的好坏是决定 HMO 是否与医院和医生续约的主要因素之一。通过引进竞争,使医疗服务提供者有了控制费用的动力,因为这与他们的切身利益密切相关。

（6）强调预防保健和健康管理。传统的医疗保险计划一般都不为预防保健的服务措施提供保障，如免疫接种、血糖和血脂的检查等。及早发现健康问题并提早治疗，不但可以提高治愈率，还可以降低整体医疗费用。研究表明，增强对各种预防保健服务的保障，确实可以降低总医疗费用支出。出于降低整体医疗费用的目的，HMO鼓励医疗服务提供者提供预防保健服务和健康教育讲座。除了控制现有患者的治疗成本以外，HMO还重视对全体被保险人员的事前预防保健，以期最大限度地降低发病率和减少治疗性费用的开支。预防保健服务可以降低被保险人未来对较昂贵的医疗服务的需求，减少他们的患病率，因此HMO会大量提供这类服务。同样，改变被保险人的生活习惯也可以降低他们未来对医疗服务的需求，因此HMO也注重加强健康教育，指导会员进行疾病预防，这样可以提高会员的健康意识和自我保健能力，有利于维护被保险人的健康，减少疾病的发生，最终降低总体医疗费用。

（7）严格的质量管理。如果仅仅强调医疗费用控制而不讲医疗服务质量，那么HMO也很难维持下去。HMO一方面与传统的医疗保险机构进行竞争，另一方面又与原有的按服务项目付费的医院和医生竞争，为了在角逐中处于不败之地且占有一定的市场份额，HMO在质量方面有很高的要求。在选择医疗服务提供者时，它更多地考虑服务的质量与效率，而不是设施的多少。HMO的初衷之一便是提高医疗服务质量和持续性，并且始终围绕此宗旨开展工作。从某种程度上讲，这避免了资源的重复配置与浪费，同时提高了医疗服务的质量，因为服务质量的好坏是决定HMO是否与医院和医生续约的重要因素之一。可以说，HMO在医疗费用控制和服务质量方面都取得了不俗的成绩。

那么HMO到底是如何在减少医疗费用支出的同时保证服务质量的呢？前面提到的一些控制费用的手段同时也会起到提高服务质量的效果，具体有以下几种方式。

第一，通过对行医资格证明、从业行为以及不良行医行为史的审查，选择合适的医疗服务提供者，并与医院和医生签订合同，以正式的规定来保证服务的质量。

第二，帮助医疗服务提供者制定改善服务质量的计划，组织、引导医疗服务提供者向患者提供高质量、高效率的医疗服务。

第三，建立对医生、医院及其他医疗服务提供者合理的补偿机制，以使其能够对医疗服务的成本和质量负责。

第四，对医疗服务提供者的行为进行监督与分析。经常组织人员对医疗服务的状况进行复查，而且加入HMO的企业及其工会对医疗服务的质量也起着不容忽视的监督作用。

通过以上分析，我们可以看出，HMO之所以能够实现对医疗费用和医疗质量的双重控制，是因为HMO融合了保险和医疗服务提供这两个功能。保险和医疗服务提供这两项功能的整合，极大地改变了对医疗服务提供者的激励。对比而言，在传统的医疗保险模式下，作为承保方的保险机构处于第三方位置，只是在患者自己寻求并得到医疗服务后，承担相应医疗费的责任，这势必导致医疗费用的不可控。而HMO模式隐含的内在逻辑是显而易见的。当医疗服务提供者同意以一笔事先约定的固定费用满足一个患者全部的医疗保健需求时，他就接受和承担了相当大的一部分经济风险。通过承担以固定预付费提供并满足患者医疗服务这样一种风险，HMO有一种很强的激励机制来实现其战略目标，即降低过度的医疗消耗及将其他低效率最小化，于是在兼顾医疗资源的利用和控制医疗费用二者之间就会更富有成效。其核心就是保险机构与医疗服务提供者成为利益共同体，这也是HMO模式能够有效控制风险、降低费用的根本原因。

　　美国的预付制评估委员会（ProPAC）通过对美国整个医疗保险业的现状分析认为，HMO医疗组织的医疗费用支出要比商业医疗保险和政府医疗保障计划节约15%～40%。

专栏1　　美国凯撒医疗集团介绍

　　近年来受许多国家推崇的美国凯撒模式起步于1933年，此后不断完善和发展。1945年，凯撒医疗集团正式向社会公众开放，成为一家非营利性的公众医疗服务企业。凯撒医疗集团由三大机构组成，分别为：营利性的普尔曼迪医疗集团（Permanente Medical Group，PMG）、非营利性的凯撒基金会健保计划（Kaiser Foundation Health Plan），以及非营利性的凯撒基金会医院（Kaiser Foundation Hospitals）。这三大机构合称为"凯撒普尔曼迪"（Kaiser Permanente，KP），简称凯撒医疗集团（KP）。

　　目前，该集团在全美拥有910万会员，分支机构分布在美国中西部8个地区、9个州和首都华盛顿哥伦比亚特区，拥有38所医疗中心，618家医疗办公室，17.4万名员工，为全美30%的人群提供全方位的健康服务。凯撒医疗集团共设有35个集医、教、研于一体的国家级医疗中心，主要从事疑难重症的医疗诊治；医疗中心周围设有诊所，作为医疗中心的辅助机构，负责一般疾病的诊治；边远地区则以采用派出护士的形式，向会员提供预防保健、医疗救治、健康咨询等方面的综合性服务。

1. 历史沿革

　　1933年，加西亚医生从加州大学洛杉矶分校医学院毕业。时值美国经济大萧条时期,为了谋生,他在加州沙漠中一个水利工程的工地上开了家诊所。那里的工人不是没有医疗保险就是经常遭保险公司拖欠付费,弄得加西亚医生的诊所经常揭不开锅。情急智生,他采纳了一位保险公司朋友的建议,开创了今天所谓的预付费医疗服务模式。

由于收入有限,要多赚钱只能减少开支。但是减少开支又不能靠减少服务、降低服务质量,或者像有些保险公司一样靠赖账甚至坑害顾客来实现。于是,加西亚医生想了一个办法:千方百计地让工人不生病、少生病或不生大病。窘迫的境遇把他逼上了一条正确的道路:预防为主。

凯撒家族是美国工业巨子。当时,亨利·凯撒的儿子承建了华盛顿州的一个水坝工程。工程所属的医院正在闹财务危机。凯撒听说了加西亚医生的故事,让他临危受命。加西亚医生果然不负所托,用集体预付费和预防为主的策略,不仅让医院摆脱了危机,还打造出了一个现代化医院,成功解决了 6 500 名建设者及其家属的医疗保健问题。

二战爆发后,凯撒家族转向造船业。加西亚医师为凯撒父子网罗人才、组建医院,为其 9 万余员工提供医疗保障服务。战后,凯撒的医疗保险公司及医院集团和加西亚的医师集团继续合作,筹建医疗保险集团,最终发展成了今天的凯撒医疗集团。

2. 基本架构

凯撒医院主要分布在美国西部,尤其是加利福尼亚州。各地区的凯撒医院均为独立经营,基本架构为保险公司、医院集团和医师集团三位一体。

(1)保险公司:负责卖保险、筹集经费。与一般的保险公司不同,凯撒拥有自己的医院集团。

(2)医院集团:为医疗服务提供场所、服务人员(医师除外)。除了按规定收取少量的患者自付费用外,医院、诊所不能再向患者收取任何费用。

(3)医师集团:定期与凯撒谈判,获得拨款。至于具体运作,如招募多少医师等则由医师集团自行决定。基准是提供不低于标准的医疗服务。医师集团相对独立于保险公司和医院,是一种巧妙的安排。一方面,保险公司和医院运行越好,盈利越多,医师集团也受益,医师们行事自然要考虑凯撒集团的整体利益;另一方面,相对独立的地位有利于医师们把患者利益和自己的道德准则放在适当位置。从长远来看,这样有利于凯撒医疗集团的发展。

3. 运行体系

1)"协作医疗"模式的构建

目前,凯撒医疗集团是美国最大的管理式医疗服务联合体,实践了以全面健康管理理念为基础的"协作医疗"模式(Integrated Health)。其最具特色之处在于,借助医疗信息化手段,成功实施了疾病预防、医疗服务、医疗保险管理一体化,内部形成了两大协作关系和三层合作关系。

(1)两大协作关系:筹资支付职能与医疗卫生服务供给职能的协作。集团拥有自己的保险公司,直接吸收会员,收缴保费并支付给自己的医院和医生,形成了医疗保险与医疗卫生服务统筹一体、管理目标一致、利益同向的运行关系。医疗卫生服务提供体系内各环节的协作,主要是初级保健与专科医疗服务的协作,形成了家庭保健、社区卫生服务和重症治疗之间的职能分工和高效配合,实现了"预防疾病,有病早发现、早治疗"的全面健康管理模式。

(2)三层合作关系:保险公司仅向医院和医生组织付费,基金医院仅向医生组织内的医生开放设施使用权,而这些医生也只能在凯撒医院执业,并只能给凯撒保险的会员提供服务,集团的结余利润由医生与集团分享。由于协作关系的建立,凯撒医疗集团使医疗保障和医疗卫生服务方作为同一利益主体,降低医疗费用不会使医院和医生收入下降,保障患者健康和减少医疗消费成为一致的目标,医疗服务方愿意花更多的钱使"关口前移",更多地开展健康教育和健康管理等公共卫生工作。医疗机构和医生都主动控制服务成本费用,加上一系列医疗质量管控机制,形成了具有成本效益、高质量的全面健康管理体系,构建了保险支付方、医疗服务提供方及医生之间的激励相容机制,其运行绩效令人瞩目。

2)"三个整合"的服务体系

凯撒医疗集团的服务体系主要实现了三个整合:一是医疗保险与医疗服务提供的整合,医疗机构和保险公司是利益统一体,提供服务后的结余资金可以在集团内部进行再分配,改变了在按项目付费方式下,医疗机构缺乏节约资金的动力问题;二是供方和需方利益的整合,医生通过健康管理,使服务对象少得病,可以节约大量医疗费用,节约的资金可用于医生的收益分配,同时,也可减少患者就医的共付费用;三是纵向和横向整合的服务提供模式,采用同行评议的方式对医务人员进行考核评价,增强了全科医生和专科医生之间、不同层级的医务人员之间、不同专科医生之间的联系,同时,实现了预防保健、门诊、住院、家庭康复之间的横向整合,使患者在不同阶段所接受的服务实现无缝衔接。

3)精细化、现代化的管理运行体制

凯撒医疗集团实施精细化、现代化的管理运行体制,设定严格的疾病诊疗规范、标准和临床路径,建立质量监控指标体系,强化对医疗质量的管理;将就医流程进行拆解和整合,相关的医疗流程采用并联方式同步进行,简化不必要的医疗程序,强化对医疗服务流程的管理;利用平衡计分卡等现代化管理手段对医务人员的服务质量、效率、服务对象满意度和团队合作贡献度等进行考核,强化绩效考核体系的构建;采用基于临床案例的随机对照研究、循证医学研究和成本效果分析等卫生经济学评价方法,强化对诊疗方案和诊疗技术选择的管理,科学选择最佳的诊疗方案和诊疗技术。另外,凯撒医疗集团在其内部按照不同专业、不同能级对人力资源进行合理配置,80%~90%的医疗问题由普通专科医生、全科医生和医疗辅助人员解决,10%~20%的医疗问题由医学中心、高级专家解决。专业化、能级化的人力资源配置有效提高了人力资源的总体配置效率和利用效率。

4)数字化、现代化的医疗信息系统

凯撒医疗集团投入 60 亿美元建立了全球最大的私人医疗信息系统 Health Connect 和全球最大的基因数据库,拥有 910 万人的综合医疗信息。Health Connect 实现了各类医疗设施和各专业、各岗位医生对会员诊疗信息的共享,成为诊疗的重要辅助工具,为医生实施疾病管理、临床科学研究提供了便利。同时,该系统丰富了会员的就医方式,会员可以通过网络随时查看影像、检验结果,并能够咨询医生、预约门诊,还可以在系统的帮助下实现自我健康的管理。此外,该系统还有效降低了不必要的门诊量和重复性的检查,提高了整体的管理效率,进一步降低了运行成本。凯撒医疗集团的信息系统代表了美国医疗信息化建设的高层级水平,具有代表性和典范性。全美共有 39 家医院的信息化程度达到了美国医疗信息管理系统协会(HIMSS)Stage-7 的水平,而凯撒医疗集团内就有 24 家医院获得了 HIMSS 的 Stage-7 认证奖励。

5)有效的慢性病管理和预防医疗

有效的慢性病管理和预防医疗是凯撒医疗集团提供优质医疗服务的最突出表现。凯撒医疗集团利用 Health Connect,针对一些慢性病制定了标准的临床路径和诊疗指导,协助医生进行诊断和治疗,并建立了专业的慢性病教育机构和各类医疗保健设施。慢性病的治疗占据了凯撒医疗集团超过 60% 的费用。另外,在凯撒医疗集团内部,社区医生、专科医生、药师、护士、健康教育者、社区工作者和心理医生,都对患者主动实施健康干预管理,帮助患者建立良好的生活习惯,强化对患者的预防保健,全方位提升患者的健康水平。此外,凯撒医疗保险计划中的常规体检项目是免费的,这也体现了该集团的健康管理和预防医疗导向。

4. 规模与服务数量

从凯撒医疗集团近 12 年的年报来看,集团的规模持续扩大(见表 6-1)。截至 2013 年,凯撒医疗集团有注册会员 910 万人,员工 17 万人,其中医生 1.7 万名,护士 4.8 万名。此外,凯撒医疗集团设有 38 个医疗中心和 618 个医疗办公室。

表 6-1　凯撒医疗集团规模数据

年份	会员人数	员工人数	医生人数	护士人数	医疗中心数量	医疗办公室数量
2001	8 300 000	122 473	11 345		29	423
2002	8 400 000				30	431
2003	8 200 000	136 500	11 725		30	437
2004	8 230 000	140 356	12 012		30	431
2005	8 500 000	148 884	12 879		37	400
2006	8 700 000	156 863	13 729	28 662	32	416
2007	8 700 000	159 766	14 087	40 320	32	421
2008	8 600 000	167 338	14 641	40 451	35	431
2009	8 600 000	164 098	15 129	45 270	35	454
2010	8 700 000	167 178	15 853	46 866	36	533
2011	8 900 000	172 997	16 658	48 033	37	611
2012	9 056 234	175 668	17 157	49 034	37	618
2013	9 100 000	174 415	17 425	48 285	38	618

资料来源：2002—2014 年凯撒集团年报。

近 12 年来，凯撒医疗集团的营业收入、营业利润和净收入都在持续增加。2012 年，凯撒集团营业收入为 506 亿美元，营业利润为 17 亿美元，净收入为 26 亿美元。此外，集团的业务量也在不断增加（见表 6-2）。

表 6-2　凯撒集团营业数据和业务量

年份	营业收入/十亿美元	利润/十亿美元	净收入/百万美元	门诊量/百万	手术量（门诊和外科）	婴儿接生	处方量/百万
2001	19.7		681	30.7	405 000	87 000	52.7
2002	22.5		85	32.2	431 700	90 000	109
2003	25.3		998	34.6	452 122	85 055	113.2
2004	28		1 600	34.6	452 122	85 055	113.2
2005	31.1		1 000	34	450 858	85 174	113
2006	34.4		1 400	34.4	497 651	86 785	116.6
2007	37.8		2 200	36.5	558 529	91 302	129.3
2008	40.3	1.5	794	36.7	547 338		129
2009	42.1	1.6	2 100	36.6	685 242		132.2
2010	44.2	1.2	2 000	31.6	125 148	89 823	
2011	47.9	1.6	2 000	35.9	169 446	92 165	
2012	50.6	1.7	2 600	36.3	149 316	94 292	

资料来源：2002—2014 年凯撒集团年报。

5. 注册、收费与服务流程

1）注册过程

加入凯撒医疗集团成为其会员后，会员需要在凯撒医师团体中选定一名医生作为初级诊疗医师（PCP）。会员可以根据自己的身体状况选择专业方向不同的医生，如患哮喘病、需要内科医生常年开药的会员可选择一名内科医生作为自己的PCP。

为了保证就医的可及性，凯撒医疗集团提供了众多的医疗资源供会员选择。图 6-3 是南加州地区的医疗设施分布图。

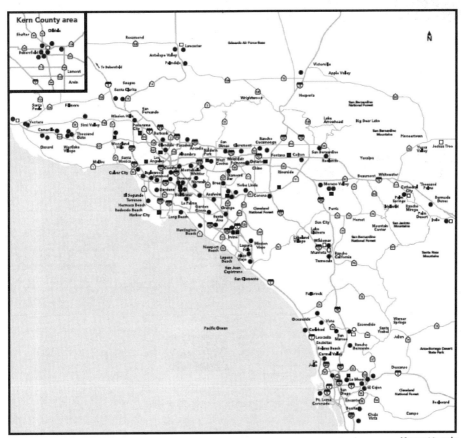

图6-3　南加州地区医疗设施分布图

为了方便大家选择,凯撒医疗集团建立了完善的线上搜索选择集团内医生和诊所的系统,会员可以方便快捷地根据专科、语言、性别等关键词搜索满足自身就诊需要的医生,浏览医生的详细信息,也可以按照所需的服务类型搜寻医疗机构。接下来以选择医生为例进行阐述。

(1)进入系统界面,选择搜寻医生,如图6-4所示。

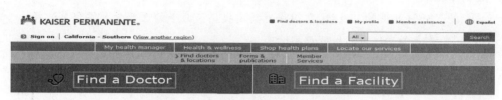

图6-4　美国凯撒医疗集团搜索界面

(2)填写相应的搜索关键词,确认所在地区和城市后便可进行搜索。若填写了所需科目、医生性别、医生所在医疗机构等信息,可以获取更有针对性的信息(见图6-5)。

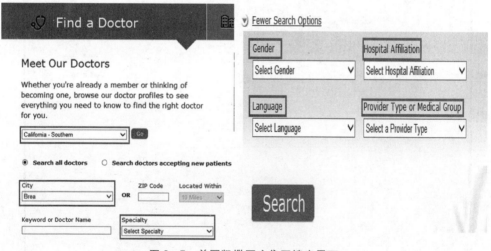

图6-5　美国凯撒医疗集团搜索界面

(3)显示搜索结果,如图6-6所示。

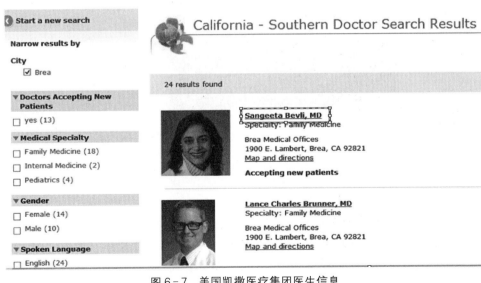

图6-6　美国凯撒医疗集团搜索界面

（4）查看医生信息。单击医生姓名便可进入医生的个人网页，浏览医生的个人介绍、教育工作经历和所在医疗机构情况，如图6-7和图6-8所示。

California - Southern Doctor Search Results

Start a new search

Narrow results by

City
☑ Brea

▼ **Doctors Accepting New Patients**
☐ yes (13)

▼ **Medical Specialty**
☐ Family Medicine (18)
☐ Internal Medicine (2)
☐ Pediatrics (4)

▼ **Gender**
☐ Female (14)
☐ Male (10)

▼ **Spoken Language**
☐ English (24)

24 results found

Sangeeta Bevli, MD
Specialty: Family Medicine

Brea Medical Offices
1900 E. Lambert, Brea, CA 92821
Map and directions

Accepting new patients

Lance Charles Brunner, MD
Specialty: Family Medicine

Brea Medical Offices
1900 E. Lambert, Brea, CA 92821
Map and directions

图6-7　美国凯撒医疗集团医生信息

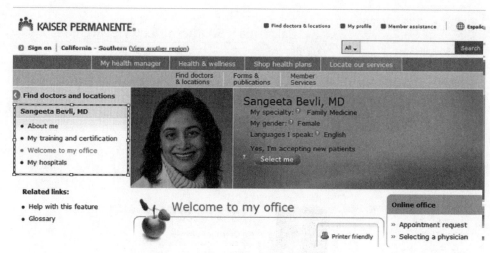

图6-8　美国凯撒医疗集团医生信息

（5）选择医生。客户可以在线选择可接受新患者的医生，单击"Select me"按钮便可进入界面，如图6-9所示。

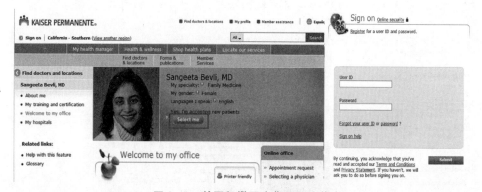

图6-9　美国凯撒医疗集团医生信息

2）收费与保障待遇

以一个美国加利福尼亚州家庭的投保为例。假设此人是圣弗朗西斯科的居民，他的家庭购买了凯撒医疗集团的保单①。参保家庭成员包括一名64岁女性（dependent）、一名40岁男性（self）、一名38岁女性（spouse）、一名13岁男性（dependent）和一名9岁的女性（dependent），如图6-10所示。

――――――――――

① 网址：https://individual-family. kaiserpermanente. org/healthinsurance/.

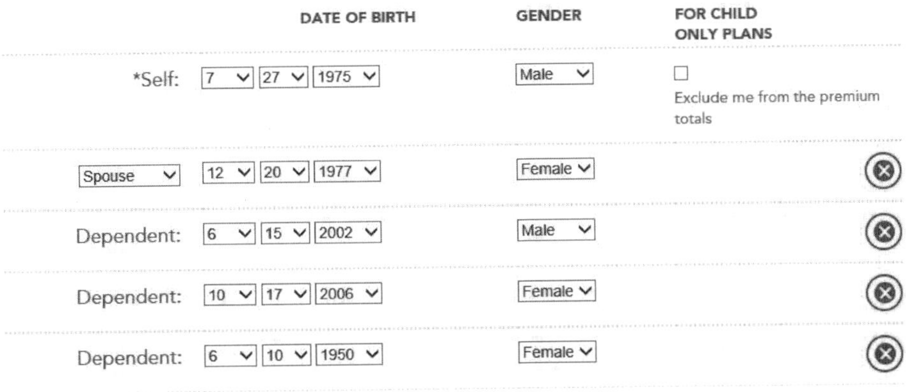

	DATE OF BIRTH	GENDER	FOR CHILD ONLY PLANS
*Self:	7 ∨ 27 ∨ 1975 ∨	Male ∨	☐ Exclude me from the premium totals
Spouse ∨	12 ∨ 20 ∨ 1977 ∨	Female ∨	⊗
Dependent:	6 ∨ 15 ∨ 2002 ∨	Male ∨	⊗
Dependent:	10 ∨ 17 ∨ 2006 ∨	Female ∨	⊗
Dependent:	6 ∨ 10 ∨ 1950 ∨	Female ∨	⊗

图 6-10 美国凯撒医疗集团收费情况

保险计划按照保费高低分为青铜、白银、黄金和白金四个等级。其中,白金级保险计划费用最高,相应的就医费用最低(见表 6-3)。

表 6-3 各级别保险计划详情

项目	级别	青铜级	白银级	黄金级	白金级
每月保险费/美元		1 444.71	1 985.17	2 405.2	2 704.77
成员分解/美元		self: 283.95; spouse: 278.55; dependent: 142.87; dependent: 142.87; dependent: 675	self: 370.06; spouse: 363.02; dependent: 186.20; dependent: 186.20; dependent: 879.69	self: 448.36; spouse: 439.83; dependent: 225.60; dependent: 225.60; dependent: 1 065.81	self: 504.20; spouse: 494.61; dependent: 253.70; dependent: 253.70; dependent: 1 198.56
年度起付线/美元	个人计划(仅用户)	4 500	1 500	0	0
	家庭计划(个人/家庭)	9 000/9 000	3 000/3 000	0/0	0/0
年度封顶线/美元	个人计划封顶线(仅用户)	6 250	6 350	6 250	4 000
	家庭计划封顶线(个人/家庭)	12 500/12 500	12 700/12 700	6 250/12 500	4 000/8 000

197

项目	级别	青铜级	白银级	黄金级	白金级
门诊服务	初级诊疗	付 40%	付 20%	$30	$20
	专科诊疗			$50	$40
	X-rays			$50	$40
	lab tests			$30	$20
	MRI、CT、PET			20%	$150
	门诊手术			20%	$250
	心理健康诊疗			$30	$20
住院治疗	食宿、手术、麻醉、X 射线、实验、药物	付 40%	付 20%	20%	$250/天（最多 5 天）
孕妇	常规产前保健、产后首次问诊	免费	免费	免费	免费
	接生和婴儿保健	付 40%	付 20%	20%	$250/天（最多 5 天）
紧急护理	急诊服务	付 40%	付 20%	$250	$150
	紧急护理门诊	付 40%	付 20%	$30	$20
处方药	计划配药（最多供应 30 天）	付 40%	付 20%	普通：$15；品牌：$40；专业：20%	普通：$5；品牌：$15；专业：10%
预防保健	常规体检	免费	免费	免费	免费

3）就医流程

会员就医时需首先到自己选定的 PCP 处诊疗，如病情需要专科医生诊治，PCP 会出具推荐函（referral）。如若会员不经过 PCP 拿到推荐函再到专科医生处挂号诊治，保险公司将拒付会员的诊疗账单。

6. 凯撒医疗集团的成就和影响

医疗服务的优质性、诊疗费用的经济性是凯撒医疗集团的显著特征。凯撒会员的年均费用低于美国平均水平的 20%～30%，但其医疗质量却始终处于美国医疗卫生行业的领先地位。在 2011—2012 年的医疗系统质量管理排名中，凯撒医疗集团所属的 4 个地区的保险计划占据了前 4 名。通过对凯撒医疗集团与英国国家健保系统（NHS）在成本和绩效两大方面进行对比，发现两大体系人均费用水平相当，但凯撒医疗集团在绩效上明显优于 NHS。在医疗资源配置方面，每十万人占有专科医生的数量，凯撒平均是 NHS 的 2 倍以上，平均每个初级保健机构中的医生数量,凯撒约是 NHS 的 8 倍,且初级保健医生拥有的检验、影像和药房设施支持比率,凯撒是 NHS 的近 4 倍;在设施运行效率方面,最明显的差异表现在住院管理上,凯撒的重症平均住院日为 3.9 天,NHS 为 5 天,凯撒的每千人每年床日数为 270 床日,NHS 为 1 000 床日;在医疗服务的可及性方面,较明显的是等候专科医生的时间,NHS 36% 的患者小于 4 周,而凯撒 80% 的患者小于 2 周,NHS 初级保健医生门诊时间平均为 8.8 分钟,凯撒平均为 20 分钟;在医疗绩效方面,凯撒的绩效优于 NHS,如乳腺肿瘤筛查率,NHS 中 50～64 岁会员三年的筛查率为 69%,凯撒 52～69 岁会员两年的筛查率为 78%。

　　凯撒模式的成功,主要可以从两个方面进行分析:一方面,凯撒医疗集团在预付制经济激励模式、统一的组织体系和高效的治理结构的基础上,实施协作医疗模式,将医疗筹资与医疗供给,初级保健与专科诊疗进行有机结合,较好地解决了成本和质量之间的矛盾。NHS 的医疗筹资与支付、医疗服务供给、全科医生等关键要素相互脱节,在经济利益上具有对立性,难以做到成本与质量的统筹兼顾,无法实施有效的协作。另一方面,在激烈的市场竞争环境中,凯撒医疗集团在保持高质量医疗卫生服务的基础上,加强费用控制,努力满足普通民众的就诊需求,降低民众的就诊费用,减轻他们的经济负担,这也是凯撒医疗集团取得成功的重要原因之一。因此,在市场机制的作用下,凯撒医疗集团有追求效率和质量的强大动力,而 NHS 内的医院大多属于公立性质,是由政府主导的服务体系,医院受到 NHS 的保护和优先支付保障,从医疗筹资到医疗服务供给都缺乏竞争性,导致其在提升服务效率和服务质量方面缺乏必要的动力。

　　凯撒医疗集团已经走过了 80 年的历史,其开创的"协作医疗模式"在促进医疗质量不断提升的同时,有效控制了医疗费用,是美国医疗卫生体系中的典型代表。

(二) B 模式:强制首诊＋非纵向整合

1. 运作流程及特征

英国的初级医疗卫生服务大都由全科医生(general practitioners,GP)来提供。GP 通过全科医生协会与地方 NHS 机构签订医疗服务提供合同。GP 可以独立开业,但常常是 3～6 名全科医生共同开设一个社区诊所,为某一特定地区的居民服务。与 NHS 签约后,全科医生不可再另行开业。目前,97% 以上的全科医生选择为 NHS 服务。英国规定,医生有选择开业地点的自由,居民则按照住址就近选择全科医生登记注册。除了全科医生外,这些诊所还聘用护士、经理、前台、健康助理等人员,向患者提供全方位服务。全科医生负责解决居民的诊疗需求,同时由护士协同前台、文书人员共同完成新患者的建档、更新健康档案、健康教育、慢性病管理、双向转诊等工作内容(见图6-11)。

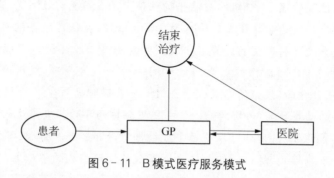

图6-11　B模式医疗服务模式

英国公民或具有6个月以上签证的外国公民,为了享受免费的医疗卫生保健服务,以及转诊专科医院的医疗服务及医疗费用减免,必须就近选择1个诊所注册签约,不签约的公民不能享受这些待遇。

居民和诊所签约后,就诊时实行预约式诊疗服务。一般遇到头疼感冒、身体不适的小毛病,要先和全科医生预约,只有急诊才可以不需预约直接去诊所。预约往往要提前一周时间,预约时提供姓名、生日、要看什么病和做什么检查等信息,然后GP为患者安排合适的时间和医生。在预约日的前两天,系统会给患者发短信确认,询问患者是否能准时赴约。

诊疗时,医生与患者的交流时间较长,一般为10～15分钟。一次就诊的完整过程包括:第一步与患者接触,相互介绍,与患者建立工作关系;第二步询问病史、体格检查、提供小结,表明医生明白患者来的目的;第三步讨论病情,确保患者对计划感到满意;第四步是预计不确定因素并制定连续性计划;第五步是在今后保持良好的关系。英国全科医生的医疗活动基本遵循这些步骤,以确保患者接受医疗服务并对服务满意。诊所内不设药品服务,全科医师开具处方后患者自行到药房配药。

在英国,每一种疾病都有公认的指南(guideline),网站(www.nice.org.uk)上可以看到这些全科诊疗指南,具有很强的权威性和科学性。比如一个初发高血压的患者来社区医院就诊,第一步做什么,第二步又该怎么做,有什么体征做什么,没有相应的体征又怎么做,都有一个既定的步骤,类似我们国内的诊疗规范和临床路径。英国的全科医生很注意网站上诊疗指南的更新,也会充分利用指南进行自我保护,这在某种程度上保障了英国基层医院诊疗工作的规范和井然有序。图6-12为儿童食物过敏的诊疗路径。

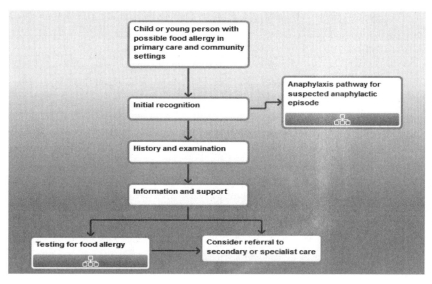

图 6-12　儿童食物过敏的诊疗路径

资料来源：http://pathways.nice.org.uk/pathways/food-allergy-in-children-and-young-people.

如果全科医生认为患者状况超出其诊治范围,就会帮患者联系转诊至医院专科医生处。医院负责提供第二、三级医疗服务,除急诊之外,医院不接待未经全科医生推荐的患者。患者在住院期间的治疗、饮食和护理都由医院负责提供,出院时医院的医师会将患者资料交给全科医生。

2. 保障措施

为了保证基于全科医生的制度能够有效运行,在几十年的时间内,英国建立起了一套相对完备的制度体系,主要包括以下内容:

(1) 高质量的全科医生培养机制。在英国,作为职业的医生是令人尊敬的,也是令人自豪的。但是,要成为一名合格的全科医生要经过很严格的学习考核过程。要想成为一名合格的 GP,要经历"5+2+3"的培训模式,即"5"年的大学本科教育,"2"年的基本临床培训(foundation programme),"3"年的全科医师规范化培养。在英国,"5+2"是每个医学生都必须要经历的,在此期间并没有划分专科医生还是全科医生。"5+2"结束后,学生才面临最终的选择:如果选择做一名专科医生,那么他们将继续进行 5 年的专科医生培训;如果选择做一名全科医生,那么他们就要进入 3 年全科医师规范化培养阶段。规范化培养主要是在二、三级医院和社区医院进行,时间均为 18 个月。在医院培训要求轮转 3 个科室,每个科室 6 个月;而在社区要求轮转 2 家医院,轮转时间分别为 6 个月和 12个月。

为了保证全科医生的培养质量,在三年规范化培养期间有严格的考核制度,考核分三个部分,第一部分是笔试,称为"临床知识应用测试(applied knowledge test,AKT)",每年组织 2 次,培训的第 2 年起就可以参加,也就是说全科医学生毕业前共有 4 次机会参加考试。题目都是结合临床案例的单项选择题,总共 100 题,主要考察医生的临床知识应用能力。

第二部分是"临床技能测试(clinical skill assessment,CSA)",每年组织 3 次,但只能在培训第 3 年才可以参加,要求考生在半天时间里完成 13 个患者的接诊,考试采用标准化患者(standard patient,SP)。英国的 SP 选用的都是正规表演系专业毕业的专业演员,考试前会根据考试的要求对这些演员进行一天的集中培训,培训过关者就会在考试时起用。考试时间为每个患者 10 分钟,主要考核 3 个方面的内容:①取得信息的能力;②个人技巧能力(包括医患沟通、体格检查);③处理和治疗计划。最后由考官和模拟患者对考生进行综合评分,据说合格率一般为 84%~90%。

第三部分是"岗位基本能力测试(work place basic assessment,WPBA)",这是在 3 年培养中每个科室都会有的考试,每 6 个月考 2 次。学员通过"英国皇家全科医师学会(Royal College of General Practitioners,RCGP)"的网站账号登录后,将学习内容输入并上传,由导师评估学员的学习情况,包括学员的技能考试情况、病例讨论情况(case based discussion,CBD)、医患沟通考核(communication test,COT)、个人学习、50 个患者的评价以及同科室 10 名科室成员的评估等。

(2) 良好的工资待遇及合理的付费制度。在 NHS 中,全科医生的工资是很优厚的,平均年收入达到了 8.4 万英镑。全科医生的收入来源及构成为:注册居民人头费(约占 50%);完成儿童免疫接种和子宫透视等预防保健任务所得的目标任务报酬,在贫穷地区开业的特殊津贴及夜间出诊费(约占 30%);小外科手术报酬(约占 20%)等(见图 6 - 13)。NHS 对全科医生实行按人头付费,为防止因注册患者过多而照顾不周,进而导致服务质量下降的问题,NHS 规定一个全科医生最多可以接受 2 000 个注册居民。为引导卫生资源的合理分布,NHS 对在贫困地区开业的全科医生给予特殊津贴。为防止全科医生排斥高风险患者,NHS 提高了 75 岁以上老人和 5 岁以下儿童的人头费用。

(3) 健全的社区居民终身健康档案。社区全科诊所利用信息系统,为每一个签约的居民建立起一个从出生到死亡的终身健康档案,患者每次来就诊,社区诊所都会对其健康档案进行数据的更新,内容包含主诉、现病史、既往史、家族史、体格检查、辅助检查等,居民健康档案的内容全面而又简明扼要,做到对居民

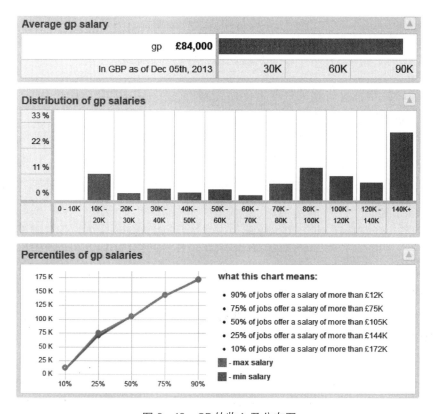

图6-13 GP的收入及分布图

资料来源：http://www.salarytrack.co.uk/salary? kw＝gp&lo＝&type＝permanent&currency＝GBP&by＝title.

健康档案的动态管理。同时,健康档案附加了周到的诊治提示与医疗安全预警系统。社区诊所及时地为接诊医生提供每一个就诊患者的各种过敏史、疾病风险以及免疫接种时间,包括儿童保健检查时间的提示,以供医生接诊时参考并提醒其加以重视。

（4）高效的计算机医疗服务网络。英国社区诊所建有相对独立的局域网,同时,与各医疗机构、全国各社区医疗诊所相连接,为社区医疗服务机构高效工作提供信息保障和科技支撑。

（5）便捷的预约和转诊服务。社区医疗服务体系的计算机信息系统实现了预约排队、常规预约、复诊预约、急诊紧急预约等,预约检索便捷,通过输入患者姓名、住址、社保号等任意一项信息均可调阅出患者的资料,它节省了患者的就诊时间,提高了效率。

若需转诊,医生只需将转诊患者的简要病情资料通过传录机口述给传录打印员,传录打印员将其输入电脑,并打印一封转诊信即可完成全部转诊预约。英国全国的平均转诊率约为15%。医院会把患者在医院的治疗情况及时通报给全科医生,并告诉全科医生患者出院后需要哪些日常护理①。

(三) C模式:非强制首诊+纵向整合

1. 运作流程及特征

C模式以新加坡医院集团为代表。1984年前,新加坡政府对医院的管理采取英国模式,也就是政府直接管理医院,医疗费用是政府向公民征税,由政府拨款,患者享受医疗保健。当时医院工作效率低,员工缺乏积极性,医院服务质量差,患者、医院、政府都不满意。针对这种状况,新加坡政府从1985年起开始重组其所属的全部医院,将它们变成政府100%拥有产权,同时以私人公司形式重组医院。重组后,医院的管理权,由政府转交于有限公司,由各方面代表组成公司董事会,由董事会制定医院的发展规划、方针和政策,审批收费标准和大型设备、基建项目的经费使用等,任命医院行政总监(院长)全面管理医院,行政总监向董事会负责,定期汇报工作,医院拥有对员工定期晋级、加薪、辞退的权力,拥有对财务收支、医院业务、行政管理等处置权。

1999年,新加坡政府又将公立卫生保健提供系统重组成两大垂直整合网络:国家卫生保健集团(National Healthcare Group,NHG)和新加坡卫生服务集团(Singapore Health Services,SHS)。医院集团内实行双向转诊(见图6-14),充分发挥社区医院的作用,通过各级卫生保健提供者更好的合作,既提高了医疗质量,又降低了医疗费用。同时,医院集团不同层级间的互补作用可以减少

204

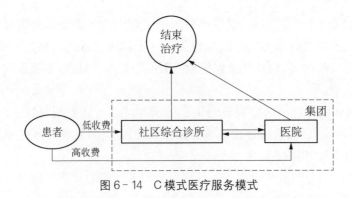

图6-14 C模式医疗服务模式

① 刘晓溪,毕开顺.英国基础医疗服务体系对我国的启示——以城市社区卫生服务中心建设为例[J].人民论坛,2013(11):246-247,256.

医疗服务设施的重复建设,保证了医疗服务容量的最优发展①。

虽然新加坡鼓励民众首先使用社区医疗服务,但新加坡并非采取类似于英国的强制社区首诊制。同样,新加坡的医院集团内部转诊不是靠强制的社区首诊实现,主要依靠经济手段和服务的便捷性来实现。从经济手段来看,成年公民在社区门诊的诊疗费一般在 9 新加坡元左右,老人(≥65 岁)和小孩(≤18 岁)只需支付 7.5 新加坡元左右,不同年份略有不同②。表 6-4、表 6-5 是 2009 年和 2013 年新加坡综合诊所针对新加坡公民的收费标准。而医院门诊一般为 60～80 新加坡元,即使是享受补贴的患者也必须支付 30 新加坡元左右,表 6-6 是新加坡国立大学医院 2009 年门诊诊疗费。假设一个 70 岁的老人,不经过社区卫生医院转诊直接到医院就诊,他的诊疗费较经过社区卫生医院转诊的费用相差近 10 倍。所以,收费的显著差距使得新加坡居民一般首先到社区诊所去看病,如有需要,通过社区医生转诊到医院,这样就极大地降低了就诊的费用。同时,由于新加坡医院普遍实现预约制,患者自己直接预约医院可能需要等待较长的时间,而通过社区卫生机构集团内转诊,则会被优先考虑就诊,并且对于急诊患者还可以免除诊疗费用。

表 6-4　2009 年新加坡三家综合诊所诊疗费用(新加坡公民)

单位:新加坡元

	成年人	儿童和老年人
Jurong	9.2	4.8
Yishun	8.9	4.7
Bukit Batok	9.0	4.8

资料来源:http://www.nhgp.com.sg/contentview.aspx? article_id=573.

表 6-5　新加坡国立健保集团综合诊所 2013 年度诊疗费用(新加坡公民)

单位:新加坡元

	成年人(公民)	儿童和老年人(公民)	永久居民	非居民
名义费用(包括补贴)	12.09	6.85	31.24	44.62
实际支付费用	11.30	6.4	29.20	44.62

资料来源:http://www.nhgp.com.sg/ourclinics_list.aspx.

① 张录法,黄丞. 医疗卫生体系改革的四种模式[J].经济社会体制比较,2005(1):75-80.
② 值得注意的是,虽然同在一个医疗集团里面,但各综合诊所的收费也不是统一的,而是略有差异。原因是地理位置等因素导致各个诊所实际的运营成本有所差异,这种差异部分在收费上得到体现。表 6-4 三家综合诊所的收费标准证实了这一点。

表6-6　2009年和2013年新加坡国立大学医院(NUH)门诊诊疗费

单位：新加坡元

时间	医生类别	不经过转诊	经转诊
2009年	高级顾问医生	85.95	27.00～31.00
	顾问医生	76.43	27.00～31.00
	副顾问医生	66.90	27.00～31.00
2013年	高级顾问医生	130.54	≥35
	顾问医生	109.14	≥35
	副顾问医生	95.23	≥35

资料来源：http://www. nuh. com. sg/index/index. htm；http://www. nuh. com. sg/patients-and-visitors/appointments/hospital-charges/outpatient-charges. html.

2. 保障措施

（1）管办分离的机制。新加坡医院集团是在重组医院的基础上构建的，它是政府全资拥有，但是经营上类似于私人机构。两大集团公司的董事会均由经验丰富的知名人士组成，负责集团下各医院院长（或总经理）的人选聘用。院长有管理学和医学教育背景，负责医院日常管理和运行，各董事会委派董事直接监控；医务人员的报酬按市场价确定。政府和卫生行政部门加强对医院和集团的管理监督，通过补贴和收费标准增长率控制医院集团，使医院集团从总体角度考虑卫生资源的分配和利用。这种管办分离的机制使得医院集团更加重视运行成本，避免资源的浪费。

（2）清晰的功能定位。新加坡医院集团内部社区卫生机构和医院功能定位非常明确，社区负责初级医疗，不提供医院服务。

（3）合理的补偿机制。集团内单个医院的业务收入与个人利益脱钩，结余上缴集团；而且政府通过补贴患者医疗服务消费的方式常年拨款给医院，占医院总收入的比例达到50％左右，使医院不必为了收支平衡而刻意通过多诊疗、多开药等形式进行创收。这样，社区卫生机构和医院间就免除了利益之争，为双向合理转诊提供了重要的保障机制。

（4）医保制度与政府补贴的结合。由于新加坡的保健储蓄覆盖面达310万人，占总人口的85％，占就业人口的100％，所以其较宽的覆盖面是它顺利实施的重要保障。但由于保健储蓄主要是负责住院费用的，所以它对初诊医疗服务的引导和利用不足，而政府的补贴则是一个重要的保障。

| 专栏2 | 新加坡保健集团介绍 |

20世纪80年代,"指导性竞争"被引入新加坡公立医院体系中,各公立医院重组为企业实体。每个集团设立理事会,依托一家地区性医院,建立以公立医院为核心,以周边综合诊所、社区医院为支撑的医疗集团,与各种初级保健、中级保健以及长期保健服务机构协作,提供以患者为中心的护理。目前,新加坡6大医疗集团分别为:亚历山大保健集团(以位于北部区域的邱德拔医院为核心)、国立健保集团(以位于中部区域的陈笃生医院为核心)、新加坡国立大学医疗保健集团(以国立大学医院为核心)、裕廊保健集团(以位于西部区域的黄廷芳综合医院为核心)、新加坡保健服务集团(以位于南部区域的中央医院为核心)、东部医疗联盟(以位于东部区域的樟宜综合医院为核心)[1]。

新加坡保健集团是由新加坡卫生部组建的私人股份有限公司,于2000年完成重组,其股票完全由新加坡卫生部控股公司持有。目前,该集团拥有2家主要医院(新加坡中央医院和KK妇女儿童医院)、5个全国性专科中心(国家癌症中心、国家心脏中心、国家神经学研究院、国家眼科中心以及国家牙科中心)和9个综合诊疗所(见图6-15和图6-16)。该公司章程由一家私人法律公司在与卫生部协商的基础上起草而成,与其他私人公司的章程没有太大区别,包含标准条款和有关核心业务的条款。但有关核心业务的条款十分笼统,允许新加坡保健集团依据公司法,自由从事保健及其相关产业的任何业务。该公司章程的重要

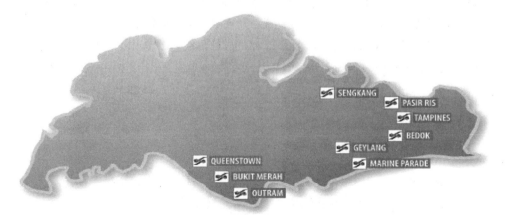

图6-15　新加坡保健集团综合诊所分布图

① 戴月明.新加坡医疗体系优势及其对上海的启示[J].科学发展,2013(7):107-112.

条款包括：要求董事披露可能与新加坡保健集团利益冲突的其他活动；禁止董事担任公司审计部门的职务。

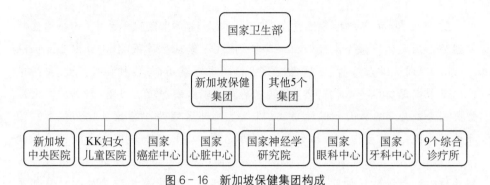

图6-16 新加坡保健集团构成

该集团及其所属医院都是单独的公司,在法律上按照公司法经营,享有经营自主权,包括自主招聘、确定薪酬和服务的定价权。它们也通过对A级病房(患者全额自费病房)患者的治疗获得收入。但政府仍是公立医院唯一的所有者,对其行使着监管权力和重大决策权。这种管理方式与真正的私人企业有着本质区别。这些医院在国家卫生方针政策的指导下从事医疗服务,但医院经营方式有所转变,是在公司法的规定下进行运作和管理的。政府对价格、床位以及昂贵仪器设备的购置等有控制权,具体表现为规定各级别病房的医药服务、环境和服务态度所应达到的水平;按照病房级别规定医院所能执行的最高收费标准;为医院规定病床总数和不同级的病床数量;控制各专科部门的发展和新医药科技的引进;根据患者的门诊量和不同级别病房的使用程度,把资金直接拨付给医院。同时,卫生部对医院集团进行直接监督管理,包括采用商业审计法监督医院的财务状况、监督医院的多样化经营活动,如修改公司的组织章程、发行新股票和贷款、有关合并方面的决策、出售或转让公司的资产、开设新的子公司、公司的终止和解散、医疗收费的调整,并负责公司董事和首席执行官的聘用和委任等①。

1. 集团管理架构

1）董事会

根据公司章程规定,新加坡保健集团的管理权归董事会,且董事不少于两人,但对可以任命的董事数量没有限制。目前的董事会包括1名董事会主席和15名董事会成员,任期为三年,可延期一年。在特殊情况下,服务贡献大的董事

会成员任期可以超过两届。现任董事会主席是一位银行家,而董事会成员则来自不同的行业,包括保健、金融、零售业、法律和研究界。董事会成员中近一半是外国人,他们在自己的领域都有不凡的表现。只有 3 名董事是公务员——卫生部常任部长以及来自其他部门的两个副部长。卫生部全权负责董事会及其成员的任命。通常的做法是,卫生部在确定董事会主席的同时,确定董事会成员。董事会成员确定与任命的主要依据是成员的技术专长,因为他们可能成为董事会下设的各种职能委员会的主席或成员。董事会成员不从新加坡保健集团领取薪水。他们加入董事会只是一种为社会提供公共服务的形式。但如果他们需要出国为新加坡保健集团工作,那么由此产生的开支由新加坡保健集团承担。

董事会每季度开一次会,审查工作进展,并对重大问题进行决策。当问题涉及政府的拨款或补贴时,董事会需要咨询卫生部。在其余方面,董事会的决定都是最终决定。例如,董事会有权决定向 A 类和 B1 类患者收费的数额,但如果想要增加对 B2 类和 C 类患者的收费,则需要咨询卫生部。董事会有权决定购买医疗设备或启动新的诊疗服务,只要不影响患者所付费用;如果购买昂贵的设备可能增加收费,那么就需要咨询卫生部。对于开发项目,董事会需要获得卫生部的批准。通常,董事会将项目建议书提交给卫生部,卫生部再咨询财政部。如果各方都认为项目值得开展,那么就向财政部部长担任主任的政府开发规划委员会提交一份文件。在多数情况下,一旦开发规划委员会批准了这个项目,政府就会予以资助。在一些情况下,政府可能会要求新加坡保健集团支付部分费用。

2) 职能委员会

董事会下设 8 个职能委员会,包括审计委员会、员工委员会、资产管理委员会、卓越服务委员会、风险监管委员会、研究委员会、信息技术委员会以及预算与投资委员会(见图 6－17)。每个委员会由董事会的一名成员担任主席。这名成员通常是这个领域的专家。在管理方采取任何重大举措之前,他们会把问题和建议提交给相关的委员会进行审议和决定,然后由委员会将其决定提交给董事会,并由董事会做出最终决定;如果委员会不同意,那么管理方可能无法实施。

卫生部与新加坡保健集团通过任命理事及委员会成员,确保由德才兼备的人对公立医院进行管理,做出符合公司最大利益的决策,使医院能够为患者提供高水平的服务。

3) 管理层

新加坡保健集团日常管理的职责由集团行政总裁承担。行政总裁由董事会

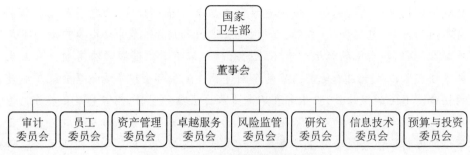

图6-17　新加坡保健集团管理架构

任命,通常需征求卫生部的意见。现任集团行政总裁是医疗领域的一名教授,有两名副行政总裁(都是大学教授)协助其工作:一名负责监管研究和教育,另一名负责监管诊疗服务和资讯。高级管理层的其他成员包括:两大医院的院长、专科中心的主任、综合诊疗所的所长以及应向高级管理层报告情况的官员,如集团首席财务官、集团首席运营官、集团首席信息官、首席风险官、首席医疗资讯官、集团董事或负责监管战略性人力资源、教育、临床研究、护理、通讯与服务质量、法律、规划、绩效、医疗人力、设施开发、新加坡保健集团学院以及临床治理和质量管理的董事。

2. 管理模式

该集团引入公立医院公司化管理模式。所谓公立医院的公司化模式就是在承认和确保公立医院非营利性质的前提下,引入私营企业的管理方式,加强成本核算,提高资金使用效率。具体来说,该医疗集团实行"全面优质管理",通过设计合理的管理程序,提高医院的管理效率,大力倡导和践行"以患者为中心"的服务理念,从细节入手,力求更好地为患者服务;积极建立品质管理系统,提高医疗卫生服务质量;重视医疗卫生人力资源管理,尊重和关怀每一位员工,使员工对医院产生归属感和自豪感。

在公立医院公司化模式下,医院管理的自主性远大于传统管理模式。实际上,在法人化的公立医院中,管理者拥有完全的控制权。法人化医院拥有真正意义上的剩余索取权,它可获取全部剩余,但也须承担相应的损失。在此种约束下,法人化医院必须面对严峻的市场压力,与同类医院以及私立医院展开激烈竞争。

3. 运作模式

新加坡的医疗机构分为两级:社区医院和一般诊所为一级医疗机构,综合性或专科性的医院属于二级医疗机构。其中,基础性保健服务由一级医疗机构负责,综合医疗服务则由二级医疗机构负责。在新加坡卫生服务体系建设中,政府提出要以一级医疗服务(社区卫生服务)为基础。新加坡政府规定:除急诊外,患者原则上先进社区医院或私人诊所(一般路程在 10 分钟以内)。进入这个层级的机构后,一般为患者就地治疗,难以治疗的,才转入大医院。新加坡政府从经济利益的角度出发,对首诊医院在医疗费用方面制定了相应的优惠和额外加价的政策。对于首诊在社区医院而后转入综合性或专科性医院的患者,给予 10%~20% 的费用优惠。而对于直接进入二级医疗机构的就诊者则需额外加收相应的医疗费用。患者经二级医疗机构治疗后,依据病情的稳定程度可以适时转入一级医疗机构进行康复治疗。

新加坡保健集团内部实行双向转诊,当家庭医生把患者介绍给专科医生后,可以跟进患者的病情,而专科医生在做完手术后可以把患者交回给家庭医生继续治疗。同时,集团内的医院、专科中心和综合诊疗所能够共用患者的病历和资料,患者只需要登记一次就可以在集团内享受各种医疗卫生服务。

4. 基本数据

以下主要包括新加坡保健集团 2002—2012 年的规模数据(见表 6-7)、2002—2012 年的营业数据和业务量(见表 6-8)、2015 年综合诊所诊疗费用(见表 6-9)以及 2015 年医院门诊诊疗费(见表 6-10)。

表 6-7　2002—2012 年新加坡保健集团规模数据

年份	床位数/张	床位使用率/%	(医生/牙医)数量/人	护士数量/人	卫生辅助人员/人	牙科手术助理员/人	其他/人
2002	2 991	81.0	1 302	4 387	1 680		4 531
2003	2 877	71.0	1 376	4 527	1 746		4 605
2004	3 022	77.3	1 582	4 733	1 600		4 829
2005	3 068	78.4	1 712	4 825	1 700	74	5 011
2006	3 071	78.9	1 804	5 100	1 832	79	5 061
2007	3 084	80.8	1 940	5 475	2 030	77	5 215
2008	3 102	80.4	2 068	6 441	2 245	70	5 316
2009	3 163	78.4	2 219	7 219	2 560	66	5 520
2010	2 524	76.8	1 956	6 332	2 431		4 983
2011	2 525	78.5	2 105	6 767	2 649		5 237
2012	2 609	79.1	2 280	6 896	2 871		5 476

资料来源:2003—2013 年新加坡保健集团年报。

表6-8　2002—2012年新加坡保健集团营业数据和业务量

年份	专家门诊	急诊	住院	日间手术	牙科门诊	综合诊所门诊	患者收入/百万新加坡元	补助收入/百万新加坡元	其他收入/百万新加坡元
2002	1 662 008	344 660	74 518	96 392	194 693	1 350 982			
2003	1 493 183	303 985	62 887	94 458	175 406	1 310 768			
2004	1 817 717	351 642	73 312	117 077	192 119	1 488 730	708	649	120
2005	1 860 972	371 398	72 469	116 909	195 163	1 661 252	758	674	130
2006	1 923 626	388 101	74 653	121 654	192 332	1 579 166	802	719	188
2007	1 997 073	426 507	77 622	124 360	198 854	1 561 395	898	791	212
2008	2 039 222	431 775	77 818	125 457	200 124	1 606 259	986	907	225
2009	2 050 396	456 152	76 713	128 517	193 640	1 610 752	1 065	1 055	274
2010	1 755 090	310 499	60 695	108 801	186 485	1 683 414	1 024	895	271
2011	1 788 073	323 642	60 944	106 239	180 474	1 721 327	1 065	968	302
2012	1 772 432	323 317	62 273	105 853	174 997	1 721 310	1 131	1 113	295

资料来源：2003—2013年新加坡保健集团年报。

表6-9　新加坡保健集团2015年综合诊所诊疗费用　单位：新加坡元

类型	新加坡公民	儿童/老年人（公民）	永久居民	非居民
咨询	11	6.1	21	41.7
家庭医生诊所	22	22	33.5	54.9
护士临床服务	6	6	9	12

资料来源：http://polyclinic.singhealth.com.sg/Pages/FeesAndCharges.aspx.

表6-10　新加坡保健集团2015年医院门诊诊疗费　单位：新加坡元

服务	非居民		私人患者		补贴患者（新加坡公民）	补贴患者（永久居民）
就诊	首诊	复诊	首诊	复诊	首诊/复诊	首诊/复诊
高级顾问	148.73	109.14	134.82	98.44	≥37	≥56
顾问	129.47	94.16	117.70	85.60		
助理顾问	116.63	81.32	105.93	73.83		

注：私人患者是指由公立医院医生或重组医院医生转诊到以特定医生（不论资历）、由私人医生或私立医院转诊和从A、B1类病房出院的患者。补贴患者（只针对新加坡公民和永久居民）是指由重组医院的医生或综合诊所、重组医院急诊室、卫生部下属的自愿福利机构、初级保健合作计划中的全科医生转诊的患者以及重组医院的补贴门诊患者、专家门诊所中随诊的补贴住院患者。

资料来源：http://www.sgh.com.sg/patient-services/charges-payment/pages/outpatient-charges.aspx.

（四）D模式：非强制首诊＋非纵向整合

1. 运作流程及特征

D模式以台湾的转诊引导方式为代表。台湾行政主管部门于1986年提出《医疗保健计划—筹建医疗网计划》，将台湾地区划分为17个医疗区域，并将各个区域内的医疗机构划分为基层医疗单位、地区医院和区域医院三级，分别承担初级、次级和三级医疗任务，使大多数民众能够在最短时间内就近获得一般性的门/急诊及住院服务，如有必要，可以通过转诊制度来获得适当的医疗服务。为此，台湾推动分级医疗及转诊制度，强化各级医疗单位的功能，鼓励民众根据病情需要选择合适的医疗机构就医，以避免医疗资源的浪费。1995年，台湾全民健康保险建立，转诊制度是其重要的措施。但是由于遭到财团医院以转诊不便民和基层医生水平太差为理由的极力反对，转诊制度未能有效实施。所以全民健保实施以后，因解决了民众"因病致贫"的困境而广受民众欢迎，台湾民众的健保使用率相当普及，台湾民众看病次数平均每人每年高达14次，同时因转诊制度未能有效实施，民众小病到大医院的情况比较普遍，而且中型医院为了和大型医院争夺患者，使出浑身解数，但仍然避免不了相继关门的结果，台湾健保实施8年后，中型医院减少接近一半，医疗体系的正常结构被破坏。为了鼓励大家在基层首诊并落实转诊，台湾地区健康保险的有关规定指出：保险对象就诊时应自负门诊或急诊费用的20％。不经转诊，而径赴地区医院门诊者，自负30％；径赴区域医院门诊者，自负40％；径赴医学中心门诊者，自负50％。该费用可以依照诊所及各级医院上年平均门诊费用及比例，以定额的方式征收。在实际的操作中，台湾健保主管部门规定的自负额度是：从2005年6月17日起，民众不经过转诊直接到医学中心、区域医院和地区医院，自负额度分别为360元、240元、80元；若民众经转诊到医学中心、区域医院和地区医院，门诊自负额维持原来的210元、140元、50元（见表6-11）。如图6-18所示，通过就医费用的不同来调节就医次序，医院级别越高，就医费用的差别越大，从而起到分流的作用，提高医疗资源的配置效率。

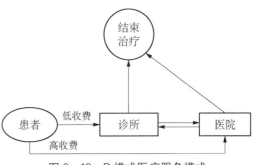

图6-18　D模式医疗服务模式

表 6-11 台湾西医门急诊自负费用   单位：新台币

医院等级	一般门诊	
	经转诊	未经转诊
医学中心	210	360
区域医院	140	240
地区医院	50	80
基层诊所	50	50

2. 保障措施

（1）经济激励引导患者。该模式的主要动力机制是通过经济激励和便捷性来引导患者主动遵循就医规律，从而形成科学互动。

（2）数量庞大的诊所。截至 2012 年底，台湾医疗院所共有 21 713 家，比上年增加 276 家；其中医院 495 家，比上年减少 7 家，诊所 21 218 家，比上年增加 283 家。若与 2003 年相比，医疗院所增加 2 936 家，医院减少了 99 家，而诊所增加了 3 035 家（见图 6-19）。

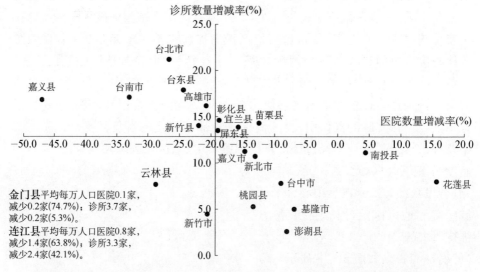

图 6-19 2013 年与 2003 年台湾平均每万人口医疗院所增减率（按县市分）

注：两轴之交点坐标（-19.4，12.9），为全国平均每万人口医院数量增减率及诊所家数增减率。

（3）相对比较完善的转诊流程。这表现在每个区域以上的医院均在大堂设有转诊柜台，方便各级医院患者的转诊衔接工作，不需要患者或家属找转诊医院，这项工作由原接诊医生负责联系转诊柜台，接受转诊的医院接到申请后会有一个转介回函发回给转出医院或诊所,接受诊治后由诊治医生填写转回转诊单,内容包括患者基本资料、接受治疗病历摘要、转诊结果、诊治医生及科别联系方式等,可通过 E-mail 发回原诊治医院(诊所)或交给患者带回。对出院患者出院后的照护非常细致,对高危重患者,从入院评估、住院跟踪,到出院前评估、出院后照护安排,有专门人员对患者转出做合理分流,包括转回下一级医院就近照护。

二、四种模式的比较分析

为了更清楚地对四种模式进行比较,下面从社区卫生机构、医院、医疗保险机构和患者四类主体角度对相关模式的动力和保障机制进行对比。

通过对四个模式的分析可知(见表 6-12),A 模式在动力机制和保障机制方面都能保证四个主体的共同参与,所以互动效果最好,因此,从理论上讲这种模式值得提倡。但是西方国家中除了美国等少数国家,大部分国家并没有实行这种模式,原因除了前面提到的医疗延误和撇脂行为外,另一个主要原因是很多研究,比如 Cuellar and Gertler,Wilton and Smith 等人认为这种模式会导致垄断,而垄断会牺牲效率,出现个体理性和集体理性的冲突[1][2]。此外,这种模式是在市场竞争下,商业化的医疗保险公司和医疗机构自发形成的理性结果,如果一个国家的医疗保险机构不是由市场主导,该模式也很难实现,而实际的情况也表明,发达国家中美国是社会医疗保险不发达的特例,其他国家基本上拥有庞大的社会医疗保障甚至国家医疗保障计划,医疗保险机构之间的竞争不是很激烈,因此缺乏 HMO 形成的土壤,这也是 HMO 未能在美国之外的其他国家得到有效推广的重要原因。

B 模式由于医院的动力机制不是很充足,所以其互动效果不如 A 模式,但由于它具有完善的保障机制,所以不同主体也能实现较好的互动。

C 模式的动力和保障机制总体都很好,但是医疗保险部门未能充分参与到互动中,因此对互动效果有一定影响,但是由于政府补贴机制的存在弥补了这个不足,所以不同主体也能实现较好的互动。

D 模式在动力机制方面,缺乏医院的参与动力是其重要的缺陷,而在保障机制中主要是医疗保险机构和患者的参与,而社区医疗机构和医院保障机制的缺失则是该模式另一重要的不足,因此总体上它的互动效果不是很理想。

---

① CUELLAR A E, GERTLER P J. Strategic integration of hospitals and physicians [J]. Journal of Health Economics,2006,25(1):1-28.

② WILTON P, SMITH R D. Primary care reform:a there country comparison of "budget holding" [J]. Health Policy, 1998,44(2):149-166.

216

表6-12 四种模式核心动力和保障机制比较

模式	动力机制				保障机制			
	社区卫生机构	医院	医疗保险机构	患者	社区卫生机构	医院	医疗保险机构	患者
A	组织整体利益最大化(+)	组织整体利益最大化(+)	组织整体利益最大化(+)	减少开支、锁定风险(+)	技术水平有保证、功能定位明确、无利益冲突(1)	功能定位明确、无利益冲突(1)	报销比例高、激励性付费方式(1)	强制首诊、信任、便捷的转诊流程(1)
B	利益最大化(+)	依据转诊制度要求(+)	提高医疗基金效率(+)	使用医疗基金、便捷(+)	技术水平有保证、功能定位明确、明确的转诊制度(1)	功能定位明确、明确的转诊制度(1)	广覆盖、报销比例高、激励性付费方式(1)	强制首诊、信任、便捷的转诊流程(1)
C	集团利益最大化(+)	集团利益最大化(+)	集团利益最大化(一)	省钱、便捷(+)	初级医疗水平有保证、功能定位明确、无利益冲突(1)	功能定位明确、无利益冲突(1)	门诊服务基本不覆盖(0)	明显的费用差距、信任、便捷的转诊流程(1)
D	利益最大化(+)	潜在收入减少(一)	提高医疗基金效率(+)	省钱(+)	定位混乱、水平差(0)	定位混乱、可以开展普通门诊服务、利益冲突(0)	广覆盖、报销比例高、激励性付费方式(1)	明显的费用差距、便捷的转诊流程(1)、信任(0)

注："+"表示该主体具有正向的动力机制，"一"表示不具有正向动力机制；"1"代表该保障机制已经具备，"0"表示相应保障机制尚未具备。

第七章

社区卫生服务机构与医院协同
改革的可选模式及演化路径

一、社区卫生服务机构与医院协同改革的关键机制及论证

从前文对不同国家和地区的比较分析可知，为了强化社区就医，实现就医重心的下沉，各个国家和地区结合自己的实践，分别在强化社区首诊和双向转诊方面采取了相关的机制。从目前的实践发展来看，强化社区首诊主要的机制包括两项内容：第一，通过"守门人"制度的强制首诊（简称强制首诊）；第二，不进行强制首诊但利用经济方面的激励进行引导（简称经济引导）。在双向转诊方面最重要的举措是社区卫生服务机构和医院之间的纵向整合，比如医院集团、联盟或者协议转诊等。根据整合程度的不同，可以大致分为紧密型整合和松散型整合。这些机制既得到了实践的论证，也可以从理论上找到支持。

（一）社区首诊理论论证

1. 社区首诊的定义和特点

所谓社区首诊是指患者按照自己的意愿登记成为社区"守门人"的注册服务人群，注册时以某种方式预先支付一定费用（比如按人头付费等），以后患者得病后要首先到其社区"守门人"处进行初诊，如果所患疾病能够在此治愈，那么患者就可以在此治疗直到痊愈；如果疾病比较严重，此处无法治疗，那么就由社区"守门人"负责将患者转诊到相应的更高级别的医疗机构进行诊治，在此期间诊疗费用（包括当地诊治和转诊）的支付方式依据患者和社区"守门人"之间付费方式的不同而有所差别（倘若医保基金对医疗服务提供方采取按人头付费的预付制，那么就诊病患所有的费用都由社区"守门人"支付）。患者在接受转诊服务后，后期的康复又可以转回到社区"守门人"处进行（见图7-1）。

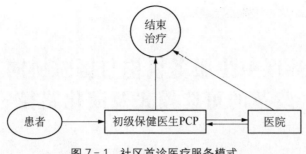

图 7-1 社区首诊医疗服务模式

与现有的制度安排相比较,社区首诊有以下三个主要特点:

首先,在这个制度中存在着一个特殊的医生角色,即社区"守门人"。具体来说,社区"守门人"是指一些全科医生或以社区卫生服务中心为代表的社区层次的医疗机构,它们和所服务的患者之间存在着长期的委托代理关系。社区"守门人"起着引导医疗资源的配置以减少浪费的作用。

其次,患者既有选择社区"守门人"的充分自由,也要受到某种程度的约束。这里的自由是指患者在选择社区"守门人"时是按照自己的意愿进行的,患者可以根据自己对社区"守门人"的综合评价,登记成为某个社区"守门人"的注册服务人群,让其在一个注册期内给自己提供全面的医疗服务,如果对其服务满意,可以在下一个注册期内继续注册,如果对其服务不满意,则可以在下期重新选择其他社区"守门人";约束是指患者未经自己的社区"守门人"同意,不能随意到其他医疗机构处进行就诊(当然,某些急诊等不受此约束,也会有相应具体的规定)。

最后,患者和社区"守门人"之间的付费方式是某种形式的预付制,比如按人头付费等。

2. 社区首诊的内在机理

为了分析社区首诊的内在机理,我们假设有一个代表性的社区"守门人",它有 n 个注册者,付费方式采取按人头预付制,每个注册者在一个注册期(可以假设为一年)内的预付费为 ϕ_i。社区"守门人"对患者的治疗分为自己治疗和转诊,c_{ij},c_{ij}^r 分别代表注册者 i 在注册期内第 j 次生病时,社区"守门人"自己治疗和转诊治疗的成本,c° 代表除变动成本外的其他成本总和。那么对此社区"守门人"而言,在一个注册期内其利润为:

$$R = \sum_{i=1}^{n} \phi_i - \sum_{i=1}^{n} \sum_{j} (c_{ij} + c_{ij}^r) - c^\circ \qquad (7-1)$$

对式(7-1)中各个变量求偏导,可得:

$$\frac{\partial R}{\partial \phi_i} > 0, \frac{\partial R}{\partial j} < 0, \frac{\partial R}{\partial c_{ij}} < 0, \frac{\partial R}{\partial c_{ij}^r} < 0, \frac{\partial R}{\partial c^0} < 0 \qquad (7-2)$$

由式(7-2)可知,为了提高自己的收益 R,社区"守门人"可以提高预付费 ϕ_i,降低亲自治疗的成本 c_{ij},转诊的成本 c_{ij}^r 和其他成本 c^0,减少患者的就诊次数 j。但是由于 ϕ_i 是预付的,社区"守门人"无法随意提高 ϕ_i,所以要提高 R 只能通过其他几种途径,相应地社区"守门人"可以采取的措施有如下几种:

(1)提高自己的效率,在保证治疗质量时减少自己治疗时的成本 c_{ij} 和其他成本 c^0。

(2)通过对二、三级医疗机构的有效选择和监督来减少转诊费用 c_{ij}^r。

(3)由于疾病预防的成本远远低于治疗成本(当然这些疾病的预防是有效的),所以医生可以通过加强预防措施来降低患者得病的次数 j。

(4)通过降低对患者的服务质量(包括尽可能地不转诊)来降低 c_{ij}、c^0 和 c_{ij}^r 等医疗费用支出。

上述前三种措施都是对患者和社会有利的措施,既满足了社区"守门人"自身的激励相容约束,也达到了社会整体所追求的目的。那么社区"守门人"不采取第四种措施的动力何在?原因就是重复博弈带来的激励相容机制和监督机制。因为社区"守门人"和患者之间是重复博弈,重复博弈的顺序如下:①社区"守门人"和患者进行第一期的博弈;②在观测到第一期的结果后,患者决定下次看病时是否再到此社区"守门人"处看病,我们假定患者的战略是"冷酷战略",也就是说只要此社区"守门人"在第一期的博弈中违规,患者就再也不去找他看病,博弈结束。如果社区"守门人"在第一期没有违规,患者有 $\mu (0 \leqslant \mu \leqslant 1)$($\mu$ 值随着博弈的次数变化肯定会有所变化,为了简化分析,假设每一期的 μ 不变)的概率再次来看病;依此类推。

首先考虑博弈只有两期的情况,假设社区"守门人"在这两次诊治中的正常收入分别为 $R(t_1^*)$ 和 $R(t_2^*)$,违规收入为 $R(t_1^V)$ 和 $R(t_2^V)$,不考虑资金的时间价值。如果"守门人"在第一期就违规,那么其两期的总收入为:

$$R_1^T = R(t_1^V) \qquad (7-3)$$

如果第一期不违规,那么其两期的总收入为:

$$R_2^T = R(t_1^*) + \mu R(t_2^V) \qquad (7-4)$$

只要 $R_2^T > R_1^T$,即 $R(t_1^*) + \mu R(t_2^V) > R(t_1^V)$,那么理性的社区"守门人"就

会选择第一期不违规。令：

$$\Delta R^T = R_2^T - R_1^T = R(t_1^*) + \mu R(t_2^V) - R(t_1^V) \qquad (7-5)$$

只要 $\Delta R^T > 0$，社区"守门人"就不会在第一期违规。但是要 $\Delta R^T > 0$ 成立，其中蕴含着两个条件：第一，$R(t_1^V)$ 和 $R(t_2^V)$ 要有可比性，否则如果 $R(t_1^V)$ 远远大于 $R(t_2^V)$，那么 ΔR^T 可能会小于 0；第二，μ 值要充分大，否则 ΔR^T 也可能小于 0。

在社区首诊的安排下，由于社区"守门人"能诊治的疾病将仅仅限定在常见病方面，所以 $R(t_1^V)$ 几乎不可能远远大于 $R(t_2^V)$；同时只要社区"守门人"不违规，那么患者在下期来继续看病的概率 $\mu = 1$，那么社区"守门人"第一期不违规的期望收入就会比较大，$\Delta R^T > 0$ 就相对比较容易满足，所以社区"守门人"为了长期收入的最大化，将在第一期中不违规，如果博弈是无限次重复博弈，那么社区"守门人"将永远不会违规，因为理性的社区"守门人"仅仅会在最后一次博弈中违规。

同时，在社区首诊的安排下，社区"守门人"的服务对象是某个或某几个社区的人群，而且服务对象的最大数目在某个时期内是由注册总人数所预先决定的，从而使社区"守门人"的收入就和患者的数目有了直接的联系，每丧失一个患者，其所服务的患者总数目将减少，导致社区"守门人"的潜在收入就会减少。而且由于社区"守门人"所服务的对象是一个或几个特定社区，那么有关其服务的信息在社区中传播的速度就会比较快，如果社区"守门人"违规，那么不但某一个患者会不再来看病，更重要的是他会将信息传递给其他人，影响其他患者是否选择此医生的决策，社区"守门人"对一个患者违规可能造成潜在患者的极大流失，因此，声誉对社区"守门人"就变得更加重要。为了维护自己的声誉，社区"守门人"会主动减少违规行为。

此外，由于社区"守门人"和患者的信息不对称性相对不显著，而且在预付制下，社区"守门人"的违规行为主要以降低质量来实现，而降低质量的行为比起诱导需求相对更显性（因为患者要发现所受的治疗不够或低劣是相对比较容易的），所以患者进行核查监督的成本和收益之间的关系更可能是 $-C^S + B > 0$，也就是说不监督核查战略已经不再是患者的占优战略。在患者有了监督核查的动力后，只要此时对社区"守门人"的处罚足够大，满足了 $R(t^V) - F \leqslant R(t^*)$ 的条件，那么即使在前面所述的医患一次性博弈中，博弈的结果也可能会是混合战略纳什均衡，这说明社区首诊对医患一次性博弈结果也有效率上的改进。

社区首诊制度实施要满足的一些条件：

（1）充当守门人的医生的水平要有保证。首先，假如作为"守门人"的医生的医疗水平不高，他们就必须更多地去使用转诊，进而导致转诊所产生的费用就会比较高，最后他们的经济利益就很难得到保证。当然，根据前面的分析，他们也可以不转，这样又可能导致两种结果，温和的结果是患者在第二次选择时会使用他们"用脚投票"的权利，患者的流失，导致守门人的长期收益就难以保证。当然，更加可怕的后果是如果医患之间的关系本来就不和谐，而不及时转诊可能导致相应的医疗事故发生，那么可能会导致更加严重的医患纠纷，进而出现更加严重的社会问题。这既不是我们希望看到的，也不是这个社会可以承受的。当然，如果转诊服务使用过多，守门人就会最终沦落成"二传手"，不仅起不到看门应有的正向效果，反而是增加一个不必要的环节。其次，如果医生的水平有限，强制首诊必然出现很多的误诊，也会导致上述的结果出现。

（2）充当守门人的医生的数量也要有保障，布点要科学。要保证患者"用脚投票"的权利，医生的数量必须比较多，这样竞争机制才会产生作用。否则如果只有少数的医生，将形成事实的垄断，"用脚投票"这种威胁机制就很难生效。除了数量之外，医生的分布也是很重要的。它会极大地影响到患者实际就医的可及性。当然布点问题和数量是有关系的。数量少了，可及性就很难保证，所以这是基础。但如何在数量已经满足的前提下，能够有效地根据人群的分布进行布点，从而减少就医的交易成本和费用，这也是一个重要的内容。

（3）对支付制度的要求。我们前面的分析是基于按人头付费制度的。而且假设在这样的制度下，医生可以真正地控制剩余，为此医生才会去做控制成本的事情，比如预防疾病等。假设我们将按人头付费换成按项目付费，而且医生的收入和项目的使用有关，那么现在的问题比如大处方等也会继续上演。再假设采用工资制，或者就像现在采取的收支两条线，则上述问题会避免。但此时，如果医生的收入无法找到一个很好的绩效考核基准，导致医生的投入和其回报不成正比，那么医生就依然可能会过度使用转诊服务，社区首诊的功能事实上就会被弱化。当然如果我们使用按人头付费制度，每个人的人头费用就必须进行科学的测试，最终能够保证医生在付出了正常的努力之后获得合理的利润率，又不会使我们整个医疗体系的成本过高。

对医生的问卷调研也发现，70%以上的被调查者赞成建立社区首诊。但是调研也发现，社区首诊依然面临全科医师缺乏、社区卫生服务体系布局不合理、社区卫生医疗水平太低、国家对于社区卫生服务的投入太少等限制条件，如果不能解决这些问题，社区首诊将不能真正实现（见表7-1、表7-2和图5-9）。

表 7－1　对采用社区首诊的态度

	频数	占比/％
是	89	70.6
否	23	18.3
无所谓	14	11.1
总计	126	100

表 7－2　社区首诊的难点

	频数	占比/％
居民需求低	21	17.4
全科医师缺乏	58	47.9
社区卫生服务体系布局不合理	49	40.5
医院和社区争抢患者	17	14.0
社区卫生医疗水平太低	62	51.2
国家对于社区卫生服务的投入太少	59	48.8
医疗保险没跟上	25	20.7

注：张录法.上海市哲学社会科学研究规划项目"社区卫生发展与高等级公立医院改革的良性互动模式和机制研究"研究报告[R].2010.

（二）医院和社区服务机构纵向整合理论论证

从以上章节的分析可知,为了让民众能够分流到社区卫生服务中心,最重要的是提高社区卫生服务中心的硬件和医疗技术水平。新医改后,随着政府投入的加大,社区卫生服务中心的硬件得到了明显的改善。但是对于最重要的高水平医务人才,显然很难在短期内获得。为此,如何能够整合现有医院的资源来支持社区卫生服务中心的发展成为当前几乎是唯一的可行举措。事实上,不同地区都进行了这样的改革。其主要做法就是建立社区卫生服务机构与医院的协作机制,试图共享有限的优质卫生资源。接下来我们基于第二章的 Salop 模型分析一下这种协作的可能性。

1. 合作后的需求变化

假设社区卫生服务中心 A 与医院 H 执行"双向转诊契约",建立长期协作关系,H 向 A 指导业务流程等,但 A 的级别、功能定位、价格水平不变。A 与 H 建立了关系型合约后,民众购买一单位 A 的医疗服务的满足感会增加,这里不妨设为 R,因此民众在 A 就医的效用函数为 $U_c^A = R - P_c - tx^2$。

假设在 X_1^* 处，$U_H^{X_1^*} = U_c^{X_1^*}$，则有：$R - P_c - t(X_1^*)^2 = R - P_h - t\left(\dfrac{1}{2\pi}\right)^2$

$$X_1^* = \sqrt{\frac{1}{4\pi^2} + \frac{\Delta P}{t}}$$

很显然，$X_1^* > X_1$。也就是说，此时对社区卫生服务中心 A 的医疗服务需求会增加，增加量为 $2(X_1^* - X_1)$。由于对社区卫生服务中心 B 的需求不会有变化，此时，医院 H 的医疗服务需求就会相应地减少。这也就意味着 A 和 H 是一种零和收益关系。

同理，如果医院同时和 A、B 社区卫生服务中心进行合作，A、B 社区卫生服务中心的医疗服务需求量将分别增加 $2(X_1^* - X_1)$，医院 H 的医疗服务需求量会相应减少 $4(X_1^* - X_1)$。

2. 合作前后消费者剩余变化

消费者剩余等于单位圆上所有消费者效用之和。

$$CS = \int_0^{X_1} (r - P_c - tx^2)\,\mathrm{d}x + \int_{X_1}^{X_2} \left[R - P_h - t\left(\frac{1}{2\pi}\right)^2 \right]\mathrm{d}x +$$

$$\int_{X_2}^{X_3} \left[r - P_c - \left(\frac{1}{2} - x\right)^2 \right]\mathrm{d}x + \int_{X_3}^{X_4} \left[R - P_h - t\left(\frac{1}{2\pi}\right)^2 \right]\mathrm{d}x +$$

$$\int_{X_4}^1 \left[r - P_c - (1 - x)^2 \right]\mathrm{d}x$$

$$CS^* = \int_0^{X_1^*} (R - P_c - tx^2)\,\mathrm{d}x + \int_{X_1^*}^{X_2} \left[R - P_h - t\left(\frac{1}{2\pi}\right)^2 \right]\mathrm{d}x +$$

$$\int_{X_2}^{X_3} \left[r - P_c - \left(\frac{1}{2} - x\right)^2 \right]\mathrm{d}x + \int_{X_3}^{X_4^*} \left[R - P_h - t\left(\frac{1}{2\pi}\right)^2 \right]\mathrm{d}x +$$

$$\int_{X_4^*}^1 \left[R - P_c - (1 - x)^2 \right]\mathrm{d}x$$

$$CS^* - CS = \int_0^{X_1} \Delta R\,\mathrm{d}x + \int_{X_1}^{X_1^*} \left\{ \Delta P + t\left[\left(\frac{1}{2\pi}\right)^2 - x^2\right] \right\}\mathrm{d}x +$$

$$\int_{X_4^*}^{X_4} \left\{ \Delta P + t\left[\left(\frac{1}{2\pi}\right)^2 - (1 - x)^2\right] \right\}\mathrm{d}x + \int_{X_4}^1 \Delta R\,\mathrm{d}x$$

上个式子中的第一项和第四项是对称的，各项显然是大于 0 的，也意味着原来在 A 就诊的民众 $2X_1$，其满足感增加了 ΔR；第二项和第三项也是对称的，可以分析其中的一项即可。以第二项为例，因为 $X_1^* = \sqrt{\dfrac{1}{4\pi^2} + \dfrac{\Delta P}{t}}$，所以带入 $\Delta P + t\left[\left(\dfrac{1}{2\pi}\right)^2 - x^2\right]$ 后计算可知等于 0。因此，当 $x < X_1^*$ 时，$\Delta P + t\left[\left(\dfrac{1}{2\pi}\right)^2 - x^2\right] > 0$，因此第二项也是恒大于 0 的。这就意味着原来在医院就诊的部分民众 $[2(X_1^* - X_1)]$，其付出的价格从 P_h 降低到了 P_c，而且其中部分人的就医相对距离也得到了改善。综合下来，民众的就医效用获得了帕累托改进。

按照以前同样的分析思路，如果医院同时和 A、B 社区卫生服务中心进行合作，则总体上民众的效用会进一步增加。

3. 医院和社区卫生服务中心的收益变化

接下来分析一下医院和社区卫生服务中心的收益。当前，医院和社区卫生服务中心都是公立机构，应该是非营利性的。但在实际的运行中，由于政府投入的不足，医院的收入很大一部分来自医疗机构自身的创收，因此，医疗机构的目标实质上已成为追求利润或者结余的最大化。为了简化分析不考虑固定成本，假定医院和社区卫生服务机构的边际成本分别为 c_h，c_c，$P_c \geqslant c_c$，$P_h \geqslant c_h$，则医院和社区卫生服务中心的结余分别为：

$$\pi_A = (P_c - c_c)q_A$$
$$\pi_B = (P_c - c_c)q_B$$
$$\pi_H = (P_h - c_h)q_H$$

很显然，$\dfrac{\partial \pi^A}{\partial q^A} = (P_c - c_c) \geqslant 0$，$\dfrac{\partial \pi^B}{\partial q^B} = (P_c - c_c) \geqslant 0$，$\dfrac{\partial \pi^H}{\partial q^H} = (P_h - c_h) \geqslant 0$。也就是说，医院和社区卫生服务中心的收益和就诊量成正比。因此，如果医院和社区卫生服务中心 A 进行协作，其就诊量会下降，从而其收益也会相应下降。同理，如果医院同时和 A、B 社区卫生服务中心进行合作，那么其医疗服务的需求量会进一步减少，其收益会遭受更大的损失。

根据第四章的分析，在目前的就诊模式下，社区卫生服务机构和医院在双向转诊方面的博弈均衡是(不转诊，转诊)。如果我们采用集团化运作方式，让社区卫生服务机构可以分享多收严重患者的收益，假设社区卫生服务机构分配的比例为 P，则其收益为 $P[f(a_2) - f(a_1)]$。这时只要 $P[f(a_2) - f(a_1)] + f(a_1) - C_1 > 0$，则均衡变为(转诊，转诊)，如表 7-3 所示。

表7-3 社区卫生服务机构和医院之间的博弈

		医 院	
		转诊	不转诊
社区卫生服务机构	转诊	$P[f(a_2)-f(a_1)]+f(a_1)-C_1$, $(1-P)[f(a_2)-f(a_1)]-C_2$	$P[f(a_2)-f(a_1)]+$ $f(a_1)-C_1, f(a_1)$
	不转诊	$0, (1-P)[f(a_2)-f(a_1)]-C_2$	$0, f(a_1)$

但是,如果我们再进一步假设,在社区卫生服务机构资源有限的前提下,如果增加了下转患者 a_1,那么就会减少普通患者 a_0,由于 a_0 的收益要比 a_1 高,所以即使在双方利益一致化或集团化后,社区卫生服务机构能够分享一部分收益,可能 $P[f(a_2)-f(a_1)]+f(a_1)-C_1 < f(a_0)$,因此社区卫生服务机构可能依然不愿意接受医院的下转患者,博弈模型如表7-4所示。

表7-4 社区卫生服务机构和医院之间的博弈

		医 院	
		转诊	不转诊
社区卫生服务机构	转诊	$P[f(a_2)-f(a_1)]+f(a_1)-C_1$, $(1-P)[f(a_2)-f(a_1)]-C_2$	$P[f(a_2)-f(a_1)]+$ $f(a_1)-f(a_0)-C_1, f(a_1)$
	不转诊	$f(a_0), (1-P)[f(a_2)-f(a_1)]-C_2$	$f(a_0), f(a_1)$

那么医院的办法就是在这些患者下转后,通过提高社区卫生服务机构的服务能力和服务水平,不再让这些患者直接到医院就诊,而在社区卫生服务机构复诊,增加社区卫生服务机构 a_0 的患者数量,从而增加社区卫生服务机构的经济收入,让社区卫生服务机构愿意接收下转患者。此时,博弈如表7-5所示。

表7-5 社区卫生服务机构和医院之间的博弈

		医 院	
		转诊	不转诊
社区卫生服务机构	转诊	$P[f(a_2)-f(a_1)]+f(a_1)-C_1+f(a_0)$, $(1-P)[f(a_2)-f(a_1)]-C_2$	$P[f(a_2)-f(a_1)]+$ $f(a_1)-f(a_0)-C_1, f(a_1)$
	不转诊	$f(a_0), (1-P)[f(a_2)-f(a_1)]-C_2$	$f(a_0), f(a_1)$

只要 $P[f(a_2)-f(a_1)]+f(a_1)-C_1 > 0$,均衡就变为(转诊,转诊)。为了能达到这些康复患者在社区卫生服务机构复诊的目的,医院必须增加对社区

卫生服务机构的资源转移量,比如让医院的医生在社区卫生服务机构坐诊,让社区卫生服务机构的医生到医院学习、培训,提高其医疗技术水平,提高其治愈率,这样就能在一定程度增加患者对社区卫生服务机构的信任度,增加人群选择社区卫生服务机构的概率,从而逐步影响医院与社区卫生服务机构之间的资源结构,缩小两者间的医疗技术水平差距,同时,必须配套建设患者信息系统和转诊系统,提高患者转诊的便捷性,最终促进患者的合理流动。

在这个过程中,随着社区卫生服务水平的提高,医院集团潜在的服务群体也会增加(原来是通过下转来增加集团的收益,现在集团中到社区初诊患者也增加了),通过集团内合理的双向转诊,集团总体的利益会相应增加,从而有更多的资源用于分配,社区卫生服务中心的水平得到进一步提高,这就进入了一个良性循环①。

为了保证联合的效果,在实践中需要相应的配套条件:

第一,避免政府简单的"拉郎配",否则这个联合体可能是联而不合、联而不做。当然,不要政府的"拉郎配"也绝对不代表不需要政府的干预和支持。当前我国的实际状况是各级医院基本都分属于不同的政府管理。大医院可能是由省区市政府甚至是卫生部等来管理,二级及以下的医院包括社区卫生服务中心一般是由区县级政府来管理。因此,不论这个医疗联合体是涉及二级以下医院的联合还是包括三、二和一级医疗机构的联合,在整个过程中必然要涉及各级政府之间的相互配合,尤其在医联体的建立初期,各级政府之间的配合更加重要。人事权应该如何协调,财政投入要如何协调,如何统筹使用资源,这些都直接决定了医联体的命运。现在很多医联体都无法实质运作,其深层次原因也主要是各级政府之间的配合关系还没有理顺。另外,要区分政府的支持和政府的全面干预。当前,最重要的支持恰恰是各级政府能够摒弃自身所代表的局部利益,从整体利益、全局利益出发去考虑如何统筹开展工作,因此,更多的可能是放权而不是集权,是支持而不是直接的干预。

第二,医疗保险的支付方式。当前的医保是一对一的,每个医院都是独立的法人,都有独立的医保预算。因此,各个医院也就会在不同的医保支付制度下,基于自己的医保总预算去实施对自身最优的行为。随着医疗改革的推进尤其是医疗保障体系的健全,未来大部分患者都将是医保患者,所以,医保对医院行为

① 对某个医院集团来说,如果社区卫生服务中心的水平不高,那么社区的作用主要是向下分流,提高医院的资源周转率来增加集团的收益。但是如果社区卫生服务中心的水平提高后,民众直接到社区就诊的数量也会增加,在假定医院就诊数量不会同步减少的前提下,集团总的就诊人数就会增加,相应的向上转诊的人数也会增加。

的影响会更加重要。在建设医联体的时候，如果不能够把各个医院的医保预算统一起来管理，那么各个医院之间的根本利益就无法协调，进而导致其行为就很难协调。因此，要想医联体能够切实高效运作，未来的医保首先必须是基于医联体进行预算，根据整个医联体的绩效进行最终的支付。而医联体内部的分配由医联体的理事会等进行二次分配。这当然又提出了一个新的要求，就是如何保障医联体内部成员之间的公平。一般一个医联体都有一家核心的医院，它所拥有的权力较大，而如何限制它的权力，不仅仅让一家医院独大，这就需要有好的治理机制。

第三，社区卫生服务机构和医院的数量比较多。医联体的建设必须要考虑到可能的垄断问题。如果某个区域只有一所好医院和多所社区卫生服务机构，且社区卫生服务机构和医院是松散的关系，大家处于平等的竞争格局。如果此时将该医院和社区卫生服务机构中的几所变成一家医联体，结果就会造成区域性的垄断。这种垄断局面，首先不利于其他没有加入医联体的社区卫生服务机构参与市场竞争，最终会侵害到患者的利益。如果这家医院和其他所有的社区卫生服务机构整合成为一家医院，其结果会更加糟糕，患者的利益更加无法保证。所以医联体建设的一个前提条件是，该区域的医疗资源应该比较丰富，最终能够形成多家，至少是两家势均力敌的医联体的格局。此时，竞争机制就可以发挥更大的作用，患者的利益也可以得到保障。从这个角度出发，根据当前的中国卫生实践，医联体模式更适合一些比较大的城市，而中小城市建立医联体的效果就可能比较差一些。当然，某些发达地区的中小城市卫生资源也非常丰富，也可以去探索使用该模式。

第四，切实提高服务的连续性。当前的医联体，首先要解决服务的连续性问题。患者选择了医联体可以享受到顺畅的预约和转诊服务，可以减少重复检查，甚至可以在家门口享受到大医院专家的服务。为此，医联体必须能促进卫生资源和患者的双向流动；必须建立起完善的卫生信息系统；让患者在就医的便利度和费用方面都能得到提升，在质量上也能得到保障，这样患者一定会认可医联体。

第五，要有其他配套的卫生政策，比如药品政策等。现在的基本药物制度实施以后，社区的药品是非常不齐全的。很多药品在社区看不到，这是患者不愿意去社区卫生服务中心的一个主要原因。如果医疗联合体不能够解决诸如药品目录这类问题，那么医疗联合体很难让患者下沉。现在有些地方为了在社区卫生服务中心增加基本用药，促进患者双向转诊，在医联体内设立分药房，将一些老年人使用频次比较高的药品，比如内分泌、高血压、心血管、消化系统疾病等慢性病药品纳入其中就是一种探索。

二、社区卫生服务机构与医院协同改革的演化路径

(一) 理论上可能的改革演化路径

由前面分析可知,社区卫生服务机构与医院协同改革的目标模式可以有 A、B、C、D 四种模式。虽然根据前面的分析,在两个环节中强化越多,该模式的效果相对越好。因此,A 模式要优于 B 和 C,而 B 和 C 则优于 D。但是在实践中,由于起点的不同,则 A、B、C、D 四种模式都可能是一种合适的选择。因此,如果现状用 P 表示,那么在转变过程中从理论上可以有 P→A, P→B, P→C, P→D, P→D→B, P→D→C, P→D→B→A, P→D→C→A 8 条路径,如图 7-2 所示。

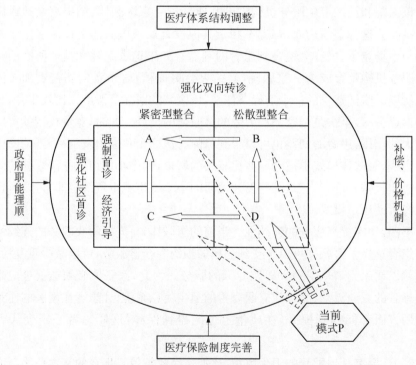

图 7-2　社区卫生服务机构与医院协同改革的路径

这 8 条路径可以分成两大类,一类是直接路径,包括 P→A, P→B, P→C, P→D;另一类是阶段性路径,包括 P→D→B, P→D→C, P→D→B→A, P→D→C→A。各条路径的相应举措如表 7-6 所示。

表 7-6　各条路径的相应举措

路径	阶段性举措		
	1	2	3
P→A	社区首诊＋医院集团化	—	—
P→B	社区首诊	—	—
P→C	医院集团化	—	—
P→D	构建经济激励	—	—
P→D→B	构建经济激励	社区首诊	—
P→D→C	构建经济激励	医院集团化	—
P→D→B→A	构建经济激励	社区首诊	医院集团化
P→D→C→A	构建经济激励	医院集团化	社区首诊

（二）不同实践约束条件下的可行演化路径

虽然理论上这 8 条路径都是可行的，但是由于转变需要相应的动力和保障机制，因此，基于实践的具体发展情况，在路径选择上最好按照从简单到复杂的过程进行，可以选择 A、B、C、D 任何一个模式作为目标模式，而且对同一模式既可以采取直接路径，也可以采取间接路径，不必急于求成，更不能简单地一刀切。根据前面的动力和保障机制，我们可以根据不同的约束条件来做一个大致的对应，如表 7-7 所示。

表 7-7　不同演化路径所需的起始制约条件

路径选择	各个主体的起始约束条件			
	社区卫生服务机构	医院	医疗保险	患者
P→A	数量多、布点合理、水平较高	数量多	覆盖面广	健康知识较丰富、认可社区卫生服务
P→B	数量多、布点合理、水平较高		覆盖面广	认可社区卫生服务
P→C	数量多	数量多		不拒绝社区卫生服务
P→D	数量多、布点合理、水平不是太差		覆盖面广	不拒绝社区卫生服务
P→D→B[①]	水平较高			认可社区卫生服务
P→D→C[②]		数量多		

（续表）

路径选择	各个主体的起始约束条件			
	社区卫生服务机构	医院	医疗保险	患者
P→D→B→A③				健康知识较丰富
P→D→C→A④				健康知识较丰富、认可社区卫生服务

注：① 该路径下的起始条件是指在路径 P→D 基础上的进一步条件；
② 该路径下的起始条件是指在路径 P→D 基础上的进一步条件；
③ 该路径下的起始条件是指在路径 P→D→B 基础上的进一步条件；
④ 该路径下的起始条件是指在路径 P→D→C 基础上的进一步条件。

第八章

保障社区卫生服务机构与医院
协同改革的配套措施

一、社区卫生服务机构与医院协同改革演化的阶段性措施

第七章表7-11和表7-12分别表明了不同演化路径所需的起始制约条件。目前我国处于P模式,结合表7-12中的起始制约条件,我国的社区卫生服务机构与医院协同改革的演化路径有P→D、P→D→B、P→D→C、P→D→B→A、P→D→C→A,下面将分别就不同的演化路径所需的配套措施进行详细探讨。

(一)基于演化路径P→D的配套措施

演化路径P→D是通过构建经济激励强化社区首诊,利用社区卫生服务机构与医院的松散型整合强化双向转诊,增强社区卫生服务机构的吸引力,改变患者的就医选择,实现引导就医重心下沉的效果。

1. 提高社区卫生服务的水平和可及性

加快社区卫生服务的硬件建设和内涵建设,确保政府的财政支持,进一步健全社区卫生服务网络,提高社区卫生的医疗服务水平,提高其覆盖率和可及性。在此基础上,突出六位一体,在保健和康复方面提高水平,办出特色。

1)适度提升社区卫生服务的水平

根据第五章的内容,在医院医护人员看来,民众不去社区卫生服务机构就诊,主要原因是社区卫生服务机构"医疗水平不够"(占比为76.5%),其次是社区卫生服务机构"医疗设备不够先进"(占比为32.7%),"无硬性社区首诊规定"也是原因之一(占比为29%),"药品种类太少"(占比为28.4%)也是有一定影响(见图5-69)。在社区卫生服务机构医护人员看来,民众不去社区卫生服务机构就诊,主要原因是"设备不够好"(占比为72.7%),其次是"对诊疗水平不放心"(占比为72.2%),排第三位的是"药品不全"(占比为61.5%)(见图5-55)。与之相对应的,对"社区当前最需要提升的地方"这个问题的回答中,37.9%的医

护人员认为应该提升"医生水平",28.2%的医护人员认为应该提升"医疗设备"（见图5-59）。

总的来说，无论是医院医护人员还是社区卫生服务机构医护人员都认为社区卫生服务机构的服务水平是当前制约社区卫生服务机构发展最关键的瓶颈。社区卫生服务机构水平较低，容易产生高误诊率、高转诊率等问题，民众为不耽误治疗和保障诊疗效果会优先选择二、三级医院就诊。因此，适度提升社区卫生服务水平，保证较高治愈率和较低误诊率，提高民众对社区卫生服务的信任度是引导就医下沉的必要条件。

（1）人才队伍建设。

目前社区卫生机构的人才水平远远低于医院，医院的工作人员队伍中具有研究生和本科学历的超过30%，具有正高和副高级别职称的医师比例达到10%，而在社区卫生服务机构中，相应的比例分别只有近20%和4%（见图3-13和图3-14）。大庆市某社区医护人员在访谈中说道："医护人员的水平有待提高，很多医护人员连药的名字都不知道，根本不能独当一面。"

医护人员是医疗机构的核心，是彰显该机构医疗水平的关键因素（见表5-9）。加强人才队伍的建设，提高医护人员的医技水平，是提高社区卫生服务中心服务水平的关键。目前我国社区卫生服务机构门诊量占总门诊量的35%左右，为达到经济引导就医下沉的目标，使得社区卫生服务机构门诊量的占比达到总门诊量的50%，社区卫生服务机构卫生技术人员中具有本科及以上学历的比例应达到25%，具有大专及以上学历的为65%，具有正高和副高级别职称的医师比例达到8%，具有中级及以上的医护人员比例达到35%以上。

为加强社区卫生服务机构的人才队伍建设，应建立起社区卫生人才培养机制。健全培养、考核、晋升一体化管理制度，加快社区卫生人才队伍建设。首先，加强岗位培训。对社区卫生服务机构的医师实施全科医生岗位培训，对护理人员实施社区护士岗位培训。其次，将培训与晋升考核相结合。坚持把在社区服务的时限作为城市医院卫生技术人员晋升高级技术职称的必备条件。最后，吸引更多的人才进入社区、留在社区、服务社区。

针对培训对于医护人员医术提升的作用调查（见图8-1），45.3%的社区卫生服务机构医护人员认为"非常

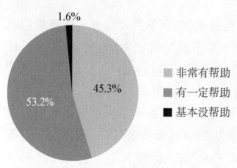

图8-1 培训对医护人员医术提升的作用

图例：
非常有帮助
有一定帮助
基本没帮助

1.6%
45.3%
53.2%

有帮助",53.2％的社区卫生服务机
构医护人员认为"有一定帮助",仅有
1.6％的医护人员认为"基本没有帮
助"。可见,培训对于社区卫生服务
机构医护人员医术的提升还是很有
帮助的。

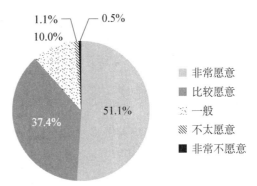

1.1％　0.5％
10.0％
51.1％
37.4％

- 非常愿意
- 比较愿意
- 一般
- 不太愿意
- 非常不愿意

图8-2　是否愿意参加培训

关于参加培训的意愿(见图8-
2),51.1％的医护人员都"非常愿意"
参加培训,37.4％的医护人员"比较
愿意"参加,仅不到2％的医护人
员不愿意参加,可见社区卫生服务机构医护人员参加培训的积极性比较高。

此外,如图5-70所示,当问到医院医护人员是否愿意到社区卫生服务机构
工作时,23.1％的医护人员表示"会",36.9％表示"可能会",可见医院医护人员
到社区卫生服务机构工作的意愿是比较强的,因此应加大医生多点执业政策的
执行力度,实现优质医生资源利用的最大化。

"多点执业"是指医师经注册取得医师执业证后,可以在不同的执业地点从
事相应的医疗、预防和保健等活动。多点执业能实现大医院医生在小医院坐诊,
使得患者愿意在社区就诊。目前在一些集团化的医院中,已经有由三级医院派
来的主任医师和有经验的护理人员,与社区卫生服务机构医护人员一起建立起
符合三级医院标准的病房、门诊。通过三级医院的医护人员对社区医务人员进行
言传身教的技术指导,一方面提高了社区医护人员的技术水平,另一方面也使三级
医院的医护人员了解了社区卫生服务的现状。在医疗管理上实行三级医院水准的
"一条龙"管理措施,在医疗费用上按照一级医院的收费标准,真正做到了让利于百
姓,同时缓解大医院就医紧张的情况,实现资源共享、优势互补,盘活了医疗资源。

但多点执业还存在一些法律问题,因为我国从1999年起施行的《中华人民
共和国执业医师法》对医生执业地点有着明确的限制,即医生只能在一个医疗机
构执业。这就意味着研究探索注册医师多点执业与现行的《中华人民共和国执
业医师法》有相悖之处,多点执业必须有法律支持,修订、完善《中华人民共和国
执业医师法》势在必行,用法律手段确定医务人员流动的方针、原则与可操作的、
规范化的流程,规定供需双方、医患双方应享有的合法权益和义务,预防可能出
现的争议,为多点执业的实施创造一个有法可依的良好环境。

(2)药物配置合理。

图5-52和图5-69显示了社区卫生服务机构药品种类不全是患者不愿去

社区卫生服务机构就诊的重要原因。根据图5-50,在调查在社区卫生服务机构就诊"是否有配不到药"的情况,29%的患者选择"偶尔发生",10%的患者选择"经常发生"。某大庆居民在访谈中说:"老人疾病种类很多,很多药在社区卫生服务中心都配不到。有的大夫说,我给你登记上,想法给你解决。有的大夫就直接说没有,无能为力,要自己解决。很多比较贵重的药品比较少。药品的适用性也不强,比如糖尿病有很多种,张三适用的,其他人不一定适用,而社区药少,所以不能满足需求。还有冠心病的药等。"结合我们对上海、大庆等地社区卫生工作人员访谈收集的信息,社区卫生服务机构中药物配置存在的问题包括"基本药物目录涵盖的药物不全""部分药品采购不到""性价比高的药品少"。

社区卫生服务机构按照国家基本药物目录配备药物,因此基本药物目录是否合理在很大程度上影响着社区卫生服务机构的发展水平。因此,在遴选基本药物时,应改变以往主要依靠专家经验这种存在较强主观性的遴选方法,不以药物价格为选择标准,引入药物经济学评价方法,对治疗同一种疾病的不同药物的安全性、有效性和经济性进行研究,并结合临床实际用药情况,优化基本药物目录的品种类别和结构比例,保证满足社区居民和医务人员的用药习惯[①]。

(3)医疗设施齐全。

目前我国的医疗设备配置基本是基于医院的,医院和社区卫生服务机构万元以上设备台数相差悬殊,医院医护人员对医疗机构硬件环境"很满意"和"比较满意"的比例接近40%,而相对应的社区卫生服务机构这一比例仅为27.7%(见图5-30)。上海市某社区医护人员在谈到双向转诊时说:"二级医院转诊的患者也下转不来,因为床位非常有限。13万人转诊到73张床位,根本不可行。"可见,社区医疗机构的医疗设施配备水平亟待提高。

社区医疗设施作为社区的准公共物品,需要根据居民不同的需求进行医疗资源的合理配置,根据不同社会阶层、不同居民人口结构等因素针对性地配置医疗卫生资源,保证医疗资源配置的公平性,以便居民均能充分享受医疗资源[②]。此外,切实保证社区卫生服务机构的建筑面积、床位、检查设施等符合相关的规范标准和社区卫生服务的发展目标。

2)合理布局社区卫生服务机构

据图5-38、表5-11和表5-12,社区卫生服务机构患者居住地更靠近社区

① 曹阳,宋亚红.南京市社区卫生服务机构实施国家基本药物制度现状调查分析[J].中国药房,2013,24(48):4522-4525.

② 陈宁静.南京市鼓楼区社区医疗卫生服务设施配套规划研究[D].南京:南京工业大学,2014.

卫生服务机构,医院患者居住地更靠近医院,患者就医选择与离家最近的医疗机构显著相关。而在就医选择的原因调查中,社区卫生服务机构患者认为"离家近"成为首选,占比为36.91%(见图5-40),社区卫生服务机构医护人员认为患者选择社区卫生服务机构就诊主要是"离家近",占比为29.2%(见图5-41)。"离家近"是社区卫生服务机构吸引患者的优势,应充分发挥其在达成就医下沉目标中的作用。

　　将社区卫生服务纳入城市建设发展规划之中,打造方便市民就医的15分钟服务圈;加快形成以社区卫生服务为基础,社区卫生服务机构与医院、预防保健机构合理分工、密切协作的新型城市卫生服务体系构架;推进社区卫生服务机构标准化建设,使得社区卫生在房屋标准、基本设备配置、功能设置等方面能够承载相应的六位一体功能。

　　3) 建立社区卫生服务的长效投入机制

　　由于国家对社区卫生建设投入不足,本应承担着"六位一体"服务目标的卫生服务机构长期以来却仅开展门诊治疗,忽略了对健康档案、健康教育和预防保健等方面的投入,使得社区卫生服务中心"六位一体"的发展目标未能真正落实。此外,根据调查,近55%的社区卫生服务机构医护人员对薪资"不太满意"和"很不满意"(见图5-28)。因此,未来应该把卫生资源投入重点从医院转向社区卫生服务机构,建立社区公共卫生投入稳定增长的长效机制,逐渐解决社区卫生服务机构在资金链上的问题,恢复其公益性的优势,为民众提供更加实惠、便捷、全面的服务[①]。

　　4) 建立适宜的社区卫生服务运行机制

　　首先,逐步完善收支两条线运行机制改革。在试点的基础上,全面实行核定收支、收入上交、支出拨付、全额拨付的管理模式,免费向居民提供社区公共卫生服务,社区基本医疗服务坚持按政府指导价提供。在访谈中,上海市部分社区卫生服务人员表示,虽然收支两条线的政策实施了几年,但"对我们其实没多大影响,政策没有起到应有的作用。对职工收入整体来说没什么影响,对医院发展也没什么限制作用。总体还是比较平稳"。

　　其次,推进人事管理制度改革。实行合理定编、全员聘用、岗位管理、绩效考核。在对社区卫生服务人员的访谈中,我们得知目前社区卫生服务机构的人员配备远远无法满足达成"六位一体"目标的需要,人员的收入也无法体现不同的

① 唐佳恩,张鹭鹭.国家基本公共卫生服务实践中基层社区卫生服务机构存在的资源短板研究[J].现代预防医学,2012,39(19)：5021-5023.

工作强度。类似"医生的工作内容不断增加,但是收入没有增加","编制太少,有的领导认为,社区3~4人就可以了"这样的观点在访谈中常能听到。

最后,加快药品购销方式改革。对社区常用药品实行统一采购、集中配送和零差率销售。

2. 调整收费标准,拉开收费差距

调整医疗服务收费标准,适度拉开不同级别医疗机构的收费标准,从经济上引导患者首选社区卫生服务中心就医。为此,我们做了测算。

由于化验、检查、治疗等收费标准的确定过程比较复杂,需要进行专门的研究,本书采取以国际比较作为参考的方式对挂号费(诊疗费)这一相对比较简单的收费进行测算,测算的依据是基于该地区目前的收费标准以及经济的发展水平(利用购买力平价值,见表8-1),测算的参考地区是新加坡和中国台湾,测算的目标地区是上海,测算的结果如表8-2所示。

表8-1 三个区域2009年的人均GDP(购买力平价)

单位:美元

国家或地区	人均GDP
新加坡	50 795
中国台湾	31 727
中国上海	21 000

资料来源:亚洲开发银行.亚洲和太平洋地区2010年关键指标[EB/OL]. http://www.adb.org/statistics/ki.asp.

表8-2 上海的门诊诊疗费测算

	社区卫生服务机构	医院			
		经转诊		不经过转诊	
新加坡	10	24		54~70	
中国台湾(健保自负)	50	140(二级)	210(三级)	240(二级)	360(三级)
中国台湾(挂号费)	100~150	100~150		100~150	
中国上海(按新加坡测算)	20	50		112~146	
中国上海(按中国台湾测算)	20	32~38(二)	42~48(三)	46~52(二)	61~68(三级)
中国上海可行调整	14	21	28	30	40

注:本表中新加坡的货币单位为新加坡元,中国台湾的货币单位为新台币,中国上海的货币单位为人民币。

按照新加坡和中国台湾的数据测算可知,上海市社区卫生服务机构的收费比较一致的水平为 20 元左右,而二级医疗机构应该为 30 元以上,三级医院应该在 40 元以上,以上测算结果差不多都是上海 2009 年收费标准的 3 倍左右,存在较大的可调整空间。2009 年以后,上海市虽然已经有所调整,但是总体上还未达到同期参照其他国家和地区确定的可行调整额度(见表 8-3)。

前面对诊疗费做了一定的估算,接下来对各种医疗服务的收费进行全面的测算调整。而且各项的收费应该纳入动态调整轨道,随着环境的变化持续进行。

表 8-3 上海门诊诊疗费标准调整情况 单位:元

	2004—2015 年	2016 年	2017 年	2018 年
一级医院	7	9	9	10
二级医院	10	13	16	18
三级医院	14	18	22	25

3. 完善双向转诊制度

由于社区卫生服务水平有限,双向转诊是否便利是吸引居民选择社区首诊的关键因素。

根据分级诊疗、资源共享的原则,开展双向转诊,建立双向转诊绿色通道,确保医疗服务的连续性。在访谈中,上海市某社区卫生服务人员表示,"我们这边预留了二十多张床位作为双向转诊床位,但目前来说下转还好点,我们这二十几张床位具体分了科室的,比如老年科几张,呼吸科几张,神经科几张,他们出主治医生和主任,护理是我们的。基本上是医院下转为主,我们上转比较困难"。因此,为保证双向转诊畅通,医院和社区卫生机构都可预留一定转诊床位,建立起上下联动的绿色通道。

优化双向转诊服务流程,提高患者转诊的便捷性。设计、优化转诊流程,避免患者二次排队等待是提高转诊满意度的关键因素。上海市某社区卫生服务人员在访谈中说道,"专家门诊预约我们之间是签订了协议的。操作比较多的是辅助科室的预约,直接在我们这里预约,包括胸针、胃镜等医技这块内容。我们医生直接开好单子,在我们这里付好费,预约好时间患者可以直接过去。收费这块从操作上说我们是违规的。我们机构相当于医院的一个收费点,这样对患者来说比较简单,不然他们跑到医院还要先挂号,医生开个单子再付费,做检查,可能还要等一段时间。在我们这就是直接都开好单子付了费,患者在约定时间到医院就行"。大庆市某社区卫生服务中心工作人员表示:"转诊的情况,比如骨质疏松比较严重,我们和医院门诊已经建立了联系,我们开好了转诊单,患者直接到人民医院门诊就诊,不需要挂号,直接去就诊,产生费用的时候再付费。去年(2013年)达到3 000多例。下转的数量也比较多。三级医院多了患者,社区医院树立了品牌。"

明确上下级医疗机构转诊的标准和范围,在遵循自主选择、方便快捷、全程无缝对接以及区别对待的原则下,将患者进行分流,保证医疗质量和医疗安全①。

4. 完善医保制度

第一,要进一步完善以城镇职工医疗保险、城镇居民医疗保险、新型农村合作医疗制度为主体的基本社会医疗保险,促进补充医疗保险、商业医疗保险发展,完善医疗社会救助,加强不同医疗保障制度的衔接与统筹规划,切实提高整个医疗保障覆盖面,早日实现全覆盖的多层次医疗保障体系。弥补医保定点政策中的不足,将所有符合要求的社区卫生服务机构纳入基本医疗保险定点机构范围,扩大定点覆盖面;将社区卫生服务机构开设的家庭病床等服务纳入基本医疗保险统筹基金报销范围,为居民特别是有医保的居民选择社区首诊提供必要的保障。

第二,提高医疗保障制度的保障水平,改变过度追求医保基金结余的做法,提升对参保人员的支付比例,降低民众在就医中的自负比例,为医疗保障制度引导居民科学地消费医疗服务提供基础。在此基础上,逐步适度拉开各级医院的服务收费差距,较大幅度地降低患者在社区卫生服务中心就诊时的自付比例,运用经济杠杆引导就医重心下移,引导居民患病就诊时优先利用社区卫生服务。

从前文上海市诊疗费的调整方案可知,总体的诊疗费在二、三级医院有了较大的提升。作为对前述方案的补充,医保可以通过增加对使用转诊服务的支付额度来降低患者的负担。现在的方案是一级、二级和三级患者相应的自负额度为1元、3元和6元,所以我们可以将一、二、三级医院的支付额度增加为13元、18元和22元,这样可以保持患者的负担不变,但是对转诊的激励作用已经有了很大的提升。

表8-4 上海门/急诊收费费用调整方案

医院类型	普通门诊	
	经转诊	未经转诊
三级医院	28元(医保支付22元)	40元(医保支付22元)
二级医院	21元(医保支付18元)	30元(医保支付18元)
社区卫生服务中心	14元(医保支付13元)	14元(医保支付13元)

---

① 蔡怡嘉.我国社区首诊制发展的难点与对策分析[J].中国社区医师,2015(4):165-166.

第三,采用更加有激励性的付费方式,改变单纯按项目付费所带来的对医疗服务供方激励不足的现状,提高医疗保险基金的使用效率和对医院的费用约束作用。

第四,健全医疗保险经办机构的运行机制。完善内部治理结构,建立严格的基金动用风险监控和防范措施,建立合理的用人机制和分配制度,完善激励约束机制,提高医疗保险经办管理能力和管理效率。

5. 对患者进行健康教育,改变其就医观念

第五章对患者选择医疗机构与其病情严重程度的相关程度分析显示,自感病情较轻的患者,有22.8%和21.4%的人会选择三级医院和二级医院,45.6%的人会选择社区卫生服务机构;而81.8%的自感病情较重的患者会选择三级医院(见图5-39),患者一般会先对自身病情严重程度进行判断再选择就诊的医疗机构,但患者在病情较轻的情况下对社区卫生服务机构的支持率也不高。

现代居民都应该了解一定的健康常识,从而树立起正确的就诊观念,不随波逐流;同时在就诊和转诊过程中应该与医疗机构大力配合。相关医疗管理部门可以利用媒体、宣传栏、宣传册子和讲座等形式加强科学就医的宣传,引导居民树立"小病在社区、大病进医院、康复回社区"的分级就医理念;引导长期稳定慢性病患者、术后康复患者、轻症复诊患者到社区卫生服务机构就诊[①]。

此外,在医务信息公开、扩大科学就医宣传的基础上,民众也要主动了解更多的医疗信息,主动参与"双向转诊"的决定过程,并发挥监督作用,既真正保证自己的权利,也为整个社会更好地搞好双向转诊尽到自己的责任。

(二)基于演化路径 P→D→B 的配套措施

P→D→B 演化路径是基于 P→D 的。经过 P→D 的演化,社区卫生服务中心的服务水平和可及性已得到切实提高,医疗人才队伍得到一定程度的充实,民众对社区卫生服务中心的认可度较高,具备了实行强制首诊的基本条件。

1. 切实提高社区卫生服务水平

为了避免强制首诊流于形式,必须切实提高社区卫生机构的服务水平,保证其水平与当前医院的门/急诊水平相当,以落实其"守门人"的作用。

为此,从人才队伍来看,社区卫生服务机构卫生技术人员中具有本科及以上学历的比例应达到30%,具有大专及以上学历的应达到75%,具有正高和副高级别职称的医师比例应达到10%,具有中级及以上职称的医护人员比例要超过45%。要提高社区卫生服务机构医生的素质,提高其对常见病的诊治质量和对

---

① 是文琦. 浅谈新医改背景下分级诊疗的实现路径[J]. 江苏卫生事业管理,2015(2):22-23.

大病、重病的敏感性,从而真正保证患者既能在社区享受质优价廉的医疗服务,又能保证患者可以及时享受转诊服务,确保大病、重病及疑难杂症得到高效、专业的救治。

从设施配备上看,社区卫生服务机构应具备齐全的常用设备,能满足居民常见病、多发病的诊疗需要。

从药物配置上看,社区卫生服务机构应基本配备所有常用药和特需药,以避免部分患者在社区就诊却需要到医院配药;或者实行医药分开,将药房从医疗机构分离出去,患者从医生处开了处方到药店买药。

2. 调整医院与社区卫生服务机构的结构

1) 调整医院与社区卫生服务机构的比重

综合前面分析,要实现基于社区卫生发展的公立医院改革,首先必须建立以社区卫生服务机构为主体的、与医疗卫生服务需求特点一致的"正三角"HDS结构(见图8-3)。由传统的以医院为主体的医疗卫生服务系统结构向新型的以社区卫生服务机构为主体的医疗卫生服务系统结构转变。

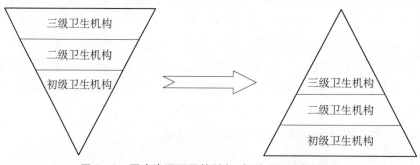

图8-3 医疗资源配置的"倒三角"与"正三角"模式

如何实现这个转变? 基于不同的医疗服务供求状况,从理论上讲可以有以下两种途径。

(1) 医疗服务严重供不应求。在这种情况下,增量改革是主要的对策。在改革中可以保持医院不进行大的改革,而是主要将新增卫生资源配置到社区卫生服务机构中,促进社区卫生服务的发展,提高社区卫生服务的水平,增加医疗服务的需求弹性;提高社区卫生服务的可及性,让患者能够按照符合卫生事业发展规律的路径就医,从而逐步理顺资源的配置方式,使其回到合理的"正三角"配置方式。这种改革的结果是整体的卫生资源有较大的增长,其侧重点是社区卫生的发展,可以较少对医院进行改革(见图8-4)。

(2) 医疗服务供求基本平衡或略有不足。这个假设更加符合于大中型城市

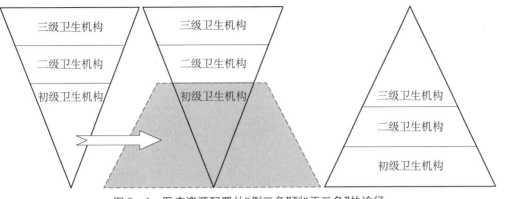

图8-4　医疗资源配置从"倒三角"到"正三角"的途径

卫生服务体系的特点,比如上海、北京等。此时,如果主要进行发展社区卫生的增量改革,也会造成卫生资源的浪费,出现新增资源替代已有资源的状况。而且也可能会出现新增资源马上闲置的状况。因此,这个时候的改革途径首先要适度地增量发展社区卫生,提高社区卫生服务的水平,增加医疗服务的需求弹性;提高社区卫生服务的可及性,为患者能够按照符合卫生事业发展规律的路径就医奠定基础。但这不足以改变资源的不良配置,因此更重要的是存量改革,也就是首先要将一部分医院转型成为社区卫生服务机构,这样总体上医院的资源占有量会减少,社区卫生服务机构的占有量会增加,整个医疗服务提供体系变成"哑铃型"。再进一步,剩余的中级卫生机构和医院进一步分化,部分形成医疗中心,其他的全部转变成社区卫生服务机构。整个医疗服务提供体系从三级转变为二级体系,体系的形状从"哑铃型"变成不对称的"哑铃型",慢慢演变为"正三角"型。

在这种改革途径中,由于目前的医疗服务提供体系是基于医院建立的,民众也形成了对医院的偏好和依赖。因此,虽然发展社区卫生是改革的基础,但是如果不对医院进行改革,使其真正有动力参与到医疗服务提供体系的重构中来并且从中获益,改革将难以成功。所以,在这种状况下,社区卫生的发展和医院的改革是不可或缺的,两者之间需要有良性的互动方能互相促进。而要实现这样的目标,需要对社区卫生发展和医院改革的内在机理进行更加深入的分析,通过选择合适的模式及其相应的配套机制,最终方能实现两者的良性互动,实现医疗服务均衡的良性回归。

具体来看,根据2009年的统计数据,全国医院、社区卫生服务中心、卫生院的相关资源配置及其医疗服务产出如表8-5所示。从表8-5可以看出,2009年,

241

表 8－5　2009 年全国各类医疗机构相关的资源配置及其医疗服务产出

医疗机构项目	医疗机构数目（占比）	卫生机构人员数（占比）	卫生技术人员（占比）	床位数（占比）	诊疗人数（占比）	入院人数（占比）
全部	907 249	7 781 448	5 535 124	4 416 612	548 767.1	13 256
医院	20 291(2.2%)	3 957 727(53.3%)	3 199 904(60.6%)	3 120 773(70.7%)	192 193.9(35.0%)	8 488(64.0%)
社区卫生服务中心（站）	27 308(3.0%)	295 125(4.0%)	250 435(4.7%)	131 259(3.0%)	37 697.5(6.9%)	225(1.7%)
社区卫生服务中心	5 216(0.6%)	205 996(2.8%)	171 497(3.2%)	101 448(2.3%)	26 080.2(4.8%)	164(1.2%)
卫生院	39 627(4.4%)	1 172 740(15.8%)	985 387(18.7%)	959 889(21.7%)	91 945.9(16.8%)	3 870(29.2%)
街道卫生院	1 152(0.1%)	41 688(0.6%)	35 432(0.7%)	26 465(0.6%)	4 285.1(0.8%)	62(0.5%)
乡镇卫生院	38 475(4.2%)	1 131 052(15.2%)	949 955(18.0%)	933 424(21.1%)	87 660.8(16.0%)	3 808(28.7%)
门诊部	7 639(0.8%)	92 780(1.2%)	73 421(1.4%)	8 514(0.2%)	6 086.5(1.1%)	17(0.1%)
诊所、卫生所、医务室、护理站	174 809(19.3%)	402 221(5.4%)	386 019(7.3%)	129(0.0%)	48 336.5(8.8%)	
村卫生室	632 770(69.7%)	1 189 174(16.0%)	138 183(2.6%)	0(0.0%)	155 170.1(28.3%)	

医院的床位占比为 70.7％,但是入院人数占比为 64.0％,卫生技术人员占 60.6％,但是诊疗人数仅为 35.0％。社区卫生服务中心(站)的卫生技术人员仅占全部卫生技术人员 4.7％,但是就诊人次占比为 6.9％,显示出整个社区卫生人员的效率比较高。

如果把诊所、卫生所、医务室、护理站和村卫生室除去,将其他的数据放在一起(见表 8-6),就得到一个广义的城镇概念,重新计算后发现各类医疗机构的卫生机构人员数以及卫生技术人员的比例几乎是一致的,医院的卫生技术人员占比超过了 67％,而诊疗人数占比达到了 55.7％,这和基于社区卫生服务发展的导向是非常不协调的。

再看公立医疗机构的情况(见表 8-7),医院的卫生技术人员占比为 65.0％,诊疗人数和入院人数占比分别为 51.8％和 61.1％。城市的社区卫生服务中心用了不到 4％的资源,提供了 8％以上的诊疗,充分显示了不同机构之间资源配置的不合理。如果根据合理的就医状况,将来医院的比重应该降低到 40％以下,相应的初级医疗卫生机构提供的服务(主要诊疗服务)应该提高到 60％左右,这就要求相关的卫生资源配置要进行较大幅度的调整。同时,要根据上述供求状况进行相应的增量或者是存量调整。

2) 对不同级别的医疗机构进行科学的功能定位

必须改变社区卫生服务机构和医院功能定位混乱的局面。医院主要提供疑难病症的诊治,常见病和门诊服务必须逐步下沉到社区卫生服务机构。为此要分别界定社区卫生服务机构和医院的职责。

(1) 社区卫生服务机构的职责。社区卫生服务机构主要承担预防、医疗、保健、康复、健康教育和计划生育指导 6 项职能,服务的重点人群是妇女、儿童、老年人、慢性病患者和残疾人,诊疗重点为常见病、多发病、慢性病和康复患者。社区卫生服务机构根据患者的健康需求和医疗机构的专科优势特点,按照"就近、便民"的原则,选择一个或多个医疗机构为其转诊合作对象,并与其签订双向转诊协议。社区卫生服务机构要为居民提供导诊和转诊服务,根据患者的病情并征得患者及其家属的同意,帮助患者选择并联系适宜的医疗机构及时转诊,并对自己的服务对象进行全程管理。接受上级医疗卫生机构的业务技术指导,努力提高自身的医疗水平和服务质量。如图 8-5 所示,医护人员对社区卫生服务机构和医院分工的看法表明,社区卫生服务机构应当承担常见病诊治、预防保健等职能。

表 8-6　2009 年全国城镇各类医疗机构的资源配置及其医疗服务产出

	医疗机构数目（占比）	卫生机构人员数（占比）	卫生技术人员（占比）	床位数（占比）	诊疗人数（占比）	入院人数（占比）
全部	99 670	5 831 063	4 754 010	4 416 483	548 767.1	13 256
医院	20 291(20.4%)	3 957 727(67.9%)	3 199 904(67.3%)	3 120 773(70.7%)	192 193.9(55.7%)	8 488(64.0%)
社区卫生服务中心(站)	27 308(27.4%)	295 125(5.1%)	250 435(5.3%)	131 259(3.0%)	37 697.49(10.9%)	224.782 3(1.7%)
社区卫生服务中心	5 216(5.2%)	205 996(3.5%)	171 497(3.6%)	101 448(2.3%)	26 080.24(7.6%)	164.242 7(1.2%)
卫生院	39 627(39.8%)	1 172 740(20.1%)	985 387(20.7%)	959 889(21.7%)	91 945.88(26.6%)	3 870.107(29.2%)
街道卫生院	1 152(1.2%)	41 688(0.7%)	35 432(0.7%)	26 465(0.6%)	4 285.059(1.2%)	62.384 9(0.5%)
乡镇卫生院	38 475(38.6%)	1 131 052(19.4%)	949 955(20.0%)	933 424(21.1%)	87 660.82(25.4%)	3 807.722(28.7%)
门诊部	7 639(7.7%)	92 780(1.6%)	73 421(1.5%)	8 514(0.2%)	6 086.523(1.8%)	17(0.1%)

表 8-7　2009 年政府办医疗机构相关的资源配置及其医疗服务产出

	医疗机构数目（占比）	卫生机构人员数（占比）	卫生技术人员（占比）	床位数（占比）	诊疗人数（占比）	入院人数（占比）
全部	113 624	4 830 895	3 886 924	3 605 599	3 070 555 771	117 596 382
医院	9 651(8.5%)	3 099 727(64.2%)	2 528 127(65.0%)	2 415 546(67.0%)	1 589 701 975(51.8%)	71 859 459(61.1%)
社区卫生服务中心(站)	10 029(8.8%)	175 207(3.6%)	146 547(3.8%)	85 249(2.4%)	231 030 339(7.5%)	1 419 842(1.2%)
社区卫生服务中心	3 126(2.8%)	153 634(3.2%)	127 462(3.3%)	75 881(2.1%)	204 647 161(6.7%)	1 260 760(1.1%)
卫生院	38 331(33.7%)	1 143 429(23.7%)	961 009(24.7%)	933 600(25.9%)	900 250 887(29.3%)	38 060 468(32.4%)
街道卫生院	998(0.9%)	39 551(0.8%)	33 646(0.9%)	24 535(0.7%)	41 394 795(1.3%)	596 507(0.5%)
乡镇卫生院	37 333(32.9%)	1 103 878(22.9%)	927 363(23.9%)	909 065(25.2%)	858 856 092(28.0%)	37 463 961(31.9%)
门诊部	479(0.4%)	5 539(0.1%)	4 416(0.1%)	1 732(0.0%)	5 517 601(0.2%)	25 655(0.0%)
诊所、卫生所、医务室、护理站	5 300(4.7%)	16 575(0.3%)	15 434(0.4%)	0(0.0%)	19 430 416(0.6%)	0(0.0%)
村卫生室	45 434(40.0%)	100 065(2.1%)	100 065(2.6%)	0(0.0%)	156 125 113(5.1%)	0(0.0%)

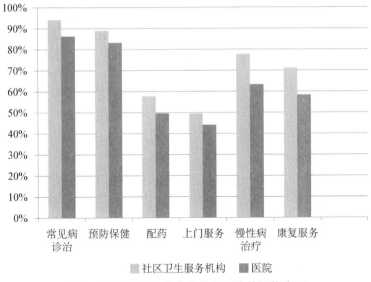

图8-5 社区卫生服务机构与医院的职能分工

（2）医院的职责。医院主要从事疾病诊治，并结合临床开展教育、科研工作，其诊疗重点为急危重症、疑难病症。受访对象认为医院患者有很大的比例（37%）可以分流到社区卫生服务机构（见图8-6），所以应逐步减少三级医院普通门诊的开放数量，增加专家门诊和专科门诊数量，使三级医院成为疑难重病的诊治中心。医院有接受社区卫生服务机构双向转诊的职责和义务，支持、指导社区卫生服务机构的双向转诊工作，帮助解决患者的各种疑难问题，保证转诊患者得到规范的、系统的、高质量的医疗服务，承担对社区卫生服务机构的业务指导、技术支持、人才培养、双向转诊和会诊等任务。

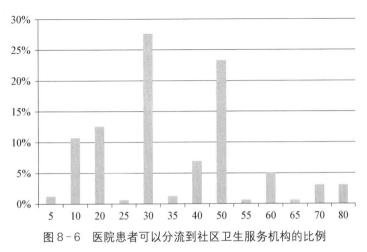

图8-6 医院患者可以分流到社区卫生服务机构的比例

医院应建立优质、快捷的社区卫生服务双向转诊绿色通道,优化患者就医和转诊流程,为患者提供更加便捷的服务,节约患者的时间,提高工作效率;充分运用现代信息技术,改进预约医疗服务,改善患者就诊流程。患者可在社区卫生服务机构优先预约对口医院的专家号,对在社区卫生服务机构已做的检查,如已能满足诊疗需要,转诊医院应尽量予以认可。对社区卫生服务机构转诊来的患者,经确认适宜返回社区继续治疗或康复的,应适时将其转回所在辖区的社区卫生服务机构进行治疗或康复。

3. 保障转诊畅通

1) 建立专门的转诊机构

设立转诊办公室,负责专门解决转诊问题,避免转诊患者和普通患者一样需要挂号、排队及等待床位等问题,造成转诊不顺,引起患者对强制首诊的不满和抗议,影响社医协同的进一步改革和发展;设立转诊管理中心,负责协调社区卫生服务机构和医院之间的转诊关系,制定严格的监督制度,考核双向转诊制度的效果,引导各级医院的转诊行为,使双向转诊更顺畅,保证医疗卫生服务的质量[①]。

2) 统一转诊标准

联合卫生行政部门、医疗保险机构、医疗机构共同制定双向转诊实施细则,建立规范、统一的转诊标准;明确疾病分级治疗与转诊的参考标准,明确诊治内容、诊治时间、转诊时机等具体指标,以便各级医疗机构有参照标准,能较好地把握患者上下转诊的要求,避免"上转容易下转难"等现象,提高合理转诊率,同时方便管理部门对双向转诊进行有力监管。

3) 全面建立信息平台

这里的信息平台包括居民的健康信息系统和医疗信息平台。全面建立居民健康信息系统和不同级别医疗机构之间的信息交流平台,通过完善居民的健康电子档案,搭建交流平台,方便转诊过程中不同级别医疗机构的医护人员之间共享信息,减少重复问诊,提高转诊的便捷性。

4. 完善医保制度

1) 实现医保全覆盖

由于实行强制性首诊,因此必须保证医保全覆盖,所有民众均可在社区首诊时享受医保报销。完善以城镇职工医疗保险、城乡居民基本医疗保险为主体的

---

① 雷晓康,杜智民,史张宇. 强制首诊和双向转诊——神木"全民免费医疗"的下一步[J]. 社会保障研究,
2011(1):81-91.

基本社会医疗保险,促进补充医疗保险、商业医疗保险发展,完善医疗社会救助,加强不同医疗保障制度的衔接与统筹规划,切实提高整个医疗保障覆盖面,实现全覆盖的多层次医疗保障体系。

2) 实施激励性支付方式

探索实行按人头付费的家庭医生制,以建立签约关系为基础,让家庭医生成为居民健康"守门人"和医保经费"守门人"。医疗行业中的"守门人"制度是医患之间一种比较特殊的制度安排,即人们按照自己的意愿登记成为某个全科医生或医疗机构的注册服务人群,注册时以某种方式支付一定费用(如按人头付费等),该注册者患病后首先要到其注册的全科医生或医疗机构处进行初诊,如果无法痊愈则由该处负责转诊到相应的更高级别的医疗机构进行诊治。其间产生的所有诊疗费用(包括初诊和转诊)的支付方式依据注册时付费方式的不同而有所差别(如采取按人头付费的预付制,那么所有的费用都由该处支付)[1]。

英国 NHS 和美国 HMO 中的全科医生或者初诊的接诊医生控制投保人费用的总额,二、三级医院的费用不能超过限额,比如总额预付制,如此可在微观上对个体的费用进行有效的控制,减少不必要的检查费用和药费,做好健康教育和疾病预防工作。我国可借鉴其他国家按人头预付的先进经验,利用科学的方法来获取相关数据,确定合理的预付额度,按照家庭医生签约人数拨付并进行考核。

5. 完善补偿机制

1) 完善"收支两条线"

从机制上切断社区卫生服务机构的趋利性,体现社区卫生服务的公益性。社区卫生服务机构已经试行"收支两条线"改革。收支两条线是一种有效的方法,但是它本身是中性的,如果没有配套措施的跟进,收支两条线同样会流于形式,并出现令人担忧的问题:①医生的激励性受到影响,从而让改革退到计划经济末期时的状况;②政府投入不足,社区卫生无法获得必要的补偿,新的趋利行为就会产生,于是我们又重新回到改革前的老路。

调查结果也证实了这些问题的存在(见表 8-8 和表 8-9)[2],支持收支两条线的比例接近 70%,表明民众对该机制寄予了厚望。但大家最担心的就是政府是否能够提供足额的补贴以及是否会影响到相关机构和人员的积极性。因

---

① 黄丞,张录法,李玮.我国城镇基本医疗保险制度改革:世界与备变[M].上海:上海交通大学出版社,2014.

② 张录法.上海市哲学社会科学研究规划项目"社区卫生发展与高等级公立医院改革的良性互动模式和机制研究"研究报告[R].2010.

此,为了完善收支两条线政策,首先要建立长效的投入机制,在公共卫生服务补偿成本测算中,要根据社区卫生服务机构的服务人口数和提供的公共卫生服务项目、数量、质量以及单位(或综合)项目确定补助定额,保证对合理支出的有效定额补偿。

2) 采取激励性的绩效考核和监管措施

各级卫生、财政部门要建立和完善社区公共卫生服务绩效考评体系,进一步建立第三方评估体系,对社区卫生服务中心的业务进行监督。财政要将收支两条线管理与服务效果挂钩,经费要在全面考核评价社区卫生服务机构提供服务情况的基础上予以核拨。加强社区卫生服务中心的医疗服务质量,定期公布评估结果,将此结果与卫生和财政的激励相挂钩。

表 8-8　收支两条线管理意向

	频数	占比/%	累计占比/%
缺失	3	2.4	2.4
是	85	67.5	69.8
否	12	9.5	79.4
无所谓	26	20.6	100.0
总计	126	100.0	

表 8-9　收支两条线政策最大的问题

	频数	占比/%
社区卫生服务机构多了一个紧箍咒被管得太死	9	7.6
政府补贴不够社区卫生服务机构的实际支出	60	50.8
全科医师的积极性得不到发挥	16	13.6
助长吃大锅饭风气,干好干坏一个样	19	16.1
交多少、支多少没有管理规范	13	11.0
没有困难	1	0.8
总计	118	100.0

(三) 基于演化路径 P→D→C 的配套措施

P→D→C 演化路径也是基于 P→D 的。经过 P→D 的演化,社区卫生服务中心的服务水平和可及性已得到切实提高,医疗人才队伍得到一定程度的充实,而在我国目前医院数量较多的条件下,具备了对社区卫生服务机构与医院进行紧密型整合的条件。

1. 调整医院与社区卫生服务机构的结构

调整医院与社区卫生服务机构的结构包括调整医院与社区卫生服务机构的比重以及对不同级别的医疗机构进行科学的功能定位两方面。

在对医疗机构进行紧密型整合时，应先优化医疗市场中不同级别的医疗机构的资源配置，并清晰定位不同级别医疗机构的职能。具体措施见"基于演化路径 P→D→B 的配套措施"中的第 2 点。

2. 整合社医资源，落实上下联动

1) 以区域"三甲"公立医院为核心

一般认为公立医院是国家或集体举办的非营利性的公益事业单位，是医疗卫生事业的重要组成部分，应充分发挥公立大医院的核心作用。在人事上，建立统一的进人机制，由核心医院进行人才的选拔，并分配给其他各个集团成员，并建立人才培训基地，对新员工和下级医院的医务、管理人员进行统一培训。在财务上，实行一体化的财务战略，进行财务资源的整合；协调处理各方面的利益关系，实行全面预算控制，在集团的统一协调下，使资金的弹性得到增加，从而降低单个成员医院的财务风险。在设备配置上，合理配置中小医院的高级医疗设备，从而提高设备的使用率，降低医疗设备的使用成本。在信息共享上，建立统一的信息网络，实现资源共享。在技术上，大医院更要对中小医院和社区医院进行技术指导和支持，根据工作实际，定期或不定期派出专家到社区卫生服务中心进行坐诊、会诊，不断提高基本医疗卫生服务的覆盖面和社区卫生服务中心的服务能力，使其能有效开展健康教育、预防、保健、康复、计划生育技术服务和一般常见病、多发病的诊疗服务[①]。

2) 以区域社区医疗卫生服务为基础

实行公立大医院与社区医疗服务中心之间的双向转诊，可实现患者在社区与医院之间的合理分流。这种合理的双向转诊可以有效缓解"看病难、看病贵"问题。第一，要通过医院集团的纵向联合，使得区域内社区卫生服务中心成为医院集团的一部分，医院和社区卫生服务中心之间的利益是统一的，在患者转上、转下的决策中，不存在利益冲突，而是业务指标的考核；第二，在集团内设立全科医学科，通过对社区卫生服务人员的规范化培训、学历教育及资格审查，增强其医护水平；第三，出台相应的考核、奖励制度，鼓励大中型医院中具有较高业务水平的医护人员参与到社区的卫生服务工作中去；第四，集团内的诊疗和检验结果相互认可，避免因重复检查给患者带来的费用负担；第五，医院集团制订提高居民健康

---

① 刘洁.公立医院集团化发展——纵向联合模式的思考[J].新西部,2012(2):52-53.

水平的战略目标,在组织内自然地形成社区卫生服务机构和医院分工明确的组成架构。

3. 完善医院的治理方式

1) 积极推进产权制度的改革

公立医院产权不明晰在一定程度上降低了医疗资源的利用率和医院的服务质量。加大对医院产权制度改革的研究,在医院集团化的过程中,在坚持公立医院公益性质的基础下,实行政事分开、管办分开、医药分开,实行营利性和非营利性业务分开,适度削弱政府的作用,政府更多地扮演监督和提供政策法律保障的角色,医院集团主要在市场的引导下,明确医院产权所有,明确医院经营责任,从而走出符合我国特色的发展道路①。

2) 实行医院集团财务集中管理

新组建的医院集团由于管理体制的不完善,经常出现财务混乱的状况,因此实施财务集中管理势在必行。这可以确保集团内部成员拥有相同的财务目标,形成共同的利益观,实现集团利益最大化。医院集团实行财务集中管理的优势在于:可以更有效地贯彻执行国家的财政制度,发挥财务监督核算的职能;有利于集团加强对成员医院的宏观调控;有利于确保财务信息的真实性和准确性;有利于实现集团财务管理的专业化、规范化和信息化。因此,医院集团的管理者应从思想上提高对财务管理的认识,加强对财务管理知识的学习,在集团中推行全面的预算制度,对集团财务进行集中管理,包括对财务人员的统一管理,统一的会计核算,资金的统一划拨等,并设立医院集团的财务监管机制,从而实现医院集团的财务集中管理。

3) 改革医院管理制度,加强经营管理

管理制度不完善是制约医院集团发展的重要因素。所以医院集团应在坚持科学、规范、精简、高效的原则下,打破落后的管理和专业设置模式,让管理组织结构由垂直化向扁平化发展,并通过精简机构,合并业务,减少行政机构和冗员,消除中间层次和条块分割,降低运行成本,提高医院的工作效率和服务质量,增强医院集团的市场竞争力。

加强医院经营管理,加速建立专业的医院管理队伍,引进如工商管理类、法律类的人才;建立集团内部专门的经营决策机构,主要负责收集医疗市场信息、研究政府各项相关政策、熟悉地区内的竞争对手、给集团领导层出谋划策。运用

---

① 熊季霞,李月. 公立医院集团化发展中存在的问题与对策研究[J]. 南京中医药大学学报(社会科学版),2012(4): 226 - 230.

各种方式增强医院集团的市场竞争力,并使其更好地发挥公益作用,提高集团的影响力和内部的工作效率。同时,医院集团应按照精简、效能的原则,引入竞争机制,建立起以聘用制为核心,按需设岗、因岗择人、双向选择、竞争上岗、下岗分流和培训再就业的用人制度,形成人员能进能出、职务能上能下、待遇能升能降,让优秀人才有机会发挥其才能的公开、公平、择优的用人机制;遵循按劳分配与按生产要素分配相结合,坚持效率优先、兼顾公平的原则,在建立科学的业绩评估制度的基础上,建立注重业绩,向优秀人才和特色专业倾斜的、自由灵活的分配激励制度,以及以岗位工资为主、形式多样、灵活的工资制度。

4. 避免医院集团垄断

对医院和社区卫生服务机构进行紧密型整合,容易出现垄断的局面。一方面,在同一个医院集团内部,社区卫生服务机构和医院之间存在着互相选择权不均等现象。一个医院集团内,往往医院数量较少,而社区卫生服务机构数量较多,容易导致处于强势地位的医院只考虑自己的利益,而忽视社区卫生服务机构的利益诉求,使得社区卫生服务机构受制于医院[①]。因此,可通过调整社区卫生服务机构与医院的数量比例、支付比例等,保证二者处于平等的地位。另一方面,由于医院集团与集团之外的其他医疗卫生机构之间缺乏必要的竞争,容易产生医院集团垄断的现象。如果某医院集团占有的市场份额过高、拥有的业务量过大,同区域内其他医疗机构难以对该医院集团形成实质性威胁的时候,该医院集团就很可能向患者提供垄断性的医疗卫生服务,出现垄断性收费等问题。因此,应该充分发挥市场的力量,形成较多能充分竞争的医院集团,保证为民众提供性价比高的医疗服务。

5. 正确发挥政府的作用

1) 减少政府干预,政府职能与市场机制紧密结合

在医院集团的建立过程中,医院必须发挥主导作用。为使医院集团有效发展,需根据各医院的优势来组建医院集团,而且各医院要遵循互惠互利的原则,只有这样建立的医院集团才能够拥有强大的凝聚力和市场竞争力,同时集团内部依靠医疗资源的互通而达到集团效益的最大化。但仅仅依靠市场机制的作用,特别是在我国市场机制并不完善的情况下,难免会有一些诸如医疗资源浪费、人员配置不合理等情况出现,也需引起注意。因此,政府相关部门的工作重心应放在加快促进健康的医疗卫生市场的形成,改变医院条块分割式的管理机

---

① 任文杰. 世界视野下的"中国模式"——医疗联合体模式的实践探索与管理创新[M]. 武汉:武汉大学出版社,2014.

制,减少政府办医院的现象,实行规范化、科学化的医院管理,彻底打破过去不专业的管理模式对医院集团发展的约束。这主要依靠全面推行医疗保险制度,以多种形式的医疗保险模式,引发多层次的医疗服务需求。对医院来说,这自然形成了一种竞争性的外部环境,使医院进入市场。这就是说,医院集团的发展应依靠市场的力量。医院集团的主体是集团内部的各家医院,而不是政府。政府应该为医院集团的发展创造更多的条件或政策,引导或支持其发展。

2)加快相关法制建设

借助法律力量指导医院集团的建立,不仅可以从法律上保证集团合并的顺利实施,而且可以增强合并的透明度,明确参与集团化各方的责任、权利和义务,对于在集团化过程中把握正确方向、规范操作过程、保证医院集团的成立等均具有重要意义。在我国过去的医院集团化中,大多数重要决策都是通过政府文件来公布,没有较强的法律效力,很难确保医院集团化的可持续性,广大群众也没有参与决策的全过程。因此,为保证医院集团化的顺利实施与发展,我国可以在群众广泛参与的基础上,通过国家或地区立法,确保医院集团化的顺利进行。

(四)基于演化路径 P→D→B→A 的配套措施

此演化路径是基于 P→D→B 的。经过 P→D→B 的演化,强制首诊机制已建立起来,社区卫生服务机构与医院之间的联系更加紧密,双方的人、财、物流动更加频繁,为社区卫生服务中心与医院的紧密整合打下了坚实的基础。为保障强制首诊和双向转诊的稳定实施,对社区卫生服务中心和医院进行紧密型整合尤为重要。具体措施见"基于演化路径 P→D→C 的配套措施"中的第 2、3、4、5 点。

(五)基于演化路径 P→D→C→A 的配套措施

此演化路径是基于 P→D→C 的。经过 P→D→C 的演化,社区卫生服务中心的服务水平和可及性已得到切实提高,医疗人才队伍得到一定程度的充实,民众对社区卫生服务中心的认可度较高,并且社区卫生服务中心与医院形成了紧密的整合关系,社医双方的联系渠道畅通,方便双向转诊的顺利实施,具备了实行强制首诊的条件。具体措施见"基于演化路径 P→D→B 的配套措施"中的第1点和第5点。

二、社区卫生服务机构与医院协同改革演化的整体性措施

(一)保持公立医疗机构的适度规模

由第二章的分析可知,公立医疗机构垄断市场,缺乏竞争是医疗机构无法有

效运作的重要原因。因此,在医疗卫生服务提供领域打破公立机构的垄断,建立新的医疗服务提供制度已是改革的必然趋势。从全球来看,虽然不同国家采取了不同的模式来提供医疗服务,但由第六章对四种典型协同模式的运作情况述评可知,它们的医疗服务都采用混合提供制度模式(公立机构、私立非营利和私立营利性机构共存)。尽管不同模式中公立医疗机构和私立医疗机构的比例悬殊,但是各国医疗服务提供的主角都是非营利性医疗机构,尤其是私立非营利性医疗机构在某些发达国家更是发挥着主要作用。与此同时,私立营利性医疗机构的作用也很重要,而且有日益增强的趋势。在理论研究方面,很多学者都认为卫生保健应该由公共系统和利润最大化的私人企业混合提供,从而可以降低公共部门的开支并提高供给的效率。其中 McGuire and Riordan 认为通过产权的改革可以改变公立医疗机构效率低下的问题,提高生产的效率①。Mireia Jofre-Bonet 的研究也表明,公私混合提供相对于严格的私立体制,带来了福利的增加;而相对于纯粹的公共体制,它的成本更低②。

由于医疗市场的特殊性,公立医疗机构也有其合理性,在此基础上可以确定公立医疗机构的范围。

1. 公立医院存在的必要性和范围界定

医疗机构的存在是为了生产、提供医疗服务,而医疗服务有不同的类型。为了分析的方便,假定医疗机构是严格根据其提供的医疗服务来划分的,然后相应地依据医疗服务的性质来确定医疗机构的性质。

首先,根据医疗服务的公共物品性质和个人对医疗服务的依赖程度(必需品还是奢侈品),将医疗服务简单地进行如下的划分,如图 8-7 所示。

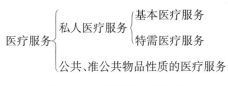

图 8-7 医疗服务的分类

其中,具有公共物品性质的医疗服务有环境保护、疾病检测、健康教育、计划免疫、传染病控制、卫生预防等;具有准公共物品性质的医疗服务有儿童计

---

① MCGUIRE G T, RIORDAN H M. Incomplete information and optimal market structure:Public purchases from private providers [J]. Journal of Public Economics,1995,56(1):125-141.

② JOFRE-BONET M. Health care:private and/or public provision [J]. European Journal of Political Economy,2000(16):469-489.

划免疫等。这类服务涉及全社会的卫生安全,带有极强的正外部性,而且它具有消费的非竞争性和受益的非排他性,所以私人提供会存在严重的"搭便车(free rider)"现象,对于这类私人部门不愿意介入的领域或无力提供的产品,政府必须相应承担起供给的职责,否则将带来极大的经济效率损失和社会福利损失。

与公共物品性质相对照,在医疗服务中还有很多是私人性质的物品,既存在着竞争性也很容易排他。这既包括对非传染性常见病、多发病乃至一些重大疾病的检查、诊断、治疗、康复护理等方面的服务,以及与之相联系的其他服务,如提供药品、医用材料器具、救护车、病房住宿等基本医疗服务;也包括为满足群众的特殊医疗需求而开展的医疗服务活动,包括特需门诊、导诊服务、点名手术、家庭式产房、特需护理、加班手术、全程护理、医学美容、保健咨询等形式的特需医疗服务。使用此类医疗服务的患者可选择专家、快捷入院、快捷检查、快捷治疗等,并享受到宾馆式的病房设施和相应的配套服务。特需医疗服务属于高端需求,政府完全可以放手让市场提供,自身只做好监管等工作就可以了。

基本医疗服务虽然属于私人物品,但是由于基本医疗的享有是人的一种权利,天然具有福利的特征,所以必须保证基本医疗服务享有的公平性。但在单纯的市场机制下,医疗服务的获得取决于患者的支付能力,其结果是高收入者可以获得较多的医疗服务,从而有较高的健康水平,较高的健康水平又保证了其人力资本的可持续发展,从而使其收入可能会进一步增加,这样高收入者就处于一种良性循环状态;而低收入的弱势群体,比如穷人、老人,由于无力支付高额的医疗费用,在得病后,只能获得较少甚至是零医疗服务,其健康水平将会降低,其人力资本也会相应减少,那么其收入会进一步减少,这样这些弱势群体将陷入一种恶性循环状态。因此,仅仅依靠市场的力量将会使这两种循环得以持续,最终的结果将使贫富差距拉大,贫富人群所享受到的卫生服务严重不均。所以,在卫生领域中运用自由市场机制,不但不能解决公平问题,还会使不公平程度加剧。如果任由市场自身调节,最终会导致社会不稳定等一系列社会问题。因此,在保障公平性上,政府责无旁贷。正如亚当·斯密所指出的:"一个稳定的社会应建立在'同情'的基础之上,救死扶伤从来都被尊为崇高的行为,穷人生病如果得不到治疗将使一个政府受到足够的指责。"为此,政府必须参与其中,通过不同的方式保证民众能够获得相应的服务。此外还值得一提的是,这部分医疗服务的赢利前景和竞争能力比较好,私人部门完全能够通过经营这部分产品获得成本补偿并获得部分利润,因此,这类医疗卫生产品的供给,可以在政府主导下引入市场机制以发挥私人部门的效率优势来获得。

此外,随着新公共管理理论的发展和完善,我们应该清晰地意识到,医疗卫生服务应该由政府主导提供,但并非一定要由政府去大包大揽、直接生产;强调政府主导的重点在于政府有义务通过购买、监管等措施保证公共医疗卫生物品供给的公平。至于具体的供给主体和方式,应该基于市场进行资源的配置。政府既可以通过财政投入,借助公立医院直接供给此类产品或服务,也可以通过直接补贴消费者或补贴医院以购买服务,从而间接实现供给目标。政府的最终选择应取决于哪种方式的效率更高以及民众的满意度更高。

目前我国公立医疗机构处于主导地位已经是一个不争的事实。由于路径依赖,我们不可能完全照本宣科,大幅度缩小公立医疗机构的规模,而只能在结合实际的前提下,逐步进行改革,在这个过程中,公立医疗机构的范围大致可以包括下面几类:

(1)公共物品性质的医疗服务提供医疗机构应该具备公立性质。由于公共物品消费的非排他性,难以通过私人自愿提供来满足需求,单纯私人自愿供给可能导致供给不足[1]。因此,传统观点认为,公共物品是典型的"市场失灵"领域,因此必须由政府来提供[2]。

(2)部分保障公平的、提供基本医疗服务的医疗机构应该是公立性质。政府还必须继续举办相当数量的公立医疗机构,直接向弱势群体提供低收费或免费的医疗服务。

(3)部分防止垄断的、提供基本医疗服务的医疗机构应该是公立性质。垄断会带来产量的减少、价格的提高,造成效率的损失和社会福利的减少,这已是经济学的基本常识。而对医疗机构而言,由于医疗服务的特殊性,使垄断的不良后果更为显著。因为垄断,尤其是技术垄断会带来医生严重的诱导需求,下面做一个简单分析。

如果一个医院在专业领域或某个地区实现了技术上的垄断,那么医院的医生就能够利用医院的"技术声誉"来实施违规行为,公立医院的医生尚且如此,如果逐利的私立医院具有了技术的垄断,可能会带来更加严重的违规行为,从而严重影响医疗服务的可及性。因此政府必须保留一些布局合理的、提供基本医疗的机构和少数区域内最有实力的综合医院(含医学院附属医院)。

255

---

① 吴伟,陈功玉,王浣尘,等.环境污染问题的博弈分析[J].系统工程理论与实践,2001,21(10):115-119.

② 李彬.西方国家公共服务市场化的实践及其评价[J].管理世界,2002(4):142-145.

前者主要是为了防止形成地区垄断,从而使基本医疗服务的可及性降低;而后者的设立则是政府对医疗市场进行宏观调控的需要,它们承担起技术培训和规范医疗服务、收费水平的职责,从而对私立医院盲目追求超额经济利润起到抑制作用。

根据上述三个界定标准,结合现在医疗机构的具体划分方法,我们认为公立医疗机构应该包括以下几类:

(1) 承担公共卫生服务的医院,包括传染病院、结核病院、麻风病院、精神病院、性病、艾滋病防治机构、地方病防治机构、血站、急救中心。

(2) 为弱势人群服务的医院,主要包括妇幼保健医院和慈善医院。

(3) 部分布局合理的、提供基本医疗的医院和社区卫生服务中心(乡镇卫生院)。

(4) 少数区域内最有实力的综合医院(含医学院附属医院)和专科医院。

在界定了公立医疗机构后,其他一些医疗机构,主要包括提供特需医疗的机构、部分提供基本医疗的医院和社区卫生服务中心,政府可以从中退出,让其改制成为私立医疗机构,政府则主要负责监管和宏观调控(比如通过税收等手段)。

2. 公立医院的规模测算

在对公立医院进行界定后,随之而来的问题就是到底中国需要多大规模的公立医院体系。因此我们将从政府的财政投入能力以及卫生区域规划的角度来对公立医院的规模进行测算。

1) 基于政府财政投入能力的测算

目前公立医疗机构最大的问题就是补偿不足,为此医院依赖于"以药补医",进而导致了严重的药价虚高等现象。因此,为了保证公益性,必须确保公立医院在投入上到位,否则,即使公立医院规模很大,也最终会出现遍撒"胡椒面"的结果,医院依然有继续谋利的冲动。目前公立医疗机构的收入结构包括财政补助收入、上级补助收入(我们把财政补助收入和上级补助收入视为广义的政府资金)、业务收入(其中包括医疗收入和药品收入)。医疗收入的收支有一定的赤字,但是将来收费标准会有一定的提高,所以赤字对医疗机构的影响不大,目前最重要的就是药品收入部分,如果政府能够弥补药品收入的差额,就可以认为政府投入已经能够保证医疗机构运营所需资金。也就是说,政府的包揽资金=财政补助收入+上级补助收入+药品净收入。接下来本书按照 2009 年的政府办医疗机构的相关数据(见表 8-10)来测算公立医疗机构的规模。

表 8-10　2009 年公立医疗机构的收入及其结构

单位：万元

指标名称	医院	社区卫生服务中心	乡镇卫生院
机构数（个）	9 651	3 126	37 333
总收入	74 569 116	2 903 780	9 597 506
财政补助收入 1	6 336 271	625 860	1 821 977
上级补助收入 2	250 206	59 840	115 880
政府总补助 1+2	6 586 477	685 701	1 937 858
药品收入	31 360 277	1 489 429	4 215 350
药品支出	29 254 777	1 348 112	3 578 813
药品净收入 3	2 105 499	141 316	636 537
政府包揽所需资金=1+2+3	8 691 976	827 016	2 574 394
平均一所需要的包揽资金	901	265	69

　　由于下一步卫生改革的重点是要强化社区卫生服务，因此在测算前首先做一个这样的假设，那就是政府在投入时先保证对社区卫生服务（城市就是社区卫生服务中心，农村是乡镇卫生院）的投入，剩余资金再投入到医院。有了以上的假设，接下来根据不同的情况进行分类测算（见表 8-11）。

表 8-11　公立医院的规模测算（按财政支出能力）

测算方法	医院/所	社区卫生服务中心/所	乡镇卫生院/所	政府投入/万元	投入增加比例/%
（1）	6 450	3 126	37 333	12 093 388	31.3
（2）	5 212	6 219	41 636	13 208 293	43.4
（3）	5 192	3 126	37 333	14 198 887	54.2
（4）	2 392	3 126	37 333	18 409 886	99.9
（5）	4 195	6 219	41 636	15 313 793	66.3
（6）	1 933	6 219	41 636	19 524 791	112.0
（7）	7 661	3 126	37 333	10 376 639	30
（8）	6 665	6 219	41 636	10 376 639	30

　　（1）政府投入保持 2009 年的水平，社区卫生服务中心和乡镇卫生院维持在2009 年的数量。

　　根据《中国卫生年鉴》，政府在 2009 年投入到医院、社区卫生服务中心和乡镇卫生院的资金为 9 210 035 万元。首先将这个总投入减去投入到社区卫生服务中心和乡镇卫生院的投入，再减去这两者来自药品的净收入，最后还剩余资金

5 808 623 万元。而政府每包揽一所医院平均需要 901 万元,所以政府可以负担 6 450 所医院,而现在是 9 651 所医院,也就意味着,目前的公立医院数量要减少近三分之一。假如政府不想减少现有的公立医院规模,那么政府必须将投入增加至 12 093 388 万元,要比 2009 年的投入水平增加 30% 左右。

(2) 政府投入保持 2009 年的水平,社区卫生服务中心和乡镇卫生院满足理想的数量。

2009 年社区卫生服务中心和乡镇卫生院的规模并不能满足民众对社区卫生服务的需求,根据新医改提出的农村医疗机构建设目标以及城市社区卫生的设置标准,未来农村每一个乡镇应有一所公立卫生院,城市每 10 万人有一个公立社区卫生服务中心,根据这个标准,那么社区卫生服务中心和乡镇卫生院相应的数量分别是 41 636 所和 6 219 所,我们把这个数量看作是理想的数量。接着按照(1)中的算法进行同样的测算,结果是政府能负担的医院为 5 212 所,也就意味着,目前的公立医院数量要减少近一半。

考虑到现实情况,我们认为关于药品加成的统计数据有被低估的嫌疑。例如,医院来自药品的净收入只有 2 105 499 万元,仅占药品支出的 7.2%。即使是按照政府的规定,也可以有 15% 的加成。我们在上海调查时发现,医院的加成率应该在 15%~20%,而且业内人士认为加上药品的暗扣,30%~40% 的加成率是比较合适的。由此,我们分别使用 15% 和 30% 来对数据进行以下的修正。

(3) 政府投入保持 2009 年的水平,社区卫生服务中心和乡镇卫生院维持 2009 年的数量,但医疗机构药品加成率变成 15%。修正后的测算结果表明,政府能够负担的医院数量减少为 5 192 所。而如果要保持规模不变,则最少要在 2009 年的基础上增加 43.4% 的投入。

(4) 政府投入保持 2009 年的水平,社区卫生服务中心和乡镇卫生院维持 2009 年的数量,但医疗机构药品加成率变成 30%。测算结果表明,政府能够负担的医院数量减少为 2 392 所。如果要保持规模不变,要在 2009 年的基础上增加 99.9% 的投入。

(5) 政府投入保持 2009 年的水平,社区卫生服务中心和乡镇卫生院满足理想的数量,医疗机构药品加成率为 15%。测算结果表明,政府能够负担的医院数量减少为 4 195 所。如果要保持规模不变,要在 2009 年的基础上增加 66.3% 的投入。

(6) 政府投入保持 2009 年的水平,社区卫生服务中心和乡镇卫生院满足理想的数量,医疗机构药品加成率为 30%。测算结果表明,政府能够负担的医院数量减少为 1 933 所。如果要保持规模不变,要在 2009 年的基础上增加 112%

的投入。

根据新医改的规划和政府的财政状况,政府投入增加 30% 是一个比较可行的方案①,因此我们假设政府的投入在 2009 年的水平上增加 30%;而药品的加成率,随着医改的深入,我们认为实际的加成率应该更加接近政策设定的 15%,基于这两个假设,我们再根据社区卫生服务中心和乡镇卫生院的不同数目对医院的规模进行测算。

(7) 政府投入在 2009 年的水平上增加 30%,社区卫生服务中心和乡镇卫生院维持 2009 年的数量,医疗机构药品加成率为 15%。测算结果表明,政府能够负担的医院数量减少为 7 661 所。

(8) 政府投入在 2009 年的水平上增加 30%,社区卫生服务中心和乡镇卫生院满足理想的数量,医疗机构药品加成率为 15%。测算结果表明,政府能够负担的医院数量减少为 6 665 所。

2) 基于卫生区域规划的测算

根据 2009 年的行政区划,我国有省级单位 34 个,地市级单位 333 个,县级单位 2 858 个,具体构成如表 8-12 所示。如果一个县级单位保留 2 所医院,一个地级市保留 5 所医院,一个直辖市保留 10 所左右医院,那么医院规模为 7 691 所(见表 8-13)。

表 8-12　我国行政区划数量

省级单位	数量	地级市单位	数量	县级单位	数量
直辖市	4	地级市	283	市辖区	855
省	23	地　区	17	县级市	367
自治区	5	自治州	30	县	1 464
特别行政区	2	盟	3	自治县	117
				旗	49
				自治旗	3
				特　区	2
				林　区	1
合　计	34	合　计	333	合计	2 858

资料来源:2009 年全国政区统计[EB/OL]. (2010-10-21)[2015-10-20]. http://www.xzqh.org/html/show/cn/4857.html.

---

① 卫生部. 卫生部承诺 5 年内个人承担看病费用不超过 30%[EB/OL]. (2010-11-30)[2015-11-20]. http://www.ccement.com/news/content/1008453.html.

表 8‑13　2009 年公立医院的规模测算（按行政区划）

省级单位数量	31	地级市单位数量	333	县级单位数量	2 858
省级平均保留数量	10	地市级平均保留数量	5	县级平均保留数量	2
省级保留总数量	310	地市级保留总数量	1 665	县级保留总数量	5 716

注：本表测算数据不含香港、澳门、台湾地区的统计数据。

综合两方面的测算，现在公立医院的规模和政府能够负担的规模明显有较大的差距，如果未来社区卫生的发展保持 2009 年的规模，那么公立医院的规模不能超过 8 000 所，应比现在减少 1 600 所左右；如果社区卫生的发展更加迅速，则公立医院的规模应该减少到 7 000 所以下是比较合理的。

3. 公立医院的退出途径

从上面的测算可知，无论哪种情况，公立医院的规模都显庞大，因此，将来必然要有部分公立医院退出，但如何退出？目前来看可以有如下的途径：

（1）将其改制为有限责任公司制的医院，同民间资本联合，让后者出资收购或兼并；也可以职工持股、医院管理者收购政府所有的资本。经过清产核资，作为医院对政府的负债，分期分批偿还。

（2）成为国有民营医院。同当地国资局合作，由国资局负责向财政归还预算内国有资本，国资局对医院控股收购，负责分期付款。国资局和财政局不同，属于非政府组织，容许医院内产权多元化和建立混合所有制。所以，国有企业医院改制没有产权多元化的障碍。这样建立的医院，国资局的资本既可以控股也可以参股，可以广泛吸收外部资本，也可以上市融资。

（3）由民营企业或医院协会会员组建医院管理公司，并同政府财政局、卫生局签订医院托管合同，医院国有资产仍然是政府预算内的国有资产，所托管的医院按照合同向托管公司按业务收入的一定比例支付管理费。如果医院经营不善，托管公司承担国有资本保值责任。

预算内公立医院的资产只有保值任务，没有增值任务。医院增值的部分主要用于医院发展。医院管理公司是营利性企业，但是它所托管的公立医院仍然是非营利机构。医院管理公司收取的管理费在减去成本以后的利润应该纳税。但是公立医院的结余不纳税。被托管的医院一般情况下没有政府预算拨款。如果医院承担平民医院的任务，政府应该按照成本和收费的差额给医院津贴，如同新加坡国有津贴医院。这种国有非营利医院在融资上有一定困难，只能贷款不能入股分红。但是，民营资本可以向托管公司投资，托管公司可以纳税和分红，如果托管公司规模很大，也可以上市。托管公司在它所托管的医院需要添置设备和建筑物时,用公司的资本购买设备或新建建筑物,然后出租给所托管的医院,按照规定收取合法的租金。管理公司和医院的关系是两个独立法人之间的关系,医院不是管理公司的分公司。

(4)医院独立申请成为民办非企业单位。这个办法目前在中国缺乏必要的法律支持。在国外,政府税法规定,政府对企业实行累进所得税制度。同时,规定企业可以将税前利润的一部分依法转为公益性基金,国家立法规定公益性基金的用途,公益金可以免税,在税前列支。企业用税前利润办医院不能免税。所以,国内非营利性医院融资十分困难。

(二)理顺政府和公立医院关系,完善治理结构

卫生行业有自己的特殊性,所以政府对卫生行业进行干预是一个世界性的普遍现象。但是政府的干预不代表一定要由政府大包大揽,而是应该理顺关系,科学管理。

1. 卫生行政部门的"管办"分离和职能定位

为了提高公立医疗机构的运作效率,并为公私医疗机构营造一个公平的竞争环境,要求卫生行政部门必须改变现在"管""办"重合的角色,成为全行业的调控者、监管者,对所有医疗机构施行全行业管理。因此,卫生行政部门必须尽快与现有公立医疗机构进行实质性的政事分开,切断两者间的行政隶属关系,理清产权纽带,理顺医疗服务价格体制,逐步取消"以药补医"等不合理政策,减少医疗机构可操作的政策空间;科学地制定一套公平对待全行业参与者的游戏规则,真正成为一个全行业的调控者、监管者。改革后,卫生行政部门的基本职能包括以下方面:

(1)规划功能。制定中长期卫生事业发展规划和年度实施计划、卫生资源配置标准和卫生区域发展规划,用法律、行政、经济等手段加强宏观管理,调控卫生资源配置,实行卫生工作全行业管理。

(2)准入功能。完善有关法律法规和管理制度,对卫生机构、从业人员、医疗技术应用、大型医疗设备等医疗服务要素以及相关的健康产品实行准入制度,保护人民群众的健康和安全。

(3)监管功能。依法行政,实施卫生监督;规范医疗卫生服务行为,加强服务质量监控,打击非法行医、整顿医疗秩序以及规范医疗广告等市场行为。

(4)经济政策调控功能。制定和实施卫生筹资等卫生经济政策,确保公共卫生服务和弱势人群的基本医疗服务的供给,促进健康公平;明确对不同类型医疗卫生事业的补助政策、税收政策和价格政策。

(5)定期发布医疗卫生有关信息。定期发布医疗机构服务数量、质量、价格

和费用信息,引导患者自主选择医院、医生,减少医务人员与患者之间因信息不对称而带来的市场缺陷。

(6)促进多样化和公平竞争,营造和规范医疗服务领域有序、平等的竞争环境。同时,要加强中介组织建设,充分发挥医学会、医院管理学会、医师协会等中介组织和学术团体的作用,加强行业自律、质量监督和医疗技术管理工作。

2. 改变公立医疗机构的治理结构

根据前面的分析,公立医疗机构治理结构的改革包括两方面的内容:一是政府改变"管"、"办"不分、产权不明的职能"越位",在公立医疗机构内部建立现代产权制度;二是政府必须补足职能的"缺位",承担起自己的责任。但是当前公立医院委托代理结构有着明显的缺陷。

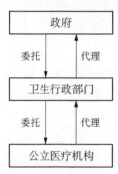

图8-8 公立医疗机构的现有委托—代理结构

公立医疗机构在单位性质划分中属于行政事业单位,其资产绝大部分为非经营性资产,目前国家采取的主要是委托监管的办法,即政府将公立医疗机构委托给卫生行政部门来监管。而卫生行政部门也不能直接经营管理医疗机构,只能实行"二级委托监管",通过任命代理人即医院经营者经营公立医院。这样,从政府到公立医疗机构之间就有了两层委托代理关系,如图8-8所示。

与这种两层委托代理结构对应的产权关系是:一级委托人即政府作为出资者对公立医院的资产享有所有权,拥有名义上的剩余控制权,但没有真正的剩余索取权;作为一级代理人和二级委托人的卫生行政部门拥有对医院资产的监督权,但因没有公立医院财产的所有权,所以也没有剩余控制权,而且在现在"节余自留"的财务管理体制下,卫生行政部门也没有剩余索取权;二级代理人医院管理者对公立医院的财产拥有使用权,但作为代理人,其权利是不完备的,它没有完全的人事权和内部收益分配权,而且在经营中不承担风险责任也没有剩余索取权[1][2][3]。

张维迎等人认为如果剩余索取权和剩余控制权不统一,其结果将导致廉价投票权。那么作为一级和二级委托人的政府和卫生行政部门,由于它们掌握的剩余控制权与剩余索取权并不统一,因此它们手中的控制权就成为一种"廉价的

262

---

[1] 周其仁. 公有制企业的性质[J]. 经济研究,2000(11):3-12.

[2] 张文生,毛正中,阎正民. 我国政府对国有医院管理的委托代理结构分析[J]. 卫生软科学,2003(6):6-8.

[3] 吴晓峰. 我国公立医疗机构产权制度缺陷分析[J]. 中国卫生资源,2004(2):61-63.

投票权"①。阿尔钦和德姆塞茨指出,要对监督者进行有效激励,就应当使监督者享有剩余索取权。但是在现有的产权安排下,作为监督者的卫生行政部门,由于没有剩余索取权,所以面对与医院经营者之间的信息不对称,它缺乏收集信息的积极性,也缺乏监督责任心,从而对公立医院管理者的监督是缺乏效率的。同样在这样的产权安排下,医院管理者一方面由于没有控制权和索取权,工作缺乏积极性;但另一方面他们可以凭借对财产的使用权获得额外的在职消费收益,而且随着可支配财产数量的增加,他们所获得的额外消费收益也将增加。因此,公立医院的管理者就会收买政府的"廉价控制权"来为自己谋利,再加上卫生行政部门监督的无效,因此公立医院内部普遍表现为"事实上"的"内部人控制",内部人掌握着公立医院的控制权,但是没有承担与之匹配的风险,因此会导致在职消费、不顾成本扩大医院规模的激励,并偏好于提供经济收益大的服务和过度医疗服务,从而导致了医院的盲目重复建设,经营成本的上升和医疗费用的上涨,违背了国家增进国民福利的初衷,也造成了医疗卫生服务供给公平性的下降。

因此,为了使改革后的公立医疗机构能够改变现有两层委托代理产生的不良后果,必须要对其进行改革。

3. 在医疗机构中建立现代产权制度

中共十六届三中全会通过了《中共中央关于完善社会主义市场经济体制若干问题的决定》,首次提出了"建立现代产权制度",指出"产权是所有制的核心和主要内容。建立归属清晰、权责明确、保护严格、流转顺畅的现代产权制度",既有利于保护公有和私有财产,也有利于巩固公有制经济的主体地位,促进非公有制经济发展,推动混合所有制经济发展。产权是一种可分解的权利,财产的所有权可以横向分解为使用权、收益权和让渡权,也可以纵向分解为出资权、经营权和管理权。2017年颁布的《国务院办公厅关于建立现代医院管理制度的指导意见》中提出,明确政府对公立医院的举办职能。要积极探索公立医院管办分开的多种有效形式,统筹履行政府办医职责。政府行使公立医院举办权、发展权、重大事项决策权、资产收益权等。所以为了保证公立医院的运营效率,实现其社会福利最大化的经营目标,必须让各主体的权利界定明晰化,即政府作为出资者享有对公立医院的终极财产所有权,公立医院的经营者为经营主体享有完整的法人财产权,卫生行政部门拥有针对公立医院经营行为的监督权,形成图8-9所示的新委托代理结构。

国家作为财产所有者,不能直接与公立医院管理者通过契约明确双方的权

---

① 张维迎.从现代企业理论看中国国有企业的改革[J].改革与战略,1994(6):18-20,17.

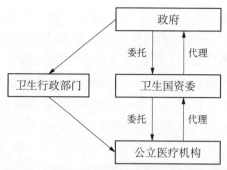

图8-9　公立医疗机构的新委托—代理结构

利和义务,所以就需要委托代理人与国有医院签订合约。作为国家财产的代理者,它应当能代表人民的利益;作为经营国有资产的委托方,其效用函数应尽可能与经营者一致。为了达到这一目的,可以成立国有医院管理公司作为国有资产的代理人,国家政府代表国家与国有资产代理人签订合约,形成国家政府与国有医院管理公司之间的委托代理关系。

卫生国资委代表政府扮演出资人角色,它是财产所有权的主体,享有出资人的权利,对公立医院承担有限责任。卫生国资委拥有公立医院资产终极所有权,负有监督医院资产运营情况的责任。卫生国资委有权任免公立医院的法人代表,委任医院管理委员会成员,对医院重要行政人员任命进行审核,审定医院的发展方向和规划,监督医疗服务的社会效果,保证社会公共利益、社会目标的实现。同时,逐步建立医院投融资机制和宏观管理体制,规范公立医院法人治理结构,促使医院成为独立的法人实体。卫生国资委不具体运作医院,不直接干预医院日常经营管理活动。但可以通过审计资产增值情况和社会目标的实现程度施加外部约束。

在法律法规的规定下,以契约形式界定卫生国资委和公立医疗机构的责权利关系。公立医疗机构在契约或合同规定的范围内拥有充分的独立经营权,承担经营风险。公立医疗机构应该拥有以下权利:①拥有法人财产权;②自主经营开发管理权;③医疗业务决策权;④设备物资处置权;⑤独立的劳动人事权;⑥收支结余分配权;⑦按契约或合同规定的获得国家财政拨款支持权。公立医疗机构新产权制度确立后,就可以凭借产权经营主体拥有的权利,对医疗资源进行重组,对医疗机构的运行机制进行调整,提高组织的运行效率,使公立医疗机构既能与社会主义市场经济体制相兼容,又能在国家契约或合同规定的范围内,在不违背应承担的社会卫生责任的前提下,实现社会效益与经济效益的统一。而国家凭借产权归属主体地位,通过法律、经济和行政手段,对公立医疗机构进行直接或间接调控。运用激励、服务、控制三大管理职能,促进我国医疗卫生事业的健康发展,更好地为全面建设小康社会服务①②。

(三) 合理持续增加财政投入,对公立医院进行差异化补偿

我国公立医院财政政策发展情况如表 8 - 14 所示。从财政的投入占比来看,20 世纪 80 年代初期,我国财政投入占医院收入的比例平均为 30% 以上;到 90 年代,医院的财政补助占总收入的比重开始下降,从 90 年代早期不足 20% 降为 90 年代末的 8.5%;2000 年,医院的财政补助所占的比例降至 7.7%。即使在 2003 年 SARS 期间,国家财政加大了对医院的投入,但财政补助占医院总收入的比例也仅为 8.40%。进入 21 世纪后,这一比例长期低于 7%。

表 8 - 14　我国公立医院财政政策发展情况

时间段	政　　策
1949—1955 年	统收统支
1955—1960 年	全额管理、差额补助
1960—1979 年	全额管理、定项补助
1979—1999 年	全额管理、定额补助、超支不补、结余留用
1999—2008 年	核定收支、定额或者定项补助、超支不补、结余留用
2009 年以后	医药分开,公立医院补偿由服务收费、药品加成收入和财政补助三个渠道改为服务收费和财政补助两个渠道

以上海市为例。2014—2016 年除了传染类和精神类公立医院之外,其他类型的公立医院的财政补助占总收入的比重依然比较低。

从业务收支结余情况来看,上海市公立医院业务收支存在较大缺口,不同类型、不同层级医院的业务收支情况存在较大差异。从不同类型看,五类医院都普遍存在业务亏损问题,单从业务结余数值来看,长宁区的综合类医院,市级中医、综合、传染类医院的亏损较多,其中市级的上海中医药大学附属龙华医院 2016 年的业务亏损额达到了 1.28 亿元;但再结合业务收支占业务收入的比重看,综合类医院的规模大,业务收入多,业务结余占业务收入的比重要明显小于其他类医院,反观精神类、传染类医院,在业务亏损的情况下,亏损占业务收入的比重较高,特别是浦东新区的传染类医院,业务亏损占业务收入的比重都在 20% 以上,亏损对医院的影响较大(见表 8 - 15 和表 8 - 16)。

---

① 李厚坤,包章炎,何可忠.公立医院出资人制度与法人治理结构研究[J].卫生经济研究,2004(1)：9 - 11.

② 予季.公立医院必须改革国有资产管理体制[J].卫生经济研究,2003(8)：26 - 26.

表 8 - 15　2014—2016 年市、区公立医院财政补助占总收入的比重汇总（%）

	长宁区			普陀区			徐汇区			浦东新区			闵行区			市级		
	2014	2015	2016	2014	2015	2016	2014	2015	2016	2014	2015	2016	2014	2015	2016	2014	2015	2016
中医	11.59	10.35	9.42	12.15	11.27	9.84				10.44	13.17	10.91				3.90	3.79	3.73
精神	45.89	34.07	31.49	12.90	13.12	9.72	12.65	12.98	9.27	21.21	16.12	17.96	22.00	25.41	26.06	9.32	10.18	10.11
综合		10.81	19.94	7.27	7.25	4.41	35.34	23.80	7.62	6.34	5.81	8.20	6.25	6.80	7.42	3.15	2.68	2.94
妇幼	5.40	5.31	5.79	9.32	12.95	14.77				18.10	10.95	10.84	20.94	26.32	28.69	4.66	5.95	4.34
传染										31.41	28.95	39.07				27.00	24.57	23.20
儿科																4.03	5.02	4.87

表 8 - 16　2014—2016 年市、区公立医院业务收支结余情况

单位：亿元

	长宁区			普陀区			徐汇区			浦东新区			闵行区			市级		
	2014	2015	2016	2014	2015	2016	2014	2015	2016	2014	2015	2016	2014	2015	2016	2014	2015	2016
中医	−0.10	−0.08	−0.05	0.20	0.21	0.23				0.05	0.06	−0.01				−0.49	−1.21	−1.28
精神	0.00	−0.02	0.27	0.02	0.08	0.22	0.04	0.06	0.05	−0.14	−0.11	−0.02	−0.05	−0.10	−0.05	0.17	0.41	0.22
综合		−0.27	−0.33	0.18	0.00	−0.08	0.75	0.83	0.93	0.21	0.28	0.24	0.95	−0.12	−0.43	−1.14	−1.26	−0.65
妇幼	−0.08	−0.07	−0.09	0.24	0.28	0.44				0.26	−0.02	0.09	−0.17	−0.20	−0.25	0.11	−0.10	−0.14
传染										−0.07	−0.08	−0.10				−0.38	−0.39	−0.45
儿科																−0.31	−0.08	0.02

从不同区域来看,浦东新区的亏损较为严重,普陀区、徐汇区的运行压力较小。其中,浦东新区传染类医院业务亏损额占业务收入的比重连续三年超过20%,最高达到24.2%;从市级层面看,六类医院除精卫中心外,都处于亏损状态,但亏损额占业务收入的比重较小,一般都在3%左右,只有传染类医院达到了10%,但也远低于浦东新区传染病医院的20%。总的来说,业务亏损对市级医院的影响小于区级(见表8-17)。

自取消药品加成政策执行以来,药品加成收入逐步下降对医院的日常运营造成了不小的压力,减少的药品加成,导致医院的收入无法覆盖业务成本。2015—2016年,药品加成收入占医疗成本的比重降幅明显,医疗服务业务量逐年增加的同时必然带来成本的上升,但来自药品加成的收入减少,导致医疗成本短期内难以获得足额补偿。

从不同类型公立医院来看,取消药品加成对综合、妇幼、传染和精神类医院造成的运营压力最为显著,增加的运营成本普遍在2%～4%。

从不同层级来看,在市级公立医院中,运营压力增加幅度最为明显的是精神类和传染类医院,需弥补的医疗成本增加了近3%;区级公立医院运营压力增长幅度较为明显的则是普陀区的中医类医院、浦东新区的综合类和传染类医院,需弥补的医疗成本均增加了3%以上。其中,普陀区的中医类医院药品加成率从17.19%降到了11.59%,降幅大于5%,而其他区的中医类医院2016年的药品加成率都还维持在14%～15%,故而普陀区的中医类医院药品加成收入占医疗成本的比重降幅比较明显。

表8-17　2014—2016年市、区公立医院药品加成收入占医疗成本比重降幅汇总(%)

	长宁区	普陀区	徐汇区	浦东新区	闵行区	市级
中医	1.47	4.67		2.16		2.16
精神	1.43	0.79	2.27	1.27	2.55	2.80
综合	1.85	0.24	2.21	3.11	2.55	2.36
妇幼	1.51	2.29		1.38	0.99	0.97
传染				3.84		2.83

无论是从历史的脉络还是从国际上对公立医院的投入情况来审视,要保证公立医院的公益性,财政投入的比例还可以有一定幅度的增长。新医改方案指出"政府卫生投入增长幅度要高于财政经常性支出的增长幅度,使政府卫生投入占财政经常性支出的比重逐步提高"。

1. 财政投入的总体原则

(1) 有所为有所不为原则。首先界定财政的投入边界,属于财政投入范畴的,比如公共卫生专项、救助性欠费、政府指定任务等,财政必须分门别类,足额投入;符合医改发展方向的投入,比如药品零差率、绩效工资等,财政要尽力而为。

(2)从被动为到主动为原则。将有限的财政投入到能够引领公立医院回归公益性的轨道,不要只是跟着医院的步伐被动买单;从兜底思维转变到激励思维,让财政补助起到四两拨千斤的作用。

(3)从单独为到合力为原则。财政投入必须和医保(尤其是未来组建的医疗保障局)、发改委(物价)、卫健委、申康、审计、民政等部门联合对公立医院进行综合治理、协同治理,在顶层设计的系统框架内发挥财政的"财能"。

(4)从补供方到供需双方并重原则。公立医院财政补偿方式的设计应当根据供方的具体发展状况来确定:对服务能力较强的大医院而言,财政除了对其某些服务因执行国家定价而产生的政策性亏损给予定向补偿,以及给予必要的重点学科建设补助、符合国家发展导向的尖端医疗技术研发补助外,其补偿的主要来源应为医保支付和少量患者付费,通过医保支付机制来约束其行为;对条件和能力尚不足的基层医疗卫生机构,应按其满足需方指标(如门诊人次、门诊量、实际住院床日等)来测算补助额,并尽可能通过购买服务的方式进行补助。

(5)不同级别公立医院差异化补偿原则。不同级别的公立医院,比如市级、区级医院存在着较大差异,在财政补偿的过程中,补偿项目和补偿力度都要结合不同区域公立医院的自身情况进行差异化补偿。

2. 主要的完善措施

1)合理增加财政投入,优化财政投入结构

第一,要增加基本补助,财政需由原来的供方导向向供需双重导向转变,在原来的直接按供方指标测算补助额(如床位补助),新增投入可更多地按其满足需方指标(如门诊人次、门诊量、住院床日等指标)为依据来测算。即使按照供方测算的投入,也要根据运行成本进行差别化调整。比如传染类医院的床位成本更高,若按床位补贴,就应该给予其更高额度的补贴;儿科等科室营收能力较弱,若按人头补贴,这些科室医生的投入应该相对更高一些。

第二,应逐步建立激励性的财政投入与使用监管机制。财政支出应与基本医疗服务的数量、质量(如门诊住院人次、患者满意度)及医院运行效率挂钩,奖惩并举;应以本市公立医院改革目标模式为导向,建立包括公益指标、效率指标、质量指标、成本指标、社会指标等在内的绩效考核指标体系,根据绩效考核结果,对公立医院的基本支出补助予以核增或核减。

第三,对公立医院项目投入也要强化绩效导向,健全专项资金绩效评价制度,项目补助资金根据绩效评价等级核拨。

第四,加快建立和完善财政一般补助通道和专项补助通道,提升财政补助资金到账效率,减缓公立医院现金流压力。

第五,应加强落实政府审计工作,约束医院财务核算体系,提高财政资金投入的合理性及高效性。

2)多部门联动,让医保发挥重要作用而不是财政兜底

在有限的财政总量下,必须要通过多部门的联动,激励公立医院从资源耗费型机构变成资源节约型机构,这样财政投入的增加才能够起到一定的引导作用。为此,财政部门要和医保、卫健委、审计等部门合作,尤其是要和医保部门合作,充分利用医保已有的支付工具和控费手段,提升财政性资金的调控能力。未来,随着医保资金逐步采用更加科学的支付工具,比如 DRGs 等,相对占比不高的财政投入可能更适合和医保打组合拳,对医院控费好的,给予相应的奖励;而对控费不利的,则不奖励甚至给予适当的惩罚。惩罚资金可以不回流到财政基金,可以直接奖励给控费好的单位,这样可以在不大幅度增加投入的基础上实现差别化的支付,提高财政资金的利用效率和引导效果。

从国际经验来看,对医保患者产生的医疗费用,采取的是医保兜底而不是患者、财政兜底。随着医药卫生体制改革的推进,在我国医保将变成公立医院最大的支付方。因此,医药卫生体制改革也要逐步走向医保兜底,唯有这样才能提高医保激励、监管公立医院的动力,引导公立医院走向内涵型、节约型发展模式。

3)对部分公立医院继续采取暂时性的过渡措施保障其平稳运营

从调研中发现,在相关专科医院中,取消药品加成对传染类、儿童类等医院影响大;区级公立医院由于享受到价格调整项目的比例不高,也有一些公立医院尚无法在短期内消化药品加成率降低所带来的收支缺口。因此,要继续执行药品的补差政策,并启动耗材补差政策,保障医院的收支平衡。当然,在补差以及补损过程中,财政应联合各部门分析其亏损原因,不能完全简单地以医院的亏损结果为导向,要将被动补差补损变成主动性的激励性优化补偿政策,有所补有所不补,鼓励医院朝着医改希望的方向发展。

保障医疗改革工作稳步推进的同时,财政应该和发改(物价)、医保、卫健委、审计等部门一起,将医疗服务的价格逐步调整到按成本定价,而不是采取福利性定价,弥补公立医院的政策性亏损,杜绝公立医院以此为借口要求财政不断增加投入或兜底的不合理诉求。

在调整过程中,医疗服务价格比如诊疗费等可能要根据不同类型的公立医院有所调整,比如儿科的诊疗时间长,因此,儿科的诊疗费应该比一般成人科室

要适当高一些。当然在此过程中,要注意和医保等部门的协同。医疗服务价格新增部分要结合分级诊疗的开展,主要由医保来承担,居民自负额度可以适度增加。

4) 强化财政对公立医院财务数据的获取和监管能力

无论是公立医院成本的科学界定,还是精确补偿,都有赖于及时可靠的财务报告信息。由于目前财政投入对于医院的财务报告信息依赖性较强,因此在进行财政预算决策时,应充分考虑医院财务报告信息的可靠性,尽可能降低因人为操纵利润而盲目投入财政经费导致财政支出陷入被动增长的风险。通过完善财政信息化建设,能够缩短财务信息的汇总和传递时间,强化政府对公立医院财务数据的监管能力。在此基础上,全面评估公立医院日常运营成本以及公共卫生等任务的成本分布,测算形成不同类型公立医院的科学合理的成本结构、成本体系和动态调整的标准依据,为差别化补偿奠定坚实的基础。

(四) 推进医院人事薪酬制度制度改革

自新医改推出以来,党和政府密集出台相关文件,要求改革医院人事薪酬制度,提高员工待遇,正确评价员工的工作情况,定期展开技能培训,提高员工素质,让其紧跟社会步伐。之后,虽然从国家到地方都出台了一系列薪酬的改革措施,有些公立医院也跟进做了一些调整,但是从整体上看,公立医院的人事薪酬制度改革依然比较滞后,难以适应新时期、新常态下我国卫生健康事业发展的要求,改革过程中仍有不少问题并没有得到实质性改善。

首先是管理观念和管理意识不足。由于公立医院的主要领导和职能部门的管理者很大一部分来自临床业务科室,他们虽然大多具有精湛的医疗技术,但是管理知识匮乏,缺乏专业的管理理念和思维,很难运用先进的管理方法和创新的管理价值理念,在推进管理改革方面多数凭借临床工作经验或者医疗技术方面的权威性来进行医院管理,缺乏求变和创新意识。

其次是晋升制度和人事制度的实施环境缺乏公平性。公立医院虽然经过40多年的改革发展,在人才和绩效管理观念上已有所转变,但是仍暴露出很多问题:陈旧的人才提拔观念,论资排辈现象仍然非常普遍;职能科室官僚主义倾向严重,人才培养和岗位轮转浮于形式;职称竞聘论资历、论辈分的现象仍然屡禁不止,这些都严重影响公立医院的人才培养,也在某种程度上破坏了公平竞争的环境和体制,造成整个部门或者医院用人机制落后,效率低下,人浮于事。

再次是薪酬体系单一落后。不少地方仍然沿用类似于政府机关的分层工资体系,较少考虑到员工的贡献度、劳动的参与度、医疗的风险性等因素。职工收入与工作质量脱节,与劳动强度脱节,再加上论资排辈的晋升制度,自然无法激发医务工作者尤其是年轻业务骨干的劳动积极性,这也逐渐成为医患关系紧张的一个重要诱因。

最后,在分配制度上缺乏均衡性。一方面,对于医院整体而言,行政职能科室和临床医技科室收入差距较大,绩效分配方面"重医疗,轻管理"的趋势比较严重,职能科室所创造的间接效益很少在工资制度上体现出来。另一方面,对于临床单个科室而言,高资历的员工与年轻员工的薪酬差距也较大,造成青年医生生活压力过大,不能专心于医疗事业,也在客观上造成了医患矛盾和纠纷增加。为此,应该根据我国公立医院的具体情况,制定科学的薪酬制度,激发人才的工作热情,促使医务工作者全身心地投入救死扶伤的事业中去。

医院的发展离不开人才,衡量一个医院的好坏的最重要标准就是人才质量的高低。一个好的医院,离不开医术精湛、医德高尚的医生。医疗技术的进步、学科的发展、学术水平的进步必要要重视人才的培养,重视人才的再教育、再学习,只有这样才能积聚力量,厚积薄发,医院也才能走向健康、可持续的发展道路。

1. 公立医院人事制度改革举措

政府应肩负起公立医院人事制度改革的组织管理者角色,在保证医疗卫生事业稳定的前提下,政府应积极推进现有的人事编制制度改革,全面推广以合同聘用制度和岗位管理为核心的人事制度改革。公立医院新进人员必须要进行公开招聘、择优录取,建立以合理设岗、竞聘上岗、定期考核、奖惩分明、合同管理等为主要特色的用人制度,弱化编制概念。

推行聘用制度和岗位管理制度,结合事业单位绩效工资改革,实行以服务质量及岗位工作量为主的岗位绩效考核制度。把员工工作业绩、工作质量和考核紧密挂钩,要将收入分配向业绩优、贡献大、效率高、高风险和社会效益为主的岗位倾斜。要坚持按绩按劳分配、同岗同绩同酬原则,有效调动全部医务人员的积极性。公立医院人事体制改革要与医改的其他举措相互配合,逐步实施,权衡利弊、统筹兼顾、互相促进,公立医院要结合区域内的实际情况,制定切实可行的实施方案。

改革的推行离不开制度的保障和经费的支持。对此,政府应进一步加强社会保障制度改革,加大对公立医院卫生事业的财政支持力度,为我国卫生事业的健康发展提供强大的物质保障。同时,政府应该加强立法工作,保障医务人员的职业安全、休息休假权利,政府应牵头督促公立医院为职工购买职业保险,保障医务人员的人身安全,提高医务工作者的福利待遇,主动营造一种尊医、互信的医疗环境。

2. 公立医院薪酬制度完善举措

现代薪酬管理是促进员工与医院共同发展的重要举措。现代薪酬管理观念主要包括两方面的内容：一种是经济性的薪酬，主要包括员工工资、奖金等，经济性薪酬是影响员工工作行为的重要内容。另一种是非经济性奖励，非经济性奖励与物质奖励不同，非经济性奖励主要指的是精神激励，例如，提高员工的自信心与归属感等，或者是为一些优秀的员工提供一些进修学习的机会，以此来满足员工的自身需求。

要构建科学、合理的医院绩效考核体系。首先应整合医院人事团队、医务团队、财务团队及科教团队等多方力量，综合考虑医院的中长期规划、收支经费预算、人员结构、人才培养和引进方案等问题，以医院实际发展状况为基础，以体现收入分配公平性为基本要求，以工作质量及工作量考核为标杆制定一个规范化、科学化的绩效考核体系。

其次，在绩效考核体系的构建中要注重全面性，不仅要对员工的工作能力与业务水平进行考核，同时也要对员工的工作业绩与工作态度进行考核，正确地对其劳动绩效进行区分。要规范医院的收入分配机制，医务人员收入逐步同医疗服务收费脱钩，要取消科室承包、开单提成等不合理的分配机制。合理确定公立医疗机构收入可分配总量，将分配总量与服务量、服务质量、社会效益等绩效考核指标挂钩，不片面追求经济效益，与医生、科室的直接"创收"脱钩，依法、合理组织创收，严格成本控制，开源节流，实现收支平衡，逐步形成有效的激励约束机制，探索正向激励机制，引导医生的合理行为。

再次，绩效考核体系的制定必须具有透明性、公正性。可以邀请医院内部人员参与到考核方案的设计中，对考核方案中的具体环节提供可参考性的意见，从而使最终确定的绩效考核体系更具有客观性与科学性。

最后，对薪酬管理制度和激励体系进行完善。在完善的过程中要以绩效为依据，对医院的经济能力与市场薪酬水平进行综合分析，秉承着按劳分配、公平公正的原则，将薪酬管理制度与绩效管理进行有机的结合。激励体系主要是奖金的合理使用。现阶段我国医院在奖金的发放上，应将工作重心放在一线科室上，这主要是由于一线科室具有技术风险高、工作压力大的特点，所以为了医院的长远发展，应将一线科室中的医院骨干与基层员工奖金档次拉开，使高风险的工作可以得到相应的回报，从而有效地激发一线科室员工的工作热情，为医院内部留住更多的人才。例如，医院人力资源管理部门在建立岗位工资、职务工资等薪酬体系时，将薪酬与绩效进行融合，从而将医院的业绩与员工的薪酬同步提高。

（五）完善"医保—医院"谈判机制

1. 厘清谈判的出发点

因为医疗保险经办机构和医疗机构最终都是代表患者的利益，所以更好地保障参保人利益是谈判的出发点。参保人的核心利益包括：第一，享受到质量有保障的医疗服务；第二，参保人的就医负担稳中有降；第三，参保人能够在整个参保年度的任何时段都能及时享受到相应的医疗服务。谈判的结果对参保人一定是帕累托改进的，不能因为谈判让参保人的利益受到损失。

要保障参保人的核心利益，医疗机构和医疗保险经办机构的利益也不容忽视。谈判一定要是一个多赢的结果，只有医疗机构、医保和参保人的利益协调了，激励机制相容了，这个结果才是可执行、可操作的。否则，在执行中一定会出现新的利益博弈，最终损害患者利益。

2. 加快立法进程，完善相关政策法律机制

首先，谈判之前先立法，使谈判之前就对谈判内容等进行一定的规制，防止盲目谈判；其次，谈判期间的法律，规定谈判的主体、方式、流程等，加强谈判的规范性；最后，完善谈判后的相关法律，依据法律规定来对谈判的结果进行评判，增强谈判结果的公信力，落实谈判成果。

3. 构建对等的多方谈判主体，形成集体谈判机制

谈判主体除了医疗保险经办机构和医疗机构之外，还应包括参保人、医保部门、卫生部门和发改部门（物价部门）、医药企业等。最重要的是要让参保人能够切实地参与到谈判中，让他们也能表达自身的利益诉求[①]。

为了保证谈判效果，谈判主体的平等性是医疗保险谈判的基本原则，各方主体必须在享受平等权利、承担平等义务的基础上进行洽谈，方能求取得互惠共赢的谈判结果[②]。为此，必须打破医保买方垄断，未来医疗保险经办机构应该逐步脱离政府，实现医疗保险"收支两条线"。医疗保险基金负责收集医疗缴费，医疗保险经办机构负责支付医疗费用。医疗保险经办机构逐渐实现专业化、法人化运作。

4. 健全谈判程序，保证信息公开透明

谈判过程自始至终都应保持及时、完整的信息披露，接受社会各方监督，有效防止博弈各方的串通或者合谋，确保谈判机制的公平、公正、公开。一个完整的谈判程序应当包括谈判的开始和结束。谈判结果的公布才是谈判程序的结束，谈判目的能否真正实现取决于谈判结果是否合理。谈判程序结束后，医疗保险经办机构要及时总结分析谈判过程中提出的各种问题和情况，尤其是患者代

① 唐芸霞，王玲燕，鲁先宏.博弈论视角下的医疗保险谈判机制研究［J］.安徽行政学院学报，2012（3）：24-29.

② 陈新中，张毅.医疗保险谈判机制建设的镇江路径［J］.中国医疗保险，2011（9）：35-39.

表和社会公众的意见。经过专家的分析论证之后,将决策结果在公开场合或者刊物上公布,给予一定的时间让社会公众和医疗机构、药品供应商再提意见,得到反馈意见后,再对决策结果进行修改,这样反复几次,如果没有什么大的社会意见才能最终由社会医疗保险委员会决定执行。这样出台的医疗服务价格及分担机制才是合理的,才能保障公共利益。

5. 进行持续的动态反馈

"医保—医院"的谈判不应是一次性的。因为社会在变化,如果在执行过程中发生了一些谈判中未预料到的重大改变,作为谈判的参与方应该要有定期的会晤机制,对已经发生的问题和新的形势进行协商。

(六) 完善药品生产流通体制

1. 完善药品医保支付价制度

药品是一类特殊商品。自 1949 年以来,国家对药品进行了全方位的管理,药价管理是其中重要一环。在 2009 年新医改之前,我国药价主要由以发改委为主的政府部门管控,并先后经历了从全部管制到基本放开,再到部分管制的过程。随着市场经济的持续发展,这种对药价单向度管控的效果也日渐疲软。最明显的是发改委等政府部门自 1996 年起曾先后对药价进行了 32 轮调控,但药品的价格却依然居高不下。党的十八大以来,党中央、国务院强调使市场在资源配置中起决定性作用和更好发挥政府作用,提出逐步建立以市场为主导的药品价格形成机制,最大限度地减少政府对药品价格的直接干预。为此,发改委、卫计委、人力资源社会保障部等部门于 2015 年 5 月 4 日联合下发《关于印发推进药品价格改革意见的通知》,取消绝大部分药品的政府定价,由医保部门会同有关部门拟定医保药品支付标准制定的程序、依据、方法等规则。药品医保支付价改革被正式提上日程。许多地方开始结合当地实践探索建立与之相适应的医保药品支付制度。2018 年 3 月,十三届全国人大一次会议表决通过了关于国务院机构改革方案的决定,组建中华人民共和国国家医疗保障局,并将之前由人社部、卫计委和发改委等部门承担的医药保障职责移交给新成立的医疗保障局。医疗保障局的成立,实现了"三保合一",集药品招标、采购、支付职能于一体,为药品医保支付价改革创造了有利条件。

基于三明和绍兴等地改革案例的分析表明,尽管药品医保支付价改革在理论上可以通过多中心治理模式建立起比此前政府定价模式更为均衡,且能够实现整体利益的帕累托改进的医药保障机制,但现实与理论往往存在一定的出入。现阶段药品医保支付价改革的确初步实现了建立包括主要利益相关群体的多中心治理体系的目的,并对药品价格起到了一定程度的调节作用。但从实际运行情况看来,药品医保支付价改革仍存在若干局限,也需要在后续深化改革中加以解决。

1)多元主体共同参与,从"定价"到"议价"的格局初步形成

综观两省两市的药品医保支付价改革实践,医保部门、医疗机构和医药企业等主要利益相关群体均已参与其中,并初步建立起相应的良性协商与互动机制。

(1)医保部门主动通过市场机制实现对药品价格的有效调控。两省两市医保部门(或联合其他部门)在药品市场价格的基础上,采取一定规则制定出医保药品的支付价,并按照支付价与医疗机构进行药品结算。其中,三明市选择同一通用名药品按较低报价进行采购,纳入"进口"范畴限价结算的 14 种药品按照同类型国产药品的价格进行医保限价结算;绍兴市则以省中标价格作为医保药品的支付价格。此后,福建省和浙江省在以上改革的基础上,先后实行了阳光采购上网规则、药品加权平均价等更加细化和科学的机制,通过市场机制实现了对药品价格的有效调控。

(2)医疗机构与医药企业间初步形成议价机制。在药品医保支付价改革中,建立以"议价"代替"定价"的多中心治理模式,无疑是改革中的主要亮点。以上两省两市普遍鼓励医疗机构与医药企业进行透明化的二次议价。其中,福建省和三明市鼓励医疗机构与药企进一步展开带量谈判议价,并允许医疗机构自行采购低于竞价 10% 的药品;浙江省和绍兴市则规定医疗机构和医药企业可基于"带量采购、以量换价、成交确认"的原则进行价格谈判。由于允许二次议价,所以医疗机构为了赚取实际采购价和医保支付价之间的差价,充分发挥自身的议价能力挤出药价水分,客观上降低了患者群体的经济压力。

(3)医药企业的竞争更加充分。以上两市都采取投标竞价的方式确定入围的医药产品,尽管竞价平台和组织方式有所不同,但均充分保障了各医药企业的竞标参与权。例如,福建三明市将采购目录及需求量发布到网上,在网上竞价采购;浙江绍兴市则在统一的省级采购平台进行竞价采购,符合国家规定的医药企业均可参与竞标。这种改革模式在保证医药企业在多中心治理网络中充分发挥节点作用的同时,显著提升了医药采购的透明度,并充分调动了广大医药企业参与竞标的积极性,为医药企业间的公平竞争创造了有利条件。而医药企业间的充分竞争显然有利于平抑药品价格,向广大患者供应更多物美价廉的药品。

2)多元共赢的目标尚未实现,多方主体利益仍存在较大落差

医保支付价制度改革后,一方面医保部门主动参与决策过程,改变了自己被动买单的局面,医保基金得到了更好的控制。以三明市为例,医保基金从改革前大额的收不抵支变成了连年结余。但当前改革并未直接给医疗机构带来收益的

增加,有可能还带来利益的受损。由于医疗机构强势地位没有改变,即使现在药物是零加成,它依然可以通过转嫁费用来获得收益,比如它也会继续保持使用高价药物的动机,同时通过从药商那里议价来获得差额收益,还有可能使用未采用医保支付价的药物。另一方面,患者利益得到一定的提高。这得益于与招标采购的组合拳,比如福建省的药品联合限价阳光采购,使药品价格有了一定幅度的下降,由此带来了患者收益的提高;同时,有些地方比如三明市,将原来不属于医保报销范畴的药品纳入了医保支付范围,也直接降低了患者的药品费用。但是,作为一种新生制度,现阶段药品医保支付价改革还存在诸如患者群体参与程度不足、部分药品供应不足以及药品价格存在落差等局限。

(1)患者群体对药品医保支付价议价参与不足。从目前的改革来看,患者在医保药品支付价治理网络中明显处于弱势地位,其主体参与利益没有得到很好的保障。一方面,在医保药品支付价形成机制的制定过程中,广大患者由于种种原因未能有效参与其中,仍处于被动接受的地位;另一方面,在知情权、参与权以及价差分担方面,患者同样处于不利地位。在福建、浙江两地医药改革的相关条例中,不仅缺少保障参保者知情权和选择权的相关条款,而且使用高价药品的价差均全部由患者支付,这显然不利于保障社会弱势群体的合法利益。

(2)药商利益有时难以保障,不得已用脚投票导致部分药品供应不足。在药品医保支付价改革中,医药企业在经过激烈的价格竞争获得中标资格后,由于实际采购中"一品两规"原则的存在,它们还要面临着医院列名采购和医生处方使用两道门槛,这就导致药品未来的需求量存在较大的不确定性。与此同时,在能降不能升的药品招标采购价格机制下,高中标价的替代品导致其临床使用份额越来越少,而产量减少又进一步导致成本上升,最终使得部分药企因不堪重负而陆续退市。而一些常用药、孤儿药或救命药的生产企业大规模退市往往导致黑市药价高涨,一药难求。在政府无力及时组织稳定供给的情况下,诸如丝裂霉素(青光眼手术必用药)、鱼精蛋白(心脏病手术必用药)等药品供给频频告急。据国家卫生部门监测结果显示,目前约有130种临床药品存在不同程度的短缺。

此外,尽管药品支付价改革中的议价机制在理论上可以有效降低药品价格,但由于当前议价主要是基于药品集中采购招标下形成的不同品牌中标价,这就意味着同品不同种的药品价格可能存在显著差异。在对比抗肿瘤药、消化系统用药、中药等9大治疗领域中销售量较高的9类药品的市价后发现,不论是品牌价格极差还是极值比,均存在显著差异。其中,极差最大值为765.49元,极值比最大值78.2,大部分药品的极值比都超过了5。这种落差的存在,会让医保支付价改革失去坚实的基础。

为了充分发挥多中心治理模式的优越性,重新平衡作为治理中心的各利益相关主体在药品医保支付价形成机制中的利益分配格局,进而形成平衡协调的议价网络,达到模式设计的最优效果,在实施过程中应注意以下几点。

(1) 明确医保部门的定位。新成立的医疗保障局把之前分散的职能集中在一起,可有效避免在政策制定、执行的过程中可能出现的效率低下、相互掣肘的局面,但这也可能导致医保局由药价多中心治理中的主导者变为主宰者,甚至成为深化改革的潜在障碍。在多中心治理模式下,医保局仅应掌握作为主要支付方的出价权,而非全盘接收发改委的定价权,否则就相当于把原有的价格管制权从一个部门转移到另一个部门。在发改委定价时期出现的问题也同样会在医保局的管控下重演。在药品医保支付价的后续改革中,医保局一方面应在市场充分竞争的基础上,结合丰富的药品成分、药品用量等大数据,制定药品支付价的更新机制,努力寻求医保支付价在地区差异基础上的相对统一,防止出现优质药品向高医保支付价地区过度集中等不良后果。另一方面,医疗保障局也应当充分运用国家层面强大的谈判能力,进一步与跨国制药巨头进行抗癌药等专利药、原研药的价格谈判,从而降低进口药品的市场价格;通过完善诸如"4+7"带量采购等举措,在保证质量的前提下以量换价,从而更好地保障民众的利益。

(2) 完善支付价形成机制。针对当前不同品牌间的同类药品价格存在明显落差的情况,有必要将纳入医保支付价的药品零售价分为"品种价格"和"品牌价格"两部分,形成医保按品种价格进行支付和消费者按品牌支付相结合的支付方式。第一,对通过品牌评价体系(如一致性药物评价)的药物品牌,不分品牌只按照品种分类进行集合竞价,形成的最低价即该类药物的品种价 $P1$。第二,根据国家制定的剂型比价系数(剂型比较系数为 γ)形成相同成分药物不同剂型组的品种支付价格($P1 \cdot \gamma$)。第三,尊重相同成分药物不同品牌之间的差异性,以同成分最低基本价值价格 $P1$ 为附加价值标准品(标准品附加价值系数为 1),从质量管理体系、临床有效、安全性等方面建立各自和标准品的品牌价值比较系数(δ),则品牌价格上限 $P2 = P1 * (\delta - 1)$。品牌企业根据市场竞争状况自行制定品牌价格 $P3(P3 \leqslant P2)$。第四,药品零售价 $P = P1 \cdot \gamma + P3$,其中品种价格($P1 \cdot \gamma$)由医保支付,品牌价格由消费者依据自身支付能力和品牌偏好进行自付。

(3) 提高对医疗机构的激励和约束力。为进一步调动医疗机构的积极性,后续改革中应明确医疗机构实际采购价格低于药品医保支付标准的结余部分要留给医院和医务人员,让医疗机构保持议价的动力,逐步强化其靠节约资源来获益而非靠浪费资源来获益的行为。要进一步扩大使用医保支付价结算药品的范围,一方面将当前医保目录中的药品尽快全部纳入医保支付价结算体系,参照福建阳光采购办法,制定药品的最高销售限价,严格执行"高于医保最高销售限价部分由医疗机构承担",减少医疗机构使用高价药的数量;另一方面,进一步增加基本医疗保险的药品目录,根据临床的实际需要逐步缩小自费药品范围,降低医疗机构使用自费药品来代替医保目录药品的可能性。与此同时,医保局要和财政局、卫健委等部门形成合力,在理顺医疗服务价格体系,优化财政差异化补偿体系,健全医疗机构绩效考核体系的基础上,充分发挥医保局强大的第三方购买能力,利用支付制度引导和激励医院以医养医,优先使用带量采购的中选药品,逐步降低并最终消除对药品的收入依赖。

(4)保障广大患者的知情权与参与权。医保的社会属性在于维护国民的基本医疗权益。在我国,医保基金主要是由缴费形成的基金,所以在医保支付价的标准和费用分担政策的制定过程中要依法充分保障公众的知情权和参与权。然而,与高度组织化的医疗机构和医药企业相比,作为各种药品的主要消费者的广大患者群体在医药市场上处于天然的不利地位,所以有必要在未来药品医保支付价改革中提升患者群体作为多中心治理主体的地位,确保其作为利益相关主体的合法权益。想要实现以上目标,首先要通过药品信息公开、医保政策宣传和医护人员在开具处方时明确告知等方式,确保患者对其使用的药品的知情权,以及对相同通用名药品品牌的选择权;其次,通过医药政策公开、听证会等方式保障民众在药品医保支付价制度设计中的参与权和决策权;最后,进一步健全"12345"热线、互联网监督平台等监督手段,降低监督成本,提高患者对医药市场的监督能力,确保各种药品的稳定供应,降低广大患者的就医负担,切实增强人民群众在医药改革中的获得感。

(5)保障药商的合理利益,确保药品的充足供应。回顾迄今为止的药品医保支付价改革历程可知,多中心治理模式和市场机制虽然能够在一定程度上平抑药价,但也存在部分临床药品供应不足,常用药、孤儿药或救命药来源缺乏保障的弊端。由于医药产业涉及广大民众的根本利益,因此政府应当针对以上弊端进行必要的调控,以确保医药资源的稳定供应,切实保障患者群体的合法权益。综上所述,由于药品医保支付价改革的要件之一便是多中心治理模式和与之配套的市场化议价机制,所以政府对医药市场的调控也应当以维系医药企业产能,降低药企交易成本的方式进行。鉴于此,针对当前药品医保支付价改革中招采不一、二次议价导致药企运营成本上升、难以为继的问题,应当轻招标、重谈判,将药品集中采购制度逐步转变为药物品种价格的集合竞价机制,并将原来"医保支付给医疗机构,再由医疗机构支付给中标药企"变为医保根据使用情况直接支付给相关制药企业,加快药企的资金回流,更好地保障其生产、研发的顺利开展。

2. 进一步完善药品生产流通改革

2016年,党中央、国务院将研究制定药品生产流通使用政策列为年度重点改革任务。2017年,国务院办公厅印发《关于进一步改革完善药品生产流通使用政策的若干意见》,针对的是药品行业"多小散乱差"的局面尚没有根本改变,药品质量参差不齐、流通秩序混乱、价格虚高、药物滥用等问题,以进一步避免以药补医,促进合理用药、规范医药代表行为。

(1) 生产环节关键是提高药品疗效。一是严格药品上市审评审批,新药审评突出临床价值,加快临床急需的新药和短缺药品的审评审批。二是加快推进已上市仿制药质量和疗效的一致性评价,对通过一致性评价的药品给予政策支持。三是有序推进上市许可持有人制度试点,鼓励新药研发。四是加强药品生产质量安全监管,严厉打击制售假劣药品的违法犯罪行为。五是加大医药产业结构调整力度,支持药品生产企业兼并重组,推动落后企业退出。六是健全短缺药品、低价药品监测预警和分级应对机制,保障药品供应。

(2) 流通环节重点整顿流通秩序,完善流通体制。一是推动药品流通企业转型升级,加快形成以大型骨干企业为主体、中小型企业为补充的城乡药品流通网络。二是推行药品购销"两票制",使中间环节加价透明化。三是落实药品分类采购政策,逐步扩大国家药品价格谈判品种范围,避免药价虚高。四是加强药品购销合同管理,违反合同约定的要承担相应的处罚。五是整治药品流通领域的突出问题,依法严惩违法违规企业、医疗机构及相关责任人员。加强对医药代表的规范管理,其失信行为记入个人信用纪录。六是建立药品出厂价格信息可追溯机制,促进价格信息透明。七是积极发挥"互联网＋药品流通"的优势和作用,方便群众用药。医药流通领域目前已经完成了规模化整合,"两票制"的推行也大大促进了行业整合,但是目前还面临的一大挑战是医药物流行业的竞争。现在的政策是强制必须通过医药商业企业配送给医院,一般收取4％～10％不等的配送费,若直接由制药企业通过物流(如顺丰等)配送给医院,将可能不需要支付如此高的渠道费用,当然直接配送给医院面临的最大问题还是医院付款问题,目前医保欠医院,医院欠医药商业,医药商业欠工业已经成为较普遍现象。

(3) 使用环节重点规范医疗和用药行为,调整利益驱动机制。一是公立医院要优先使用国家基本药物,强化药物使用监管,促进合理用药。二是进一步破除以药补医机制,加快建立公立医院补偿新机制,严格控制医药费用的不合理增长。三是强化医保规范医护人员行为和控制费用的作用,大力推进医保支付方式的改革,促使医疗机构主动规范医疗行为。四是积极发挥药师在合理用药方面的作用。

［1］安亭医院.安亭医院总结全年对口支援社区卫生工作［EB/OL］.（2013－04－13）［2015－07－26］.http://ws.jiading.gov.cn/WebFront/User/ShowContent.aspx?ChannelID＝7&ClassID＝16&ContentID＝4021.

［2］北京分级诊疗成绩单：基层诊疗量增长15％以上［EB/OL］.（2017－12－09）［2019－08－10］.https://www.cn-healthcare.com/article/20171209/content-498070.html.

［3］蔡怡嘉.我国社区首诊制发展的难点与对策分析［J］.中国社区医师,2015(4)：165－166.

［4］曹阳,宋亚红.南京市社区卫生服务机构实施国家基本药物制度现状调查分析［J］.中国药房,2013,24(48)：4522－4525.

［5］陈斌,舒晓钢,龚勋,等.我国医疗服务提供体系的协同现状分析［J］.中国社会医学杂志,2011(6)：368－369.

［6］陈斌.区域医疗协同管理模型研究［D］.武汉：华中科技大学,2011.

［7］陈钧.上海医改探索区域医疗联合体［J］.中国信息界医疗,2011(3)：18.

［8］陈美霞.大逆转——中华人民共和国的医疗卫生体制改革［EB/OL］.（2007－10－12）［2015－07－18］.http://www.360doc.com/content/071012/15/21693_805788.html.

［9］陈宁静.南京市鼓楼区社区医疗卫生服务设施配套规划研究［D］.南京：南京工业大学,2014.

［10］大庆32个健康小屋已投用,超35岁居民可免费做体检［EB/OL］.（2015－02－11）［2019－08－10］.http://hlj.people.com.cn/n/2015/0211/c220075-23874901.html.

［11］大庆社区医疗卫生机构让百姓享贴心服务［EB/OL］.（2011－05－23）［2015－08－18］.http://www.chinamsr.com/2011/0523/29085.shtml.

［12］大庆探索社区卫生服务新模式双向转诊转起来［EB/OL］.（2009－03－14）［2015－08－12］.http://news.pharmnet.com.cn/news/2009/03/14/251010.html.

［13］大卫·马.新加坡保健集团的改革与管理实践［J］.中国机构改革与管理,2013(1)：65－69.

［14］代涛,陈瑶,韦潇.医疗卫生服务体系整合：国际视角与中国实践［J］.中国卫生政策研究,2012(9)：1－9.

［15］代涛,何平,韦潇,等.国外卫生服务资源互动整合机制的特点与发展趋势［J］.中华医院管理杂志,2008,24(2)：137－139.

[16] 戴月明.新加坡医疗体系优势及其对上海的启示[J].科学发展,2013(7):107-112.

[17] 董海燕.上海市非医学指征剖宫产影响因素研究[D].上海:上海交通大学,2014.

[18] 樊纲.论体制转轨的动态过程——非国有部门的成长与国有部门的改革[J].经济研究,2000(1):11-21,61-79.

[19] 范明宽.深圳市社区卫生服务现状研究[D].武汉:华中科技大学,2013.

[20] 方少华.全民医保背景下实现分级诊疗的路径研究[J].卫生经济研究,2014(1):18-21.

[21] 高博,任晓晖,李宁秀,等.成都市武侯区医院与社区卫生服务中心双向转诊现况分析[J].卫生软科学,2005(1):22-24.

[22] 高春亮,毛丰付,余晖.激励机制、财政负担与中国医疗保障制度演变[J].管理世界,2009(4):66-74.

[23] 顾昕.全球性医疗体制改革的大趋势[J].中国社会科学,2005(6):121-128.

[24] 顾昕.走向有管理的市场化:中国医疗体制改革的战略性选择[J].经济社会体制比较,2005(6):19-30.

[25] 顾昕.新医改成功的组织保障:从管办分离到大部制[J].中国医院院长,2008(22):55-61,8.

[26] 关昕.基于区域性医疗集团下的双向转诊模式探讨——以"北京复兴模式"与"大庆模式"为例[J].中国社会医学杂志,2009,26(5):303-305.

[27] 广东省卫生健康委员会.2018年广东省医疗卫生资源和医疗服务情况简报[EB/OL].(2019-06-13)[2019-08-10].http://wsjkw.gd.gov.cn/zwgk_tjxx/content/post_2527982.html.

[28] 广州市卫生健康委员会.2018年广州市医疗卫生资源和医疗服务情况简报[EB/OL].(2019-07-10)[2018-08-10].http://www.gz.gov.cn/gzgov/bjtj/201907/5b0f9680b9d9444daf75572ac1cba8c9.shtml.

[29] 国务院.国务院关于印发医药卫生体制改革近期重点实施方案(2009—2011年)的通知[EB/OL].(2009-04-07)[2015-07-26].http://www.gov.cn/zwgk/2009-04/07/content_1279256.htm.

[30] 国务院办公厅.《国务院关于发展城市社区卫生服务的指导意见》配套文件解读[EB/OL].(2006-09-25)[2015-07-26].http://www.gov.cn/ztzl/2006-09/25/content_479473.htm.

[31] 哈尔·瓦里安.微观经济学[M].周洪,李勇,等译.北京:经济科学出版社,1997.

[32] 和经纬."医改"的政策学习与政策工具——中国公立医院改革与新加坡经验[J].东南学术,2010(3):44-52.

[33] 黑龙江省卫健委.坚持开拓创新　创造一流业绩　牡丹江市卫生局谱写卫生事业科学发展新篇章[EB/OL].(2013-08-02)[2015-07-28].http://gkml.dbw.cn/web/CatalogDetail/F2A77D81DD6CAD76.

[34] 胡坤,孟庆跃,胡少霞.利益相关者理论及在卫生领域中的应用[J].医学与哲学,2007,28(3):17-19,23.

[35] 胡少勇.组建中国首个区域性医疗集团的案例研究[D].北京:对外经济贸易大学,2006.

[36] 胡筱蕾,张立威,王家骥.深圳市两社区就诊人群对双向转诊认知与评价的分析[J].中国初级卫生保健,2009,23(11)：18－20.

[37] 胡筱蕾.双向转诊制度的有效性和可行性研究—以深圳观澜街道为例[D].广东：广州医学院,2010.

[38] 黄丞,张录法,李玮.我国城镇基本医疗保险制度改革：世异与备变[M].上海：上海交通大学出版社,2014.

[39] 黄劼.广州荔湾区率先推行医疗联合体就医模式[N].中国消费者报,2013－09－30.

[40] 黄利军,孙颐.苏州市社区卫生服务机构与市级公立医院互动现状分析与探讨[J].中国医院管理,2008(12)：86－88.

[41] 嘉定区统计局.2013年上海市嘉定区国民经济和社会发展统计公报[EB/OL].(2014－03－12)[2015－07－26].http://www.stats-sh.gov.cn/fxbg/201403/267603.html.

[42] 嘉定区统计局.2018年上海市嘉定区国民经济和社会发展统计公报[EB/OL].(2019－03－15)[2019－08－10].http://www.stats-sh.gov.cn/html/fxbg/201903/1003225.html.

[43] 贾章旺.毛泽东领导下的新中国医疗卫生事业[J].文史精华,2013(4)：4－10.

[44] 江萍,陈支援,缪栋蕾,等.上海市长宁区构建区域医疗联合体的政策效果、经验与建议[J].中国卫生政策研究,2013(12)：19－24.

[45] 蒋天文,樊志宏.中国医疗系统的行为扭曲机理与过程分析[J].经济研究,2002(11)：71－80,94.

[46] 蒋作君.发展城市社区卫生服务事业　努力解决"看病难""看病贵"[J].求是,2005(5)：55－57.

[47] 匡莉,甘远洪,吴颖芳."纵向整合"的医疗服务提供体系及其整合机制研究[J].中国卫生事业管理,2012(8)：564－566.

[48] 赖光强,陈皞璘,张校辉.深圳市实施家庭医生责任制项目路径的分析与思考[J].中华全科医师杂志,2009,8(11)：813－816.

[49] 雷晓康,杜智民,史张宇.强制首诊和双向转诊——神木"全民免费医疗"的下一步[J].社会保障研究,2011(1)：81－91.

[50] 李彬.西方国家公共服务市场化的实践及其评价[J].管理世界,2002(4)：142－145.

[51] 李伯阳,张亮.断裂与重塑：建立整合型医疗服务体系[J].中国卫生经济,2012(7)：16－19.

[52] 李洪兵,何小菁,汤仕忠,等.基于医院集团化的社区双向转诊机制[J].中国医药导报,2008(35)：80－81.

[53] 李厚坤,包章炎,何可忠.公立医院出资人制度与法人治理结构研究[J].卫生经济研究,2004(1)：9－11.

[54] 李花.双向转诊　上转容易下转难[N].金陵晚报,2012－02－06.

[55] 李建辉,于洪新.构筑大庆特色的社区卫生服务文化[J].大庆社会科学,2008(12)：85－86.

[56] 李森,王蓉,宁超,等.山西省实施分级诊疗制度的现状及其思考[J].中国医疗管理科学,2016,6(1)：10－13.

[57] 李敏.公立医院管办分离改革研究——以上海申康医院发展中心为例[D].上海：复旦

大学,2009.

[58] 李玮,黄丞,蒋馥.存在道德风险的我国基本医疗保险体系中各市场主体行为分析[J].预测,2003(1):46-49.

[59] 李艳荣.美国健康维护组织(HMO)的制度优势及启示[J].保险研究,2005(11):91-93.

[60] 李子君.北京第三家"医联体"诞生[N].北京商报,2013-02-06.

[61] 梁鸿,刘强,芦炜.构建医疗联合体协同服务体系的政策价值与现实意义[J].中国卫生政策研究,2013(12):1-5.

[62] 梁鸿,曲大维.上海市长宁区社区卫生服务综合配套改革的评价[J].中国卫生经济,2007,26(8):44-47.

[63] 林娟娟,陈小嫦.构建医疗联合体的关键问题分析及其对策建议[J].南京医科大学学报(社会科学版),2014(2):104-108.

[64] 林琼.新型医疗保障制度下城市社区卫生服务体系[M].北京:中国财政经济出版社,2007.

[65] 林伟龙,代涛,朱晓丽.安徽省天长市县域医联体改革实践分析[J].中国卫生经济,2017,36(4):74-77.

[66] 刘冰冰.分级诊疗制度下黑龙江省基层医疗服务研究[D].哈尔滨:哈尔滨商业大学,2018.

[67] 刘洁.公立医院集团化发展——纵向联合模式的思考[J].新西部,2012(2):52-53.

[68] 刘金伟.城乡卫生资源配置的倒三角模式及其成因[J].调研世界,2006(3):22-25.

[69] 刘梅,陈金华,彭晓明.社区卫生服务机构与医院实施双向转诊的意义及建议[J].中国全科医学,2004(1):38-39.

[70] 刘莎娜,方小衡,刘海平,等.广东省社区卫生服务中心业务开展情况的调查分析[J].中国全科医学,2011(22):2501-2503.

[71] 刘湘彬.发挥大型医院集团优势 促进社区医疗服务建设[J].医院院长论坛,2006(5):42-47.

[72] 刘湘彬.发挥大型医院集团优势搞好社区卫生服务[J].中国医院,2006(11):51-53.

[73] 刘晓溪,毕开顺.英国基础医疗服务体系对我国的启示——以城市社区卫生服务中心建设为例[J].人民论坛,2013(11):246-247,256.

[74] 刘毅俊,李滔,朱宏斌.对武汉市社区卫生服务中心医药分开改革的情况分析与思考[J].中国卫生事业管理,2007(3):204-205.

[75] 刘颖.区域协同医疗模式下的双向转诊问题及对策[J].中国数字医学,2014(8):72-74.

[76] 罗乐宣,王跃平,张亮,等.深圳市福田区社区基本公共卫生服务项目界定[J].中国全科医学,2008,11(19):1813-1815.

[77] 马宁,贾科,蔡菁菁,等.南京市分级诊疗建设现状及对策研究[J].现代商贸工业,2017(15):23-25.

[78] 苗豫东,张研,李霞,等.我国医疗服务体系"碎片化"问题及其解决途径探讨[J].医学与社会,2012(8):28-30.

[79] 浦东新区史志办.2013浦东医疗卫生年鉴[EB/OL].(2014-03-17)[2015-07-26].http://gov.pudong.gov.cn/PNJ2013YLWS/list/list_0.htm.

［80］浦东新区史志办. 2017 浦东医疗卫生年鉴［EB/OL］.（2018-03019）［2019-08-10］. http://www. pudong. gov. cn/shpd/about/20180319/008006031037_bc85bc16-37f4-426c-bb08-83180efd472b. htm.

［81］钱雪琼. 武汉市医疗双向转诊的问题与对策［D］. 武汉：华中师范大学，2016.

［82］邱永仁. 健保转诊制度之研析［J］. 台湾医界，2005(8)：43-47.

［83］权纯晚. 韩国的药品政策和医药分离［EB/OL］.（2011-12-15）［2015-07-11］. https://www. docin. com/p-307906628. html.

［84］全国城市社区工作会议交流材料. 坚持政府主导大力推动社区卫生服务改革与发展［EB/OL］.（2006-02-24）［2015-08-18］. http://www. nhc. gov. cn/jws/s6462/200602/7c481334173e4bf4bab68f7b831060b9. shtml.

［85］任建萍，郭清，徐玮. 杭州市社区卫生服务双向转诊现况调查研究［J］. 杭州师范学院学报（医学版），2007(6)：392-395.

［86］任文杰. 世界视野下的"中国模式"——医疗联合体模式的实践探索与管理创新［M］. 武汉：武汉大学出版社，2014.

［87］汝信，等. 2007 年：中国社会形势分析与预测［M］. 北京：社会科学文献出版社，2006.

［88］瑞金卢湾医疗联合体. 瑞金—卢湾医疗联合体内转诊流程图［EB/OL］.（2012-07-26）［2015-08-24］. http://www. rjh. com. cn/pages/rjyllh/yltzc/sxzz/105194. shtml.

［89］山西省卫生和计划生育委员会. 2014 年山西省卫生和计划生育事业发展统计公报［R］. 2015.

［90］上海本地宝. 城乡居民医疗保健水平节节高［EB/OL］.（2007-10-13）［2015-08-20］. http://sh. bendibao. com/news/20071013/27844. shtm.

［91］上海家医签约 666 万人［EB/OL］.（2019-01-19）［2019-08-11］. https://www. jfdaily. com/news/detail? id=126376.

［92］上海市级医院和社区医院建立"双向转诊"制［EB/OL］.（2005-04-01）［2015-08-17］. http://www. zjol. com. cn/05delta/system/2005/04/01/006083724. shtml.

［93］上海市人民政府. 上海市城镇居民基本医疗保险试行办法［EB/OL］.（2012-12-19）［2015-08-17］. http://www. shyb. gov. cn/ybzc/zcfg/03/201212/t20121219_1143767. shtml.

［94］上海市人民政府. 上海市职工基本医疗保险办法［EB/OL］.（2013-11-12）［2015-08-16］. http://www. shyb. gov. cn/ybzc/zcfg/01/201311/t20131112_1153587. shtml.

［95］上海市人民政府. 长宁社区转诊患者享受多项优先优惠举措［EB/OL］.（2016-11-23）［2019-08-10］. http://www. shanghai. gov. cn/nw2/nw2314/nw2315/nw17239/nw23858/u21aw1178497. html.

［96］上海市总工会. 全市 578 万居民签约社区就诊［EB/OL］.（2007-11-12）［2015-08-16］. http://shwomen. eastday. com/renda/node6797/node6799/userobject1ai1438723. html.

［97］上海卫生志编纂委员会. 上海卫生志［M］. 上海：上海社会科学院出版社，1998.

［98］上海已组建 40 余个医联体　所有三级医院及社区卫生服务中心都参加［EB/OL］.（2018-04-25）［2019-08-11］. http://www. shanghai. gov. cn/nw2/nw2314/nw2315/nw17239/nw17244/u21aw1306136. html.

［99］ 社区养老机构上门服务已实现全覆盖［EB/OL］.（2019－07－04）［2019－08－10］. http://epaper. oeeee. com/epaper/H/html/2019－07/04/content_22931. htm.

［100］ 申丽君,黄成凤,李乐乐,等.县域医共体模式的探索与实践——以安徽省天长市为例［J］.卫生经济研究,2018(12)：7－11.

［101］ 深圳商报.三甲医院必须接收上转患者［EB/OL］.（2013－02－01）［2015－08－07］. http://www. g-medon. com/Item. aspx? id=24819.

［102］ 深圳商报.三甲医院必须接收上转患者［EB/OL］.（2013－02－01）［2015－08－07］. http://www. g-medon. com/Item. aspx? id=24819.

［103］ 深圳市卫生健康委员会.2014 年全市卫生计生工作会议报告［EB/OL］.（2014－02－27）［2015－08－07］. http://www. sz. gov. cn/szhfpc/xxgk/ghjh/ndgzjh/201402/t20140227_2316221. htm.

［104］ 深圳市政府.深圳市劳务工医疗保险暂行办法［EB/OL］.（2006－05－26）［2015－08－02］. http://www. sznews. com/news/content/2006－05/26/content_131401. htm.

［105］ 施捷,左钢.大医院专家"力撑"家庭医生［N］.新民晚报,2012－06－15.

［106］ 世界卫生组织.2014 年非传染性疾病国家概况［EB/OL］.（2015－01－17）［2015－07－22］. http://www. who. int/nmh/countries/zh/.

［107］ 世界卫生组织.初级卫生保健：过去重要,现在更重要［EB/OL］.（2008－10－24）［2015－07－11］. http://www. who. int.

［108］ 是文琦.浅谈新医改背景下分级诊疗的实现路径［J］.江苏卫生事业管理,2015(2)：22－23.

［109］ 四大举措　三项政策　五项改革——武汉市全力构建社区卫生服务体系［N］.中国医药报,2007－09－25.

［110］ 唐佳恩,张鹭鹭.国家基本公共卫生服务实践中基层社区卫生服务机构存在的资源短板研究［J］.现代预防医学,2012,39(19)：5021－5023.

［111］ 天长市创新制度拉直百姓看病"问号"［EB/OL］.（2017－02－16）［2019－08－11］. http://epaper. ahwang. cn/xawb/20170216/html/page_02_content_000. htm.

［112］ 天长医改：开出"好药方"共享改革实惠［EB/OL］.（2017－02－11）［2019－08－11］. http://www. ahtv. cn/c/2017/0211/00957812. html.

［113］ 天长医共体：以医保基金为纽带　实行分级诊疗［EB/OL］.（2017－03－03）［2019－08－11］. https://www. cn-healthcare. com/article/20170303/content-490173. html.

［114］ 万兵华,刘山,冯晓黎,等.长春市社区卫生服务实施双向转诊存在的问题及对策分析［J］.医学与社会,2007(8)：31－33.

［115］ 王丹若.大医院与 CHS 互动模式对双向转诊影响研究［D］.重庆：重庆医科大学,2009.

［116］ 王红领,李稻葵.政府为什么会放弃国有企业的产权［J］.经济研究,2001(8)：61－70,85－96.

［117］ 王倩云.西安市社区卫生服务双向转诊研究［D］.西安：第四军医大学,2008.

［118］ 王铮,龚勋,陈瑶,等.武汉市社区卫生服务的现状分析［J］.中国卫生经济,2008,27(2)：45－47.

［119］ 王忠壮,张理功,尤本明,等.关于上海城区社区卫生服务和社区药学服务发展的调研

[J].药学服务与研究,2007(1):1-7.

[120] 卫生部.卫生部承诺5年内个人承担看病费用不超过30%[EB/OL].(2010-11-30)[2015-11-20].http://www.ccement.com/news/content/1008453.html.

[121] 卫生部.医院分级管理办法(试行)[EB/OL].(2000-06-05)[2015-07-24].http://www.law-lib.com/law/law_view.asp?id=6145.

[122] 卫生部妇社司.深圳市开拓创新不断推进社区卫生服务体系建设[EB/OL].(2007-07-04)[2015-08-11].http://www.39.net/focus/hydt/253130.html.

[123] 未来三年深圳再增600家社康中心[EB/OL].(2018-01-12)[2019-08-10].http://sz.people.com.cn/n2/2018/0112/c202846-31134161.html.

[124] 闻振宇,沈文礼,任建萍.社区居民对"双向转诊"认知及满意度调查[J].中国卫生事业管理,2009(3):155-156.

[125] 邬帅莉.双向转诊效果不大,困惑不少[N].山西日报,2009-11-19.

[126] 吴伟,陈功玉,王浣尘,等.环境污染问题的博弈分析[J].系统工程理论与实践,2001,21(10):115-119.

[127] 吴晓峰.我国公立医疗机构产权制度缺陷分析[J].中国卫生资源,2004(2):61-63.

[128] 武汉:135家社区卫生服务中心提供家庭医生服务[EB/OL].(2017-10-29)[2019-08-11].http://www.xinhuanet.com/2017-10/29/c_1121872979.htm.

[129] 武汉地方志编纂委员会.武汉市志——卫生志[M].武汉:武汉大学出版社,1993.

[130] 武汉市人民政府.湖北省武汉市人民政府关于深入推进社区卫生服务体系建设的意见[EB/OL].(2007-08-29)[2015-07-30].http://govinfo.nlc.gov.cn/search/htmlflash4Radar?docid=3155694.

[131] 武汉市卫生局.市卫生局关于创建社区卫生服务中心和乡镇卫生院标准化公共卫生科的意见[EB/OL].(2013-07-26)[2015-08-01].http://www.med126.com/rencai/2013/20130726160135_690638.shtml.

[132] 夏云,袁青,姜昌斌.上海市"瑞金—卢湾医疗联合体"运行模式的现状调查和对策研究[J].中国全科医学,2012,15(22):2515-2517.

[133] 谢冰,林婧,蒋莹,等.医疗联合体内继续医学教育共享平台的建立[J].上海交通大学学报(医学版),2013,33(4):497-501.

[134] 辛家成.大庆油田总医院集团三级管理模式的效果评价[D].长春:吉林大学,2009.

[135] 新华网.大庆模式:三级医院领办社区医院[EB/OL].(2010-09-08)[2015-08-14].http://www.hlj.xinhuanet.com/xw/2010-09/08/content_20841599.htm.

[136] 新华网.武汉构建社区卫生服务体系的经验介绍[EB/OL].(2007-09-14)[2015-08-01].www.hb.xinhuanet.com/newscenter/2007-09/14/content_11148001.htm.

[137] 新浪网.华东医院牵手长宁社区卫生中心[EB/OL].(2006-04-11)[2015-08-17].http://news.sina.com.cn/o/2006-04-11/09308665968s.shtml.

[138] 约瑟夫·熊彼特.经济分析史[M].朱泱,等译.北京:商务印书馆,1991:285-396.

[139] 熊季霞,李月.公立医院集团化发展中存在的问题与对策研究[J].南京中医药大学学报(社会科学版),2012(4):226-230.

[140] 徐甫.构建深圳区域医疗联合体的实践与思考——以福田区医联体为例[J].中国农村卫生,2016(2):8.

[141] 颜艳.长沙市老年居民社区卫生服务需求与利用调查及社区卫生服务基本数据集研究[D].长沙：中南大学,2007.

[142] 杨坤蓉.三级医院与社区卫生服务机构的互动现状及良性互动机制研究[D].重庆：重庆医科大学,2007.

[143] 杨群庆.上海市某二级综合性医院与社区卫生服务中心双向转诊制度的研究[D].上海：复旦大学,2008.

[144] 杨诗汝,王世宏,向小曦,等.大医院"直管"社区卫生机构转诊模式实施效果评价[J].中国医院管理,2013(11)：8-10.

[145] 于亚敏,代涛,杨越涵,等.天长市县域医共体内医保预付制对医疗费用控制研究[J].中国医院管理,2018,38(4)：55-57.

[146] 俞立巍,徐卫国.对区域性医疗联合体中法人治理结构模式的分析[J].中国医院,2010(12)：21-24.

[147] 予季.公立医院必须改革国有资产管理体制[J].卫生经济研究,2003(8)：26-26.

[148] 袁辉.我国商业健康保险发展的制度分析[J].中南财经政法大学学报,2008(1)：76-80.

[149] 张磊.安徽天长：从打造紧密型医共体切入[J].中国卫生,2018(10)：23.

[150] 张丽娟.社区卫生服务机构患者忠诚影响因素研究[D].杭州：浙江大学,2007.

[151] 张录法,黄丞.医疗卫生体系改革的四种模式[J].经济社会体制比较,2005(1)：75-80.

[152] 张录法.上海市哲学社会科学研究规划项目"社区卫生发展与高等级公立医院改革的良性互动模式和机制研究"研究报告[R].2010.

[153] 张明新.社区卫生服务机构与医院双向转诊运行的管理模式研究[D].武汉：华中科技大学,2009.

[154] 张天晔.上海家庭医生首诊制研究[D].上海：复旦大学,2012.

[155] 张维迎.从现代企业理论看中国国有企业的改革[J].改革与战略,1994(6)：18-20,17.

[156] 张文生,毛正中,阎正民.我国政府对国有医院管理的委托代理结构分析[J].卫生软科学,2003(6)：6-8.

[157] 张向东,赵京,兰丽娜,等.北京市社区卫生家庭医生式服务模式及激励机制探讨[J].中国全科医学,2014(7)：766-769.

[158] 张妍,郑思.三甲医院必须接收上转患者[N].深圳商报,2013-01-31.

[159] 张勇.武汉市社区卫生服务的发展现状及就诊居民满意度调查[J].今日湖北(中旬刊),2013(9)：98-99.

[160] 张邹,孙静,张笑天.社区首诊制下定点基层医疗机构门诊服务利用水平分析[J].电子测试,2014(19)：118-119,122.

[161] 长宁区全面推出家庭医生签约分级诊疗制度[EB/OL].(2018-02-02)[2019-08-10].http://mini.eastday.com/bdmip/180202113955097.html.

[162] 赵慧童,代涛,杨越涵.天长市县域医共体新农合按人头总额预付制ROCCIPI分析[J].中国医院管理,2018,38(5)：42-44.

[163] 赵云.我国分级医疗体系建构路径比较[J].中国卫生事业管理,2013(4)：244-246.

[164] 郑富豪. 社区卫生服务双向转诊运行机制研究[D]. 福州：福建医科大学,2009.

[165] 郑闻,陈昌贵,林福明,等. 我国综合医院与社区卫生服务机构双向转诊的现状和改进措施[J]. 浙江医学,2008,30(11)：1264 - 1266.

[166] 中华人民共和国卫生部. 中国卫生统计年鉴 2010[M]. 北京：中国协和医科大学出版社,2010.

[167] 周瑾,刘文杰,谢舒,等. 武汉市社区卫生服务患者满意度及影响因素[J]. 中国妇幼保健,2012,27(36)：5985 - 5988.

[168] 周其仁. 公有制企业的性质[J]. 经济研究,2000(11)：3 - 12.

[169] 周育瑾,彭晓明,汪唯,等. 深圳市西乡街道双向转诊现状与影响因素分析[J]. 中国初级卫生保健,2007(11)：26 - 29.

[170] 朱凡,等. 新医改背景下瑞金—卢湾医疗联合体实践与思考[J]. 中国医院管理,2013,33(5)：10 - 12.

[171] 邹郁松. 北京市居民和医生参与社区卫生服务的意愿研究[D]. 北京：中国协和医科大学,2007.

[172] 唐芸霞,王玲燕,鲁先宏. 博弈论视角下的医疗保险谈判机制研究[J]. 安徽行政学院学报,2012(3)：24 - 29.

[173] 陈新中,张毅. 医疗保险谈判机制建设的镇江路径[J]. 中国医疗保险,2011(9)：35 - 39.

[174] 2009 年全国政区统计[EB/OL]. (2010 - 10 - 21)[2015 - 10 - 20]. http://www. xzqh. org/html/show/cn/4857. html.

[175] ANELL A. The monopolistic integrated model and health care reform：the Swedish experience [J]. Health Policy, 1996(37)：19 - 33.

[176] BACHMAN K H, FREEBORN D K. HMO physicians' use of referrals [J]. Social Science & Medicine, 1999,48(4)：547 - 557.

[177] BARR J K. Physicians' views of patients in prepaid group practice：reasons for visits to HMOs [J]. Journal of Health Sociology and Behavior, 1983,24(1)：244 - 255.

[178] BREKKE K R. Gatekeeping in health care [J]. Journal of Health Economics, 2007(26)：149 - 170.

[179] CILIBERTO F. The effect of physician-hospital affiliations on hospital prices in California [J]. Journal of Health Economics, 2006(25)：29 - 38.

[180] CROXSON C P, PERKINS A. Do doctors respond to financial incentives? UK family doctors and the GP fundholder scheme [J]. Journal of Public Economics, 2001(79)：375 - 398.

[181] CUELLAR A E, GERTLER P J. Strategic integration of hospitals and physicians [J]. Journal of Health Economics, 2006(1)：1 - 28.

[182] CUELLAR A E, GERTLER P J. Strategic integration of hospitals and physicians [J]. Journal of Health Economics, 2006,25(1)：1 - 28.

[183] ENTHOVEN A C. Integrated delivery systems：the cure for fragmentation [J]. The American Journal of Managed Care, 2009,15(10)：284 - 290.

[184] GAYNOR M, HASS-WILSON D, VOGT W B. Are invisible hands good hands?

Moral hazard, competition, and the 2nd Best in health care markets [J]. Journal of Political Economy, 2000,108(5): 992 - 1005.

[185] GAULD R, IKEGAMI N, BARR M D, et al. Advanced Asia's health systems in comparison [J]. Health Policy, 2006,79(2 - 3): 325 - 336.

[186] GILLAM S. Public and private roles in health care systems: reform experiences in seven OECD countries [M]. Buckingham: Open University Press, 2001.

[187] GREEN A, ROSS D, MIRZOEV T. Primary health care and England: the coming of age of Alma Ata? [J]. Health Policy, 2007(80): 11 - 31.

[188] GROSSMAN M. On the concept of health capital and the demand for health [J]. Journal of Political Economics, 1972(80): 223 - 255.

[189] HEFFORD M, CRAMPTON P, FOLEY J. Reducing health disparities through primary care reform: the New Zealand experiment [J]. Health Policy, 2005,72(1): 9 - 23.

[190] HAGENA T P, Kaarbøe O M. The Norwegian hospital reform of 2002: Central government takes over ownership of public hospitals [J]. Health Policy, 2006(76): 320 - 333.

[191] H G, G M. Quality incentives in a regulated market with imperfect information and switching costs: capitation in general practice [J]. Journal of Health Economics, 2000,19(6): 1067 - 1088.

[192] JATRANA S, CRAMPTON P. Affiliation with a primary care provider in New Zealand: who is, who isn't [J]. Health Policy, 2009(91): 286 - 296.

[193] JC R, LP C. The growth of medical groups paid through capitation in California [J]. The New England Journal of Medicine, 1995,333(25): 1684 - 1687.

[194] JOFRE-BONET M. Health care: private and/or public provision [J]. European Journal of Political Economy, 2000(16): 469 - 489.

[195] KOWALSKA K. Managed care and a process of integration in health care sector: a case study from Poland [J]. Health Policy, 2007(84): 308 - 320.

[196] KORNAI J. The socialist system: the political economy of communism [M]. Oxford, UK: Oxford University Press, 1992.

[197] KRUGMAN P, WELLS R. The health care crisis and what to do about it [J]. The New York Review of Books, 2006,53(5): 1 - 16.

[198] KWON S. Thirty years of national health insurance in South Korea: lessons for achieving universal health care coverage [J]. Health Policy and Planning, 2008,24(1): 63 - 71.

[199] MCGUIRE G T, RIORDAN H M. Incomplete information and optimal market structure: public purchases from private providers [J]. Journal of Public Economics, 1995,56(1): 125 - 141.

[200] PROPPER C, WILSON D, SODERLUND N. The effects of regulation and competition in the NHS market: the case of general practice fundholder prices [J]. Journal of Health Economics, 1998(17): 645 - 673.

[201] RAMESH M, WU X. Health policy reform in China: lessons from Asia [J]. Social Science & Medicine, 2009,68(12): 2256 - 2262.

[202] RAMESH M. Autonomy and control in public hospital reforms in Singapore [J]. American Review of Public Administration, 2008,38(1): 62 - 79.

[203] STANGE KURT C. The problem of fragmentation and the need for integrative solutions [J]. Annals of Family Medicine, 2009,7(2): 100 - 103.

[204] WAGSTAFF A. Health systems in East Asia: what can developing countries learn from Japan and the Asian Tigers? [J]. Health Economics, 2007,16(5): 441 - 456.

[205] WILTON P, SMITH R D. Primary care reform: a there country comparison of "budget holding" [J]. Health Policy, 1998,44(2): 149 - 166.

[206] WONG C Y, WU E, WONG T Y. Examining the effect of publishing of Bill Sizes to reduce information asymmetry on healthcare costs [J]. Singapore Medical Journal, 2007,48(1): 16 - 24.

[207] WYKE S, MAYS N, STREET A, et al. Should general practitioners purchase health care for their patients? The total purchasing experiment in Britain [J]. Health Policy, 2003,65(3): 243 - 259.

[208] YANG Y, YANG D. Community health service centers in China, not always trusted by the populations they serve? [J]. China Economic Review, 2009(20): 620 - 624.

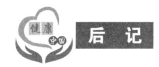

"看病难、看病贵"是目前我国所面临的一个严重社会问题,这也是我自己近20年从事相关研究的深刻体会。而以医院为中心,则是这个问题的重要成因。拥挤不堪、不停排队、人声嘈杂的就医环境让本已经遭受病痛折磨的患者还要忍受额外的精神负担,而以医院为中心带来的就医经济负担又让患者的心理也蒙上阴影。当然,一天动辄百余号的诊治人次也让医生生理上不堪重负,而不和谐的医患关系也给医生造成了心理负担。患之痛,医之殇,如果不能打破以医院为中心的就医格局,医改就难以取得实质的进展。作为一名有责任感的公民,更是一名在医疗卫生管理方面的研究者,自己的研究能不能真正解决以医院为中心的就医格局所带来的后果?是否可以通过社区卫生服务机构与医院的协同改革来推进医改?这成为自己经常扪心自问的话题和在这个方向深化研究的动力。

本专著是在我所承担的第一项国家社会科学基金的结题报告的基础上修改完善而来的。稿子在2015年就基本定稿,但是由于种种原因一直到今年才出版,也许就是在等这样一个有点仪式感的时刻。但是,这一等至少证明了两件事:第一,证明了我国医改实践正在如火如荼地进行,因为很多内容在2015年的时候还没有发生或者只是雏形,比如取消药品加成、医共体建设、互联网诊疗、医疗保障局成立等,当然还有很多原来已经在做的工作更加深入、细化。第二,证明了自己的研究结论能否经得住时间的检验。所幸的是,除了具体的鲜活的实践在之前难以涉及外,基本的结论还是适用的,很多最新的实践也是可以纳入之前的研究框架之中,变成新的支撑论据。是以,才敢决定在今年把本书正式推出。当然,为了能够更好地反映医改实践,尽量进行了最新内容的增补。

2019年是一个相当有纪念意义的年份,既是新中国成立70周年,也是新医改的10周年。在这样一个节点出版本书,算是为新医改也是为伟大祖国献一份力所能及的礼物。这份礼物,既凝结了自己的心血,更是诸位师友智慧的共同结晶。感谢黄丞老师、李欣老师、许永国老师、任益炯老师、孙德胜先生以及我的学生和同事肖宇、杨玉萍、杜平、胡柯科、黄姣姣、钱鹏程、文阳、陈勇隽、吴怡文、方佳伟、王翔、王逸林、尹婷、李林青等，正是有了大家的齐心合力和奉献精神，本著作才能顺利完成；正是有了大家在研究过程中的碰撞和争论，本著作才能做出属于自己的见解和新意。如果本专著能够为我国卫生改革做了哪怕一丁点的贡献，成绩也都应归于大家。

必须要感谢甚至感恩的是之前在调研过程中给予支持的民众、患者和医护人员，他们中有很多是在经受着生理和心理的折磨之时为本著作提供了一手的资料。虽然我们不知道您的名字，但是一定会记住您的帮助与贡献，在本专著完成出版之际，衷心地祝愿每一位曾经的受访者能够幸福安康！

感谢学界和业界的各位同仁，本书的出版也离不开大家此前所奠定的基础。本书在撰写过程中已尽量列出了所引用的文献，如仍有疏漏，请各位师友多包涵，也请大家不吝赐教，以助今后不断完善本书！

感谢上海交通大学出版社的徐唯老师，正是有了您的高效工作和用心设计编排，才有了这样一本妆容合一的著作。

最后，祝愿健康中国的战略目标早日实现，祝愿每一位国民都是健康的中国人！

张录法

2019 年 8 月